中医微证——化验检测与中医

成海生 编著

全国百佳图书出版单位
中国中医药出版社
·北 京·

图书在版编目（CIP）数据

中医微证：化验检测与中医 / 成海生编著 .
北京：中国中医药出版社，2025. 1
ISBN 978-7-5132-9000-5

Ⅰ. R446.1；R24

中国国家版本馆 CIP 数据核字第 2024MP7780 号

中国中医药出版社出版
北京经济技术开发区科创十三街 31 号院二区 8 号楼
邮政编码　100176
传真　010-64405721
北京盛通印刷股份有限公司印刷
各地新华书店经销

开本 880×1230　1/32　印张 12.75　字数 286 千字
2025 年 1 月第 1 版　2025 年 1 月第 1 次印刷
书号　ISBN 978 - 7 - 5132 - 9000 - 5

定价　55.00 元
网址　www.cptcm.com

服务热线　010-64405510
购书热线　010-89535836
维权打假　010-64405753

微信服务号　zgzyycbs
微商城网址　https://kdt.im/LIdUGr
官方微博　http://e.weibo.com/cptcm
天猫旗舰店网址　https://zgzyycbs.tmall.com

如有印装质量问题请与本社出版部联系（010-64405510）

前　言

在人类历史的长河中，中医学作为传统医学的代表，以其独特的理论和丰富的实践经验，一直在维护和促进人类的健康。在现代科技浪潮下，随着化验检测技术的发展，中医学将辨证论治和化验检测相结合，将传统医学与现代科技完美融合，为健康事业注入了新的活力。

化验检测与中医，顾名思义，是以化验为手段，为中医诊断提供科学依据的一种新型医学模式。它将中医学的望、闻、问、切四诊，与西医学的生化检查、免疫检查、影像学检查等手段相结合，使中医诊断更加科学、精准。

通过精密的化验仪器，西医学可以准确地检测出人体内的各种生物标志物，从而对疾病进行早期预警、准确诊断和有效治疗。中医学在寻求标准化治疗的同时，还注重个体化治疗，根据每个患者的具体情况，制订出最合适的诊疗方案。

中医学望闻问切、辨证结合化验检测，不仅提高了中医诊疗的准确性和效率，还为中医走向世界提供了强有力的支持。

成海生

2024 年 5 月

目　录

上篇　血液化验检测与中医

中篇　尿液化验检测与中医

下篇 化验检测与中医学理论

上篇

血液化验检测与中医

第一章 肝功能检测与中医

一、化验检测及临床意义

1. 丙氨酸转氨酶（ALT）

肝损伤时，ALT 灵敏度高，但其不反映肝细胞障碍和坏死的程度。

ALT 升高：见于：①肝胆疾病，如肝炎、胆石症、梗阻性黄疸、肝硬化、肝癌；②心血管疾病，如心肌梗死、心肌炎；③多发性肌炎；④药物作用。

ALT 降低：见于尿毒症、维生素 B_6 缺乏等。

2. 天冬氨酸转氨酶（AST）

AST 主要分布在心肌，其次是肝脏、骨骼肌和肾脏。肝细胞受损时，其反映肝细胞障碍和坏死的程度。

AST 升高和降低的意义基本同 ALT。

3. 碱性磷酸酶（ALP）

ALP 主要来源于肝脏、骨、肠。

ALP 升高：见于：①肝胆疾病，如梗阻性黄疸、肝癌；②骨骼疾病，如骨肿瘤、骨转移瘤、骨折恢复期；③胰腺炎、肠梗阻、甲状腺功能亢进症（简称甲亢）、败血症等。

ALP 降低：见于维生素 D 抵抗性疾病、重症慢性肾炎、甲状腺功能减退症（简称甲减）、恶病质、营养不良等。

4. γ- 谷氨酰转肽酶（γ-GT）

γ-GT 主要分布在肾脏、肝脏和肝内胆管上皮中。发生骨骼疾病时，γ-GT 不升高。

γ-GT 升高：见于：①肝癌，升高程度与肿瘤的严重程度呈正比；②病毒性肝炎和肝硬化；③嗜酒者、酒精性肝病；④梗阻性黄疸；⑤胰腺炎、胰腺癌、前列腺癌、心肌梗死、糖尿病。

γ-GT 降低：见于甲减、肝功能不全。

5. 胆碱酯酶（ChE）

ChE 分为乙酰胆碱酯酶（AChE）和假性胆碱酯酶（PChE），AChE 主要存在于红细胞、肺脏、脑、交感神经节，PChE 主要由肝脏合成。

ChE 升高：见于肾脏疾病、肥胖、脂肪肝、甲亢、精神分裂症、贫血、支气管哮喘、Ⅳ型高脂蛋白血症。

ChE 降低：见于：①有机磷中毒；②肝实质损伤，降低程度与损伤程度呈正比；③恶性肿瘤、营养不良、恶性贫血、口服雌激素和避孕药。④心肌梗死、肌肉损伤、慢性肾炎等。

6. 脯氨酸羟化酶（PH）

PH 在肝纤维化、肝胶原纤维合成亢进时明显升高。

7. 单胺氧化酶（MAO）

MAO 主要分布在肝脏、肾脏、胰脏、心脏，MAO 活性与体内结缔组织增生呈正相关，能反映肝纤维化的程度。早期肝炎、肝硬化患者，MAO 升高不明显，重度肝炎、肝硬化患者，

MAO 升高。其升高另见于慢性充血性心力衰竭、糖尿病、甲亢、系统性硬化症。

8. 总胆汁酸（TBA）

总胆汁酸是肝实质性损伤及消化系统疾病的一个较为灵敏的诊断指标，是胆汁淤积的标志物。总胆汁酸能较为特异地反映肝排泄功能，一旦肝细胞有病变或肠－肝循环障碍，均可引起总胆汁酸升高。

TBA 升高：见于各种急慢性肝炎、乙肝病毒携带者或酒精性肝炎（TBA 对轻度肝病的灵敏度优于其他所有肝功能指标），还可见于绝大部分肝外胆管阻塞和肝内胆汁淤积性疾病、肝硬化、阻塞性黄疸等。

9. 甘胆酸（CG）

CG 包括血清甘胆酸、尿甘胆酸。甘胆酸化验结果并不能单独作为一个诊断标准，通常需要结合患者的症状、体征和其他辅助检查结果进行综合判断。

CG 升高：见于肝炎、肝硬化、肝脏肿瘤、肝纤维化、妊娠期间胆汁淤积症。

10. 异枸橼酸脱氢酶（ICD）

恶性肿瘤患者血清异枸橼酸脱氢酶的升高，往往是肝脏转移的信号。

ICD 升高：见于急性肝炎、慢性肝炎、肝硬化、肝癌、肝转移癌、胆石症、胆囊炎、胆道阻塞、胰腺炎、右心功能不全、肺梗死、新生儿黄疸、溶血性疾病等。

11. 谷氨酸脱氢酶（GDH）

GDH 主要存在于肝脏，其次为肾脏、胰腺、脑、小肠黏膜及心脏等器官。其升高与肝损伤程度呈正相关，随肝功能恢复而下降。GDH 不易受到药物抑制和诱导影响，是坏死性肝病的主要指征。

GDH 升高，最常见于重症慢性肝炎、药物性肝损伤、急性肝炎、酒精肝性肝硬化、肝癌，其次为慢性活动性肝炎和肝炎后肝硬化。

肝功能异常，有一种情况是由右心衰导致，应与肝炎鉴别。因为右心衰竭时，肝脏Ⅲ带供血情况最差，此处肝细胞往往大量坏死，ICD 和 GDH 大量释放入血。肝炎则往往是肝脏弥漫性病变或者Ⅰ带肝细胞病变更严重，所以 ICD 和 GDH 变化较小。

12. Ⅳ型胶原蛋白（Ⅳ-Col）

Ⅳ-Col 浓度与肝纤维化程度相关。发生肝病时，随炎症发展，纤维组织增生活跃，虽然有大量肝细胞破坏，但因无明显结缔组织增生，故血清Ⅳ型胶原蛋白浓度与正常人无显著差异。

Ⅳ-Col 升高，按升高程度从高到低依次见于原发性肝癌、肝硬化、慢性活动性肝炎、慢性迁延肝炎、急性病毒性肝炎，还见于甲亢、硬皮病、中晚期糖尿病等。

13. Ⅲ型胶原蛋白（PCⅢ）

Ⅲ型胶原蛋白（PCⅢ）在慢性活动性肝炎中持续升高，提示病情可能会恶化并向肝硬化发展，而 PCⅢ降至正常可预示病情缓解。血清 PCⅢ水平与肝纤维化病变程度密切相关，反映肝纤维合成状况和炎症活动性，早期即显著升高，而陈旧性肝硬化和部分晚期肝硬化、肝萎缩患者的血清 PCⅢ不一定升高。

14. 层黏蛋白（LN）

LN 反映肝纤维化严重程度和门静脉高压，其在纤维化后期显著升高。LN 升高还见于肿瘤浸润转移，尤以乳腺癌、肺癌、结肠癌、胃癌为著，另见于糖尿病、肾小球硬化等疾病。

15. 透明质酸（HA）

HA 在急性肝炎、慢性迁延性肝炎中轻度升高，在慢性活动性肝炎中显著升高，在肝硬化中极度升高。

HA 对慢性迁延性肝炎与慢性活动性肝炎的鉴别诊断有指导作用，慢性迁延性肝炎患者 HA 浓度与健康人群无差别，而慢性活动性肝炎患者 HA 升高明显。

二、病理与化验

肝病涉及肝炎、药物的诱导作用及肝脏慢性淤血、脂肪肝、肝硬化、肝癌等；其他如心肌损伤、肾损伤、骨骼肌损伤、甲亢、甲减等，也可导致肝病。本章就各项检验指标与肝病之间的关系进行论述。

AST/ALT 值的诊断意义。ALT 主要存在于细胞质中，AST 则有一半位于线粒体中。另外，ALT 在血中的半衰期明显高于 AST 3 倍。所以，在典型急性肝炎患者中，其血 ALT 活性不仅升得高且持续时间长，随时间延长，AST/ALT 值逐步下降。在病程的第 1、第 2、第 3 和第 4 周，其比值分别为 0.7、0.5、0.3

和 0.2。慢性活动性肝炎和肝硬化患者，由于细胞进一步坏死，AST 升高程度往往超过 ALT，AST/ALT 值大于 1。肝硬化尤其酒精性肝硬化患者，其比值可达 3.0。

急性肝炎时，测定线粒体天冬氨酸转氨酶（m–AST）有助于了解肝病的严重程度。如果总 AST 升高明显，而 m–AST/总 AST 值较低，说明病情较轻。反之，如果比值较高，常有重度线粒体破坏，见于肝坏死。有人认为，测定 m–AST 可以在一定程度上取代肝活检。

由慢性乙型、丁型、丙型病毒性肝炎演变而来的肝炎肝硬化，在现代临床中普遍可见，是一种包括胃肠功能紊乱、消瘦、内分泌功能障碍、门静脉高压、下肢浮肿、肝脾肿大、乏力、蜘蛛痣等多发症状在内的消化内科疾病，最容易并发上消化道出血、肝性脑病、感染等并发症。肝炎肝硬化患者普遍存在较低的 ChE、白蛋白、总胆固醇水平，而 TBA 升高。

用于诊断肝脏疾病的酶不下几十种。评估肝功能，ALT 是应用最广泛的酶，其次是 ALP、γ–GT，其他有精氨酸代琥珀酸裂解酶（ASAL）、腺苷脱氨酶（ADA）、5'– 核苷酸酶、甘露醇脱氢酶等。这些酶都能比较确切地反映肝胆系统的炎症或坏死性病变；ChE 是能反映肝脏蛋白合成能力的酶。同时测定 ALT、γ–GT 和 ChE 三种酶可查出 99% 的肝胆疾病。三种酶分别反映肝脏的不同病理过程：ALT 升高往往说明肝实质细胞的损伤；γ–GT 升高可以说明胆汁淤积和对肝的“诱导作用”；ChE 是判断肝脏疾病预后的一个很好的指标。而在发生脂肪肝时，随 ALT 和 γ–GT 的升高，ChE 也可能升高。

判断肝硬化、肝纤维化，主要检测Ⅳ-Col、PCⅢ、LN、HA。

三、现代中医学研究与治疗

（一）现代中医学研究

1. 慢性乙型肝炎

2018年《慢性乙型肝炎中医诊疗指南》将慢性乙型肝炎最常见的中医证型概括为肝胆湿热证、肝郁脾虚证、肝肾阴虚证、瘀血阻络证、脾肾阳虚证。

肝胆湿热证：茵陈蒿汤或甘露消毒丹加减；肝郁脾虚证：逍遥散加减；肝肾阴虚证：一贯煎加减；瘀血阻络证：膈下逐瘀汤加减；脾肾阳虚证：附子理中汤合金匮肾气丸加减。

2. 非酒精性脂肪性肝炎

2022年《非酒精性脂肪性肝炎中医诊疗指南》指出，非酒精性脂肪性肝炎血清转氨酶可升高，并以ALT为主，可伴有γ-GT、AST等升高。本病属于中医学“肝癖”范畴，病机以湿热和痰瘀为主，治宜胃苓汤、茵陈五苓散、膈下逐瘀汤和二陈汤加减。

3. 肝硬化

（1）肝硬化代偿期症状不明显者，一般用益气活血中药如黄芪、党参、丹参、桃仁、红花、当归、川芎、赤芍等即可，亦可服大黄䗪虫丸。

（2）肝硬化失代偿期容易出现并发症，如腹腔积液、肝硬化心肌病、心律失常、胆石症、胆汁淤积症、门静脉高压、肝功能减退、脾功能亢进、食管胃底静脉曲张、肝肾综合征、电解质代谢失常、低蛋白血症、贫血等。

失代偿期诊断标准（需符合以下4条中的2条）：①血小板计数（PLT）＜100×10^9/L，且无其他原因可以解释；②血清白蛋白＜35g/L，排除营养不良或肾脏疾病等其他原因；③国际标准化比值（INR）＞1.3或凝血酶原时间（PT）延长（停用溶栓或抗凝药7天以上）；④成人AST/PLT比率指数（APRI）＞2。

（3）该病表现复杂，因并发症、病情发展阶段的不同，需要逐一进行辨证论治。中医药为改善肝硬化患者的各项临床症状、降低肝纤维化、改善肝功能等方面作出了重要的探索和贡献。

关幼波认为，气虚血滞是肝硬化发病中的关键病理环节，贯穿肝硬化发病的各个阶段。痰瘀水湿等既是病理产物，又是使病情进展的主要因素。治疗当针对气虚血滞，以补气活血为主，同时随病情变化，兼化痰祛湿，或养阴清热，或行气利水，或扶正固脱、开窍醒神等。

（4）辨证分型治疗：①肝气郁结证，逍遥散加减。②脾虚湿盛证，参苓白术散、胃苓汤加减。③湿热内蕴证，茵陈蒿汤。④肝肾阴虚证，一贯煎加减。⑤脾肾阳虚证，实脾饮、济生肾气丸加减。⑥肝血瘀证，桃红四物汤、调营饮加减。

以上各证可以相兼，如脾虚湿盛证兼肝血瘀证，脾肾阳虚证兼肝血瘀证等。

4. 肝纤维化

肝脏化验检测：血清 ChE、白蛋白（ALB）与肝纤维化有明显相关性，其水平随纤维化分期程度的增加而降低，提示肝纤维化程度增加时伴有肝脏储备能力的降低；总胆红素（TBil）、γ-GT 水平随纤维化分期程度增加而升高，提示肝纤维化程度增加时，肝脏亦存在明显炎性活动。MAO 诊断肝纤维化阳性率可达 80%。

此外，由凝血酶原时间（PT）与γ-GT、载脂蛋白 A1（APoA1）组成的综合指数，即 PGA 指数，能较好地反映酒精性肝病患者的肝纤维化程度。

临床研究：光镜、电镜结果显示，甘露消毒丹能较好地治疗肝纤维化，茵陈五苓散次之，茵陈蒿汤对肝纤维化治疗作用较差。

久病者肝体亏虚，不宜再施攻伐，当以养血柔肝化瘀、扶正培本为宜。2019 年中华医学会肝病学分会《肝硬化诊治指南》认为，肝纤维化的基本病机是本虚标实，主要治疗原则有活血化瘀法、扶正补虚法和清热（解毒）利湿法等。目前常用的抗肝纤维化药物有安络化纤丸、扶正化瘀胶囊、复方鳖甲软肝片等。

（二）临床和实验研究

在慢性乙型肝炎（CHB）各证型中，T 淋巴细胞亚群及表面标志物的含量存在差异。在湿热蕴结证中，$CD4^+$T 细胞、$CD8^+$T 细胞含量均较高，提示其免疫功能活跃；在肝肾阴虚证中，$CD4^+$T 细胞与 $CD8^+$T 细胞含量均较低，提示其免疫功能较为低下；在肝郁脾虚证中，$CD4^+$T 细胞含量降低，$CD8^+$T 细胞含量升高，$CD4^+/CD8^+$ 值下降，表明 T 细胞免疫功能下降，易发生免疫紊乱，且该证 CD80 与 CD86 含量较湿热中阻证下降更加明显，表明上述两细胞激活 T 细胞的能力急剧降低，对清除病毒极为不利，有可能引起持续性乙型肝炎病毒（HBV）感染。

CHB 湿热中阻证患者中 ALT、AST、TBil、DBil 等指标水平均高于其他证型，同时该证的肝细胞损伤也最为严重。这表明 CHB 湿热类证候肝细胞炎症及胆红素代谢障碍明显，存在显著的肝细胞损害，产生黄疸的可能性较大。

CHB 不同证候间的肝纤维化值存在差异，肝脏硬度值依次为瘀血阻络证＞肝肾阴虚证＞脾肾阳虚证＞湿热中阻证＞肝郁脾虚证。

对于存在较轻肝细胞损伤的慢性病毒性肝炎患者，转氨酶长期反复升高但上升幅度不大、ALT ＜ 100U/L，宜益气养血、清热解毒治疗。对于活动期慢性病毒性肝炎患者，ALT ＞ 500U/L，使用清热解毒利湿、活血化瘀的治法，避免使用补益气血、滋养肝肾的药物。对于 ALT 在 300U/L 的患者，可以清热解毒加补益药物酌情使用。

一项研究认为，根据病毒性肝炎的典型临床表现：乏力、腹胀、便溏、黄疸等症，可将其归属中医学“脾中风”“黄疸”“鼓胀”“积聚”的范畴，其病位应在脾，而不是肝，可用牡蛎汤治疗脾风之邪气伏发，耗伤精血，脾气先虚的病机所致证候。桑希生治疗病毒性肝炎和转氨酶升高，方药：牡蛎

100g，五味子 5g，砂仁 10g，佛手 15g，鸡内金 15g，生甘草 10g。肝病患者的稳定期使用三甲牡蛎汤。

仝小林治疗胆汁淤积及转氨酶升高：茵陈 15 ～ 120g，赤芍 15 ～ 60g，金钱草 15 ～ 90g。

脂肪肝患者，肝脏受损较轻者，证属脾虚痰湿或湿热内蕴，ALT、AST、γ-GT、总胆红素（TBil）升高不明显；肝脏受损程度较重者，证属痰瘀互结，ALT、AST、γ-GT、TBil 升高较明显。

双参饮（人参、丹参等）能够显著改善硫代乙酰胺和二甲基亚硝胺诱导的肝纤维化大鼠的肝功生化指标，减轻肝纤维化大鼠肝细胞的变性、坏死及肝脏组织炎症反应，显示出较好的保肝抗炎作用。

贯众水煎液具有降低转氨酶、改善血脂和抗氧化作用，可减少肝损伤，改善白酒诱导大鼠的酒精性脂肪肝。

白芍总苷具有抗炎、减轻微循环障碍的作用，通过抑制 PI3K-Akt 通路来调节细胞因子 IL-6 和 IL-10 的平衡，保护大鼠化学性肝损伤。

中药（黄芪、丹参、党参、白术、郁金、黄芩、陈皮、石菖蒲）治疗四氯化碳（CCl_4）诱导的大鼠肝纤维化，通过抑制肝星状细胞（HSC）活化，抑制胶原的异常合成，促进细胞外基质的降解，取得了很好的疗效。

穿山甲珠（现用替代品）可改善慢性乙型肝炎患者肝功的各项指标，可降低慢性肝炎患者血清中透明质酸（HA）、层黏蛋白（LN）、Ⅲ型胶原蛋白（PCⅢ）、Ⅳ型胶原蛋白（Ⅳ-

Col)、转化生长因子β1(TGF-β1)、金属蛋白酶(TIMP-1)等纤维化指标，可降低慢性乙型肝炎患者门静脉、脾静脉宽度及脾脏厚度，具有逆转肝纤维化的作用。

鳖甲煎丸加恩替卡韦加常规护肝降酶药治疗肝纤维化患者，HA、PCⅢ、LN指标的改善优于恩替卡韦加常规护肝降酶药。

(三)药物研究

1. 单药

(1)茵陈：其有效成分香豆素类具有显著的镇痛、抗炎、抗菌、保肝利胆和抗脂质过氧化作用；黄酮类具有抗氧化、抗炎、抗肿瘤等作用；槲皮素还具有保护心脑血管、肝肾、神经，减轻肺炎症状，保持血糖稳定等药理作用；异鼠李素能保护血管内皮，防止斑块产生，抑制血小板凝聚，还能够减少脂肪细胞分化，预防治疗心血管疾病。

(2)栀子：含有黄酮类化合物、萜类化合物、有机酸酯类、挥发油、多糖及各种微量元素等，具有显著抗炎、保肝保胆、抗氧化、控制血糖、调节神经、抗肿瘤等作用。栀子苷能保肝，具有一定的肝、肾毒性，低剂量应用时具有保肝作用，高剂量应用时可能产生肝、肾损害。

(3)五味子：对肝损害引起的血清丙氨酸转氨酶升高有降低作用，也能使肝炎患者的高血清丙氨酸转氨酶降低，还可减轻中毒性肝损伤的物质代谢障碍，具有轻度升高肝糖原、减轻肝细胞变性、减轻中毒致病因子对肝细胞线粒体和溶酶体的破坏、促进肝细胞内蛋白质合成的作用，从而增强肝脏的解毒功能。

（4）丹参：能抑制和减轻急慢性肝损伤时肝细胞变性、坏死及炎症反应，加速纤维组织重吸收，具有抗肝纤维化、改善肝脏血液循环、防止肝硬化的作用。

（5）白芍：其提取物对 D- 半乳糖胺所致的肝损伤和 ALT 升高有明显对抗作用，修复肝细胞。

（6）当归：能减轻肝细胞变性坏死，促进肝细胞再生，抑制肝纤维化，还可使血清丙氨酸转氨酶、天冬氨酸转氨酶降低，降低程度与用药量呈明显的量效关系。

（7）川芎：川芎嗪能降低血清转氨酶，维持和提高肝组织中超氧化物歧化酶（SOD）活性；清除氧自由基，减少其毒性，具有良好的抗脂质过氧化损伤作用，且有抗肝纤维化作用。

（8）三七：长期小剂量给药，可改善肝脏微循环，促进肝组织修复、再生，有抗肝纤维化的作用。

（9）黄芪：有抗氧化及稳定肝细胞膜作用，能促进胆红素代谢，减少肝细胞坏死，促进肝细胞再生。临床用黄芪治疗黄疸型肝炎取得了较满意的效果。

（10）冬虫夏草：能减轻肝脏的炎性细胞浸润和肝细胞变性坏死，同时能抑制Ⅰ型、Ⅱ型胶原蛋白在肝内的沉积，使已形成的胶原重新吸收和溶解，有抗肝纤维化作用。

（11）猪苓：对四氯化碳所致的肝损伤有保护作用。

（12）防己：粉防己碱能抑制肝细胞内 DNA 及胶原合成，防止肝损伤后肝细胞变性坏死，抑制成纤维细胞增生。

（13）姜黄：姜黄素既能有效地抑制肝细胞微粒体细胞色

素酶和谷胱甘肽转移酶的活性，又能抑制胶原合成和肝星状细胞活性而抗肝纤维化。

（14）灵芝：能减轻乙硫氨酸引起的脂肪肝程度，促进肝细胞再生，加强肝细胞的解毒功能。

（15）甘草：可减轻肝细胞变性和坏死程度，降低血清转氨酶活力，提高肝细胞内的糖原和DNA含量，促进肝细胞再生，对肝炎病毒有抑制作用。

（16）桃仁：其提取物有增强肝脏血流量、促进纤维肝内胶原分解、降低肝组织胶原含量、抗肝纤维化的作用。

（17）大黄：大黄素可清除肝细胞的炎症和胆汁淤积，清除氧自由基，减轻脂质过氧化反应，改善大鼠肝纤维化功能，并降低血清层粘连蛋白及透明质酸。

（18）紫草：可有效地防止四氯化碳引起的大鼠血清丙氨酸转氨酶（ALT）活力加强和减少血清胆红素含量，具有抗肝细胞损伤、保肝、恢复肝功能的作用。

（19）珍珠草：有良好的乙肝表面抗原转阴作用，还具有较强的抑制乙肝病毒和阻止肝纤维化的作用。

（20）垂盆草：垂盆草苷具有明显降低血清丙氨酸转氨酶的作用，作用迅速而持久。

（21）红枣：调查发现，肝功能较差的人群每天喝1杯大枣水，持续1周就能达到保肝排毒的功效。

（22）决明子：有清肝泻火的作用。

（23）枸杞子：枸杞子中的多糖对肝损伤有一定的保护作用，能促进肝损伤的修复。

（24）西洋参：有补气养阴、清虚火、生津止渴的作用。

（25）菊花：清热解毒，养肝明目，能让人头脑清醒、双目明亮，特别对肝火旺、用眼过度导致的双眼干涩有较好疗效。由于菊花味清性凉，能平肝祛风，所以也是治疗头目风热的常用药，常用于外感风热而发生的头痛、目痛，肝阳上亢引起的头晕、目眩等症。

（26）苦参：苦参素可改善慢性乙型肝炎患者肝功能和乙肝病毒血清学标志物指标，抑制乙肝病毒复制，防止肝细胞损伤及肝纤维产生。

（27）龙胆：龙胆苦苷可以降低肝组织中的单胺氧化酶（MAO）水平，拮抗氧自由基对肝脏的损伤，抑制胶原纤维的形成，具有保肝、利胆、抗炎、解痉止痛的作用。

（28）熊胆：主要含有胆汁酸类、胆色素类、氨基酸类，包括牛磺熊去氧胆酸、牛磺鹅脱氧胆酸、熊去氧胆酸、鹅脱氧胆酸等，具有保肝利胆、溶胆结石、抗癌、保护心脑组织、镇咳、平喘、祛痰等作用，对神经系统也有一定的作用。熊胆中胆色素类成分主要为胆红素，具有抗氧化、抗炎等药理作用，可与蛋白质结合发挥一定的解毒作用，在临床上用于治疗肝炎、关节炎等多种疾病。

以熊胆为基础的化学药物主要以胆汁酸类成分为主，如优思弗（熊去氧胆酸）可用于治疗原发性胆汁性肝硬化；滔罗特（牛磺熊去氧胆酸）具有溶解胆固醇结石或结晶的功能；奥贝胆酸（6-乙基鹅脱氧胆酸）可用于治疗原发性胆汁性肝硬化、非酒精性脂肪肝。

近期有研究显示，熊去氧胆酸可以关闭血管紧张素转化酶2（ACE2）受体，从而阻断新型冠状病毒侵入人体细胞的通路，使我们重新认识熊胆治疗高血压、新型冠状病毒感染的机制。

中医学认为，熊胆清热解毒，平肝明目，杀虫止血，主治湿热黄疸、暑湿泻痢、热病惊痫、目赤翳障、喉痹、鼻蚀、疔疮、痔漏、痢疾、蛔虫病、多种出血等。熊胆的现代临床应用范围较广，除治疗肝胆系统疾病外，在心血管系统、呼吸系统等多种疾病中也均有应用，同时具有明显的抗肿瘤与清热明目作用。

和熊胆药效差不多的药物还有很多，如常春藤、蒲公英、鼠尾草、大黄、金银花等。

2. 方剂

（1）护肝片：猪胆粉、五味子、板蓝根、茵陈、柴胡、绿豆。疏肝理气，健脾消食，有降低转氨酶的作用，用于慢性肝炎及早期肝硬化等。

（2）柴胡舒肝丸：莪术、三棱、白芍、大黄、六神曲、槟榔、薄荷、黄芩、当归、山楂、甘草、豆蔻、紫苏梗、厚朴、桔梗、茯苓、姜半夏、香附、乌药、枳壳、木香、防风、陈皮、青皮、柴胡。疏肝理气，消胀止痛，治疗肝气郁积胁痛。

（3）四逆散：甘草、柴胡、枳实、芍药。调和肝脾，透邪解郁，用于慢性肝炎、胆囊炎、胆石症、胆道蛔虫症、肋间神经痛、胃溃疡、胃炎等。

（4）板蓝根冲剂：板蓝根及其他添加物。清热解毒，具有抗病毒作用，用于治疗肝炎，保护肝脏。

（5）复肝康冲剂：虎杖、香附、柴胡、黄芪、白芍、生地黄、牡丹皮、丹参、赤芍、当归、川芎、红花、桃仁。理气疏肝，益脾解毒，保护肝脏，改善肝循环，治疗肝脏疾病。

（6）云芝肝泰颗粒：云芝提取物及其他成分。补肝解毒化瘀，用于慢性活动性肝炎。

（7）垂盆草冲剂：鲜垂盆草及其他添加物。清利湿热，降低丙氨酸转氨酶，用于急性肝炎、迁延性肝炎及慢性肝炎活动期。

（8）乙肝清热解毒冲剂（颗粒、胶囊）：虎杖、白花蛇舌草、北豆根、拳参、茵陈、白茅根、茜草、淫羊藿、甘草、土茯苓、蚕沙、野菊花、橘红等。清肝利胆，解毒逐瘟，用于肝胆湿热型急、慢性病毒性乙型肝炎初期或活动期或乙型肝炎病毒携带者。

（9）鸡骨草胶囊：三七、人工牛黄、猪胆汁、鸡骨草、白芍、大枣、栀子、茵陈、枸杞子。疏肝利胆，清热解毒，用于急、慢性肝炎和胆囊炎属肝胆湿热型者。

（10）八宝丹：牛黄、蛇胆、羚羊角、珍珠、三七、麝香等，用于湿热蕴结型慢性乙型肝炎患者。

（11）九味肝泰胶囊：三七、郁金、蜈蚣、酒大黄、黄芩、山药、蒺藜、姜黄、五味子。化瘀通络，疏肝健脾，用于肝郁脾虚、气滞血瘀型慢性乙型肝炎。

（12）强肝胶囊：白芍、板蓝根、丹参、当归、党参、地黄、甘草、黄精、黄芪、秦艽、山药、山楂、神曲、茵陈、郁金、泽泻。清热利湿，补脾养血，益气解郁，用于慢性肝炎、早期肝硬化、中毒性肝病、脂肪肝等。

（13）复方鳖甲软肝片：鳖甲、莪术、赤芍、当归、三七、党参、黄芪、紫河车、冬虫夏草、板蓝根、连翘。软坚散结，化瘀解毒，益气养血，用于慢性肝炎肝纤维化及早期肝硬化属瘀血阻络、气血亏虚、热毒未尽证者。

（14）扶正化瘀胶囊：丹参、发酵虫草菌粉、桃仁、松花粉、绞股蓝、五味子。活血祛瘀，益精养肝，用于乙型肝炎肝纤维化属瘀血阻络、肝肾不足证者。

（15）鳖甲煎丸：鳖甲胶、阿胶、蜂房（炒）、鼠妇虫、土鳖虫、蜣螂、硝石（精制）、柴胡、黄芩、半夏（制）、丹参、干姜、厚朴（姜制）、桂枝、白芍（炒）、射干、桃仁、牡丹皮、大黄、凌霄花、葶苈子、石韦、瞿麦等。活血化瘀，软坚散结，用于胁下癥块、肝硬化、肝纤维化。

（16）大黄䗪虫丸：熟大黄、土鳖虫（炒）、水蛭（制）、虻虫（去翅、足，炒）、蛴螬（炒）、干漆（煅）、桃仁、苦杏仁（炒）、黄芩、地黄、白芍、甘草。活血破瘀，通经消癥，用于慢性乙型肝炎、肝硬化、肝纤维化。

（17）爕枢汤：北柴胡、炒黄芩、炒川楝子、制半夏、草红花、沙苑子、皂角刺、片姜黄、刘寄奴、焦四仙、炒莱菔子、泽泻。疏肝化瘀，健脾除湿，涤痰开结，用于迁延性肝炎、慢性肝炎、早期肝硬化、慢性胆囊炎、慢性胆道感染等。

四、古籍记载

肝炎、肝硬化、肝纤维化在中医学属“胁痛”“肝着”“肝积”“黄疸”“积聚”“痞块”“鼓胀”“水臌”“脾中风”“蜘蛛蛊”“劳黄”范畴。中医学很久以来都是“重功能，轻脏腑”，并根据此原则来命名和治疗疾病，所以对肝炎、肝硬化，中医学还有“脾中风”的学说。

（1）《素问·脏气法时论》曰：“肝病者，两胁下痛引少腹。”

（2）《诸病源候论·劳黄候》曰：“脾脏中风，风与瘀热相搏，故令身体发黄。额上黑，微汗出，手足中热，薄暮发，膀胱急，四肢烦，小便自利，名为劳黄。”

（3）《诸病源候论·水肿病水蛊候》曰：“此由水毒气结聚于内，令腹渐大，动摇有声，常欲饮水，皮肤粗黑，如似肿状，名水蛊也。”

（4）《景岳全书·胁痛》曰：“内伤虚损，胁肋疼痛者，凡房劳过度，肾虚羸弱之人，多有胸胁间隐隐作痛，此肝肾精虚，不能化气，气虚不能生血而然。”

（5）《杂病源流犀烛·肿胀源流》曰：“鼓胀……或由怒气伤肝，渐蚀其脾，脾虚之极，故阴阳不交，清浊相混，隧道不通，郁而为热，热留为湿，湿热相生，故其腹胀大。”

（6）《素问·玉机真脏论》曰：“脾风，发瘅，腹中热，烦心，出黄。”

（7）《中藏经·风中有五生死论第十七》曰：“脾风之状，一身通黄，腹大而满，不嗜食，四肢不收持。”

五、医案

1. 关幼波治疗急性病毒性无黄疸型肝炎

孙某，男，16岁。患者纳食不香3周余。现检测ALT在

500U/L以上，检查肝在肋下2cm，脾未触及，舌苔黄腻，脉弦滑。西医诊断：急性病毒性无黄疸型肝炎。中医辨证：湿热困脾，运化失司。治法：清热利湿，活血解毒，佐以芳香化湿。处方：茵陈、蒲公英、小蓟各30g，六一散（包）、泽兰、车前子、车前草各15g，藿香10g，大枣7个。

患者服药14剂后复诊，诉大便较稀，复查ALT 247U/L，舌苔黄腻，脉滑。上方去车前草、藿香、六一散，加滑石12g，甘草3g，焦三仙30g。

患者服药14剂后复诊，复查ALT 185U/L，舌苔薄白，脉滑。湿热渐减，病有转机，遂加养血柔肝、和胃化痰之剂。处方：茵陈24g，蒲公英30g，焦四仙30g，小蓟15g，泽兰、滑石各15g，藿香、橘红、赤芍、白芍、当归、杏仁各10g。

患者服药14剂后复诊，复查ALT正常，舌苔薄白，脉滑。按上方继服14剂后服用健脾舒肝丸，以巩固疗效。

2. 周世印治疗脂肪肝、转氨酶升高

张某，男，46岁。患者因劳累和情绪压抑出现右胁胀痛、乏力半月余，未能自行缓解且日益加重。患者有长期饮酒史，但量不大。刻症见：右胁隐隐胀痛，乏力，嗳气，纳呆，厌食油腻，形体肥胖，面色㿠白，精神欠佳，小便可，大便溏，每日1次，睡眠可。舌淡暗，苔白，脉细弦。肝功能检查：ALT 121U/L，AST 135U/L，γ-GT 94U/L，总胆固醇（TC）8.7mmol/L，甘油三酯（TG）6mmol/L。B超：重度脂肪肝。CT：肝/脾CT值＜0.5，重度脂肪肝。西医诊断：脂肪性肝炎（重度）。中医诊断：肝痞（脾虚、痰阻夹瘀证）。治法：健脾化痰，理气活血。处方：白术 10g，茯苓 20g，山药 10g，炒薏苡仁 10g，泽泻 15g，砂仁 10g，半夏 10g，陈皮 10g，木香 6g，薄荷 10g，郁金 10g，丹参 10g，莪术 6g，山楂 15g，决明子 15g，荷叶 10g，甘草 3g。口服多烯磷脂酰胆碱胶囊，并嘱其饮食清淡，加强锻炼，作息有序，勿过劳。

患者服药 14 剂后复诊，诉右胁疼痛消失，但仍感胀闷，便溏，加薏苡仁剂量至 30g。

患者服药 14 剂后复诊，诉诸症基本消失。肝功能：ALT 51U/L，AST 65U/L，γ-GT 40U/L，TC 4.5mmol/L，TG 2.0mmol/L。B 超：轻度脂肪肝。CT：肝 / 脾 CT 值＜ 0.75。在原方基础上诸药减量，并停用多烯磷脂酰胆碱胶囊。

患者服药 2 个月后再次复诊，诉体重减轻 7kg，诸症消失，肝功各项检查指标恢复正常，B 超检查示脂肪肝消失，肝 / 脾 CT 值＞ 1.0。

3. 刘华宝治疗慢性乙型病毒性肝炎、肝硬化

王某，男，47 岁。患者有乙型肝炎“小三阳”病史 8 年，未规律口服抗病毒药物治疗，现症见：右胁下间断性隐痛不适，口干，口苦，乏力，食欲不振，睡眠欠佳，入睡后易醒，醒后难以入睡，小便黄，大便黏滞不爽。舌暗红，苔黄腻，舌下脉络迂曲，脉弦数。B 超提示肝脏包膜不完整，实质回声不均质、增粗，门静脉主干内径 14mm，诊断为肝硬化、门静脉内径增宽。乙肝病毒脱氧核糖核酸（HBV-DNA）：4×10^{3}IU/mL。肝功能：ALT 475U/L，AST 153U/L，γ-GT 331U/L，TBil 27.1μmol/L。西医诊断：慢性乙型病毒性肝炎肝硬化、慢性乙型病毒性肝炎。中医诊断：积聚（肝郁气滞、湿热蕴结证）。治法：燮理气机，清热利湿，软坚散结。处方：藿香、柴胡、黄芩、防风、桃仁、五味子、蝉蜕、姜黄、大黄、三棱、莪术、鸡骨草、垂盆草各10g，佩兰、茯神、车前子、丹参、郁金、蒺藜、滑石、泽兰、茜草、青皮、僵蚕、白术、西洋参、龟甲各15g，连翘20g，鳖甲、土鳖虫各30g。服用恩替卡韦胶囊，每次0.5mg，每日1次。

患者服药10剂后复诊，诉口干、口苦较前减轻，食欲较前有所增加，仍感右胁间断性隐痛，难以入睡，小便黄，大便黏滞。舌暗红，苔薄黄，舌下脉络迂曲，脉弦数。HBV-DNA：3.89×10^3IU/mL。肝功能：ALT 60U/L，AST 50U/L，γ-GT 47U/L，TBil 10μmol/L。B超：门静脉主干内径11mm。治疗有效，仍以前方加减，去鸡骨草、垂盆草、五味子，加石菖蒲15g，远志15g，葛根10g，合欢皮20g。

患者服药10剂后复诊，诉睡眠质量较前明显改善，可睡到第2天清晨，右胁疼痛间隔时间较前延长，频率较前下降，自觉口中有异味，口干不苦，饮食可，大小便正常。舌红，苔薄黄，脉弦数。仍以前方加减，去石菖蒲、远志、葛根、合欢皮等安神之品。

患者服药20剂后复诊，未再诉肝区疼痛不适，无口干、口苦，纳眠可，二便调。复查HBV-DNA：3.62×10^3IU/mL。B超：形态正常，包膜光整，肝实质回声稍增粗，肝静脉走行自然。继续服用前方10剂，以巩固疗效。

4. 胡希恕治疗肝炎、肝硬化、腹水

王某，男，25岁。患者2个月前患痢疾，痢止后出现腹胀、腹水、下肢浮肿，查HBV表面抗原（HBsAg）(+)，ALT > 600U/L，医院诊断为肝炎、肝硬化，治疗2个月不见好转。目前症状：腹胀、纳差、低热、乏力、头晕、便溏、尿黄。舌质红，苔薄白，脉弦数。查体：巩膜黄染，腹水征(+)，双下肢浮肿（++）。西医诊断：肝炎、肝硬化、腹水。中医辨证：肝气郁结，湿热内蕴。处方：大柴胡汤合己椒苈黄汤。柴胡、半夏、黄芩、白芍、枳壳、生姜、大枣、木防己、椒目、葶苈子、大黄、茵陈蒿。

患者服上药7剂后，出现心中烦热、鼻衄，予三黄泻心汤后，该症状消失，现以肝区痛、少腹疼痛、纳差、下肢浮肿为主，予四逆散合当归芍药散。患者服月余，纳增，面色红润，予柴胡桂枝干姜汤合当归芍药散加丹参、茵陈。半个月后，腹水、下肢肿消，改大柴胡汤合己椒苈黄汤。患者服5个月，复查HBsAg（—）。

5. 余瀛鳌治疗肝炎、肝硬化、腹水

患者，女，48岁。患者诉患有子宫肌瘤、肝炎、肝硬化、腹水、脾大、脂肪肝、肝囊肿。刻下症见：肝区疼痛甚则影响睡眠，按压后可缓解，侧卧休息时可牵引到背部，憋气，汗少，偶有口苦，食欲不佳，大便日2次，1次偏干，甲胎蛋白升高。治法：调肝软坚，消癥，宁神，开胃。处方：柴胡、川楝子、三棱、莪术、炒谷芽、青皮、鳖甲（先煎）、鸡内金、皂角刺、炒枣仁、薏苡仁、苍术。30剂。

二诊：患者右侧胸胁部仍疼痛，憋气，口苦症状消失。刻下右侧胸胁部疼痛明显，有饥饿感，但脘下胀满，不欲进食。患者诉1个月体重增长5kg，偶口中异味，心情一直压抑，颈前无水肿，右颈部紧感，腹胀，白日尿量少，夜尿频。脉势沉小，重取微弦，微腻苔。治法：调肝疏郁，软坚，通络，消瘕，开胃，理气，利水。处方：柴胡、制香附、三棱、莪术、石见穿、鳖甲（先煎）、生地黄、熟地黄、丹参、鸡血藤、皂角刺、鸡内金、川厚朴、云苓、牵牛子。30剂。

按：患者复诊时，睡眠和口苦等症都有所改善，体重增加，而腹水、胸部疼痛等症明显，因此使用云苓、牵牛子、石见穿通利水邪，丹参、鸡血藤活血祛瘀止痛，并用生地黄、熟地黄滋水涵木养肝和肝。

第二章　胆红素检测与中医

一、化验检测及临床意义

胆红素是血红蛋白及其他血红素蛋白中的血红素在巨噬细胞或其他网织内皮细胞及肝细胞中的代谢产物，是临床上判定黄疸的重要依据。胆红素是一种重要的人体内源性物质。生理浓度的胆红素具有抗氧化活性，高浓度胆红素容易产生细胞毒性，对大脑和神经系统造成不可逆损害。

1. 项目

总胆红素（TBil）：1.71 ～ 21μmol/L（0.1 ～ 1.0mg/dL）

直接胆红素（DBil）：0 ～ 7.32μmol/L（0 ～ 0.2mg/dL）

间接胆红素（IBil）：0 ～ 13.68μmol/L（0 ～ 0.8mg/dL）

2. 临床意义

胆红素升高：见于：①梗阻性黄疸、胆石症、恶性肿瘤，直接胆红素和间接胆红素同时升高，直接胆红素升高更为明显。②肝细胞性疾病，如肝炎。③溶血性贫血、溶血等，间接胆红素升高，直接胆红素不升高。④败血症。⑤妊娠、甲巯咪唑、免疫检查点抑制剂导致胆汁淤积。

胆红素降低：见于缺铁性贫血、再生障碍性贫血等。药物因素也可引起胆红素降低。

二、病理与化验

（一）黄疸

黄疸作为疾病的一种表现，具有很大的临床和病理生理意义。按照病因，黄疸可分为溶血性黄疸、肝细胞性黄疸、胆汁淤积性黄疸、先天性非溶血性黄疸，临床上以前 3 类最为常见，尤其是肝细胞性黄疸和胆汁淤积性黄疸，以下重点介绍这 3 种黄疸。

1. 溶血性黄疸

临床表现：巩膜皮肤轻度黄染，皮肤无瘙痒，轻度贫血，尿色正常，急性期有血红蛋白尿，尿色呈酱油色，粪色加深。化验结果显示 TBil 升高＜ 85μmol/L，DBil/TBil ＜ 35%，尿胆原（+），尿胆红素（－），粪尿胆原（+），转氨酶、碱性磷酸酶正常。

2. 肝细胞性黄疸

临床表现：巩膜皮肤浅黄或金黄色，皮肤轻度瘙痒，尿色深。化验结果显示 TBil 升高＜ 170μmol/L，DBil/TBil ≥ 35%，尿胆红素（+），转氨酶、碱性磷酸酶升高，白蛋白下降。转氨酶升高后下降、凝血酶原时间异常，考虑肝损害严重。胆酶分离是肝坏死的征兆。

3. 胆汁淤积性黄疸

临床表现：肤色暗黄、黄绿或黑色，皮肤瘙痒（常出现在黄疸之前），尿色深，陶土样粪便。化验结果显示 TBil 升高≥

170μmol/L，DBil/TBil ≥ 35%，尿胆红素（+），粪尿胆原明显减少，碱性磷酸酶、γ- 谷氨酰转肽酶升高，随病程进展，转氨酶升高，白蛋白下降，凝血酶原时间异常。

（二）胆红素的抗氧化作用

胆红素具有两面性，高浓度胆红素对机体有害，但轻度升高时对人体健康却有实质性的好处、益处。

胆红素在机体中是一种良好的、天然的内源性抗氧化剂。超氧化物水平过高和氧化应激反应可导致亨廷顿舞蹈症和帕金森病等神经退行性疾病。胆红素通过捕获并中和有害分子超氧化物，保护正常的大脑，使机体免受超氧化物的伤害。

研究证实，胆红素能够对低密度脂蛋白氧化修饰作用进行抑制，从而促使其脂质过氧化作用与自由基作用受到影响，实现有效控制心脑血管疾病的发病率。胆红素与高密度脂蛋白非常相似，是保护心脏非常重要的因素。

研究显示，慢性轻度非结合高胆红素血症可明显降低心血管疾病、高血压、糖尿病、肥胖、代谢综合征（MS）、某些癌症、自身免疫和神经退行性疾病的发病率。

胆红素不足是糖尿病、MS、胰岛素抵抗最主要的病理生理基础。研究显示，患者血清各亚型胆红素水平均降低，胰岛素抵抗指数（HOMA-IR）升高，且两者呈负相关。

现代药学研究发现，中医学古籍中记载的一些养生和治疗方法，可能是通过改善机体内胆红素含量而起作用，如《本草纲目》中载："牛黄（牛黄中含有胆红素）久服轻身增年，令人不忘。"

三、现代中医学研究与治疗

（一）现代中医学研究

不同类型的黄疸除黄色的深浅、质地不同外，直接胆红素、间接胆红素、转氨酶、胆碱酯酶、碱性磷酸酶、白蛋白、免疫等诸多指标也存在差异。

胆红素、转氨酶明显升高，是黄疸初期、急性期，辨证为阳黄，属湿热和热毒型。

胆红素、转氨酶轻度升高，或升高后下降，是黄疸病程持久，辨证为阴黄，属肝郁气滞、肝郁血瘀、脾虚湿困型。

肝细胞功能降低、微循环异常、肝纤维化，可辨证为气滞血瘀；黄疸急性加重或后期发生肾上腺皮质功能不全，可辨证为肾阳虚。

由于经肝脏处理的直接胆红素不能经胆道排入肠腔而反流入血，此时血中以直接胆红素升高为主。直接胆红素易透过毛细血管壁，故黄疸初期，组织黄染较深，为阳黄。随着病程延长，血中直接胆红素持续升高，黄疸进行性加深重，在组织中的胆红素可被氧化成胆绿素，皮肤色泽晦暗，则属于中医学所说的阴黄。根据黄疸诱因、并发症状、病情阶段的不同，中医学还有其他极为有特色的命名，如急黄、风黄疸等。

1. 阳黄

阳黄是黄疸之属湿热者。湿从热化，湿热蕴蒸肝胆，胆热液泄，外渗肌肤，下流膀胱，而致一身面目及小便尽黄。表现为发热烦渴，身目黄色鲜明如橘子色，小便色深如浓茶，伴食欲减退或恶心呕吐，大便不畅，腹胀胁痛，舌质红，苔黄腻，脉弦数等，治宜清化湿热。常用方剂：热重于湿者，用茵陈蒿汤、栀子柏皮汤、大柴胡汤、黄连解毒汤等；湿重于热者，用茵陈五苓散等。

2. 阴黄

阴黄为湿从寒化。所谓寒，为机体功能代谢活动过度减退造成，使湿盛阳微，寒湿郁滞脾胃，阳气不振，胆液不循常道而外溢。阴黄发病慢，病程长，似属阻塞性黄疸。治法以健脾和胃、温化寒湿为主；若脾虚血亏，则健脾补益气血。常用方剂：茵陈术附汤、黄芪建中汤、归芍六君子汤，根据是否伴有气滞、血瘀，选择逍遥散、鳖甲煎丸。

阴黄与阳黄是病变发展过程中不同阶段的表现，是可以互相转化的。

3. 急黄

急黄是黄疸的急性期。湿热夹时邪疫毒，热入营血，内陷心包，黄疸迅速加深，其色如金，并出现壮热神昏、吐血、衄血等危重证候。另有“走马黄”一说，古籍描述为“眼目黄赤，烦乱狂言……唯爱嗔怒，努目高声，打骂他人，犹如癫醉”。其特点是有比较明显的精神症状，都属于急黄一类的疾病。常用方剂：犀角散、紫雪丹、安宫牛黄丸等。

4. 风黄疸

风黄疸指黄疸兼表证，古籍描述为“洒洒寒热”“瘀热不解”等，见于急性胆管炎、肝脓肿、钩端螺旋体病、败血症、大叶性肺炎、病毒性肝炎或急性溶血，可先有发热而后出现黄疸。常用方剂：麻黄连翘赤小豆汤、甘露消毒饮；燔热发斑者，用清瘟败毒饮等。

5. 劳黄、久黄

劳黄、久黄一般病程缠绵不愈，湿热蕴蒸，伤阴耗气，内有瘀血，导致机体功能减退，见于黄疸合并肝硬化、肝纤维化等。常用方剂：泻肾散（硝石、矾石）。该方消瘀化湿，使瘀热从大便而下，湿浊从小便而利，主治诸虚不足，有表证寒热者不宜用。此外，还可用茵陈附子汤、理中茯苓汤等。

6. 血黄、髓黄

血黄、髓黄是伴有出血症状的黄疸，其小便黄，而大便黑，可见于西医学的溶血性黄疸。常用方剂：肝胆湿热者，茵陈蒿汤加减；血热动血者，犀角地黄汤加减、泻肾散，可与大麦粥汁同服，免伤胃气；气虚血脱者，人参养营汤加减。

7. 厌黄

厌黄表现为"吐逆，不下饮食"，逐渐消瘦，见于恶性肿瘤引起的黄疸。常用方剂：建中汤、十全大补汤。

8. 酒疸

酒疸的病机是"饮酒多、进谷少者，则胃内生热，则身目发黄"，可见于西医学的酒精性肝炎、酒精性肝硬化、胆汁淤积性肝炎等。本病参照阳黄、阴黄辨证论治。

总之，黄疸的治疗原则是祛邪扶正；治疗大法是祛湿利小便；热重者，治宜清热护阴；湿重者，治宜化湿护阳。

（二）临床和实验研究

（1）在大鼠肝损伤模型中，相比于醇提物，茵陈蒿汤的水提物可明显降低甘油三酯及 TBil 活性。

（2）茵陈蒿汤可降低二甲基亚硝胺诱导大鼠肝纤维化血清中的谷丙转氨酶（ALT）、谷草转氨酶（AST）、γ- 谷氨酰转移酶（γ-GT）水平。

（3）茵陈蒿汤通过缓解大鼠的氧化应激反应来降低肝组织炎性因子释放。

（4）茵陈蒿汤可降低转化生长因子 -β1（TGF-β1）及转化生长因子 β 受体（TGFβ-R）的表达，从而抑制肝纤维化。

（三）药物研究

1. 单药

（1）茵陈：清利湿热，利胆退黄。茵陈主要通过增强胆囊收缩、增强肝细胞功能、促进胆汁分泌、增加胆红素和胆汁酸外排，发挥利胆作用，具有显著的抗肝纤维化作用。研究表明，茵陈可抑制 IgE 介导的肥大细胞脱颗粒，可通过多个炎症通路或直接抑制痛觉感知通路，发挥抗炎作用。

（2）栀子：栀子花含栀子苷、去羟栀子苷、鸡屎藤次苷甲酯及少量山栀苷，有清热利尿、凉血解毒的作用，主治黄疸型传染性肝炎、蚕豆病尿血等。栀子根入药，主治传染性肝炎，可降血中胆红素。

（3）大黄：通腑攻下，促进肠蠕动，不利于粪尿胆素原的重吸收，从而减少肝肠循环。

（4）虎杖：利胆退黄，降低胆固醇及甘油三酯，有降压作用，对金黄色葡萄球菌、白色葡萄球菌、溶血性链球菌、卡他球菌、大肠埃希菌、变形杆菌、福氏痢疾杆菌、铜绿假单胞菌等均有抑制作用，主治湿热黄疸、小便不利。

（5）矾石：主要成分含水硫酸铝钾，性燥，微涩，燥湿解毒，使湿下渗而去，主治肝炎、黄疸、黄肿等。

（6）牛黄：清心豁痰，开窍，凉肝息风，解毒。研究发现，牛黄富含胆红素及其钙盐、胆酸、去氧胆酸、鹅脱氧胆酸及其盐类，并含胆甾醇、麦角甾醇、卵磷脂、脂肪酸、维生素D、铜、铁、镁、锌等几十种人体所需的成分，仅微量元素就多达21种。牛黄中含量最为丰富、占比最大的就是天然的抗氧化剂——胆红素。因此，牛黄的强大功效也与其胆红素含量息息相关。

（7）何首乌：养血益肝，固精益肾。研究表明，何首乌具有抗衰老、增强免疫、促进肾上腺皮质激素释放的功效与作用，能促进血细胞新生和发育，调节血脂和抗动脉粥样硬化，延缓衰老，并具保肝作用。此外，何首乌还有抗氧化、抗肿瘤、抗菌、抗炎、镇痛等作用。现代药学研究表明，一些具有保肝、护肝的中药如何首乌、鱼腥草等，具有明显的正性作用。这种作用与其能提升胆红素水平相关，但有时这些药物会导致药物性肝损害，考虑不良反应的出现与用药量过大、用药时间过久、特异性体质有关。

2. 方剂

（1）茵陈五苓散：研究表明，茵陈五苓散具有清除体内自由基、降低脂质过氧化物水平、提高SOD活性、降低黄嘌呤氧化酶水平、减少炎性细胞因子、减轻胰岛素抵抗、调节机体免疫功能等作用。

（2）茵陈术附汤：附子对垂体－肾上腺皮质系统有兴奋

作用，能兴奋迷走神经中枢，有强心、镇痛、消炎、退肿的作用。附子还具有抗内毒素作用，能抑制内毒素所致肠系膜微循环动脉痉挛，显著减轻内毒素所致心、肝细胞损伤，能促进肝细胞氧化过程，增强其代谢、解毒能力。白术有强壮、利尿、降血糖、抗凝血等作用，并能保护肝脏。

四、古籍记载

中医学对黄疸的症状描述、诊断不胜枚举，下面列举部分中医古籍中关于黄疸治疗的有特色并传延至今的有效方剂。

（1）《伤寒论》曰：“伤寒七八日，身黄如橘子色，小便不利，腹微满者，茵陈蒿汤主之。”

（2）《金匮要略·黄疸病脉证并治》所列五疸，其一为女劳疸，曰：“额上黑，微汗出，手足中热，薄暮即发，膀胱急，小便自利，名曰女劳疸。”

（3）《诸病源候论·酒疸候》曰：“夫虚劳之人，若饮酒多、进谷少者，则胃内生热。因大醉当风入水，则身目发黄……若下之，久久变为黑疸，面目黑，心中如啖蒜齑状，大便正黑，皮肤爪之不仁，其脉浮弱，故知酒疸。”

（4）《景岳全书·杂证谟》曰：“阳黄证，因湿多成热，热则生黄，此即所谓湿热证也。”

（5）《卫生宝鉴·发黄》曰：“身热，大便如常，小便不利而发黄者，治用茵陈五苓散。”

（6）《温热论》曰：“湿胜则阳微也……热病救阴犹易，通阳最难。救阴不在血，而在津与汗；通阳不在温，而在利小便。”

（7）《类证治裁·黄疸》曰：“阴黄系脾脏寒湿不运，与胆液浸淫，外渍肌肉，则发而为黄。”

（8）《临证指南医案·疸》曰：“黄疸，身黄目黄溺黄之谓也，病以湿得之，有阴有阳，在腑在脏。阳黄之作，湿从火化，瘀热在里，胆热液泄……熏蒸遏郁，侵于肺则身目俱黄，热流膀胱，溺色为之变赤，黄如橘子色，阳主明，治在胃。阴黄之作，湿从寒水，脾阳不能化热，胆液为湿所阻，渍于脾，浸淫肌肉，溢于皮肤，色如熏黄，阴主晦，治在脾。”

（9）《本草纲目·第五十卷兽部一·牛黄》曰：“久服轻身增年，令人不忘。主中风失音口噤……健忘虚乏。安魂定魄……益肝胆，定精神，止惊痫，辟恶气，除百病。清心化热，利痰凉惊。痘疮紫色、发狂谵语者可用。”

五、医案

1. 黄疸案一（出自《名医类案·卷九·黄疸》）

犹子三阳患疸症，皮肤目睛皆黄，小溲赤，左脉弦而数，右三部原不应指，今重按之，隐隐然指下，症见午后发热，五更方退，以茵陈五苓散除桂，加当归、栀子、黄柏、柴胡，数服，继用人参养荣汤，乃八物除芎，加芪、陈皮、五味、姜、枣，兼人乳、童溲，热退三日，已而复作。间日发于午后，肌热灼指，脉近弦，乃作疟治之而愈。后数年，复患目睛黄，午饭难克化，则小溲黄，以黄芪建中汤除桂，加白术、陈皮、茯苓、半夏、神曲、麦芽、姜少许而退。

2. 黄疸案二（出自《叶天士医案精华》）

面目悉黄，微见黑滞，烦渴腹满，左脉弦数，右脉空大，此内伤发黄，为厥阴肝木，太阴脾土，二脏交伤之候也……肝郁则木不得伸而屈矣……则湿胜矣……由是湿停热瘀，而烦渴有加，其发黄也必矣……平肝之亢，扶土之虚，兼解郁热以清气道，除湿蒸而和中气。

人参、白术、白芍、黄连、山栀、归身、丹皮、茵陈、秦艽、柴胡、甘草、半夏。

3. 受暑伤酒面身黄疸（出自《孙文垣医案》）

孙竹野浙归，途次受暑，又为酒面所伤，因而作吐，胸膈痞闷。时师以消导之剂，燥动脾火，口渴，嘈杂，躁乱不宁，目珠如金，一身尽黄，已成疸症。诊独右寸脉滑大有力，先以温胆汤，倍加香薷、滑石、葛根解暑止吐为君，黄连、麦门冬清热止渴为臣，使湿热散而黄自瘳也。连与三帖，吐止食进，黄也定矣。再与五苓散加青蒿、葛根、滑石、黄连、枳实，八剂而黄释然。

4. 黄疸型肝炎（出自《俞长荣临床经验集》）

患者发病 5 天，面目及身黄，黄疸指数达 100 单位以上，丙氨酸转氨酶达 200 单位以上，在某医院诊断为黄疸型肝炎，医与清热利湿，兼用西药保肝。一星期后，黄疸指数升到 200 余单位，症状加重。患者面目发黄鲜明，自诉脘腹作胀，十分难受，口淡，清涎自涌，饮食不思。大便溏，面部微浮。舌质淡，苔虽薄黄，但甚润滑，脉细缓。据此证象，乃是太阴发黄。患者脾胃已虚，若继进苦寒消利药，必大伤中气，遂嘱停用医院中药，改与理中汤加茵陈、砂仁，试服3剂。

服药后，患者自觉舒适，腹胀减轻，大便渐趋成形。如是守方续服7剂，症状继续好转，最可喜的是已知饥能食，中焦阳气已复，可于健脾之中佐以疏肝利湿，遂以香砂六君配合茵陈、郁金、赤芍、柴胡等化裁。1个月后，患者复查肝功能，转氨酶有所降低，黄疸指数明显下降到100单位；3个月后，症状完全解除，肝功及黄疸指数复查均在正常值范围。患者现年近七旬，仍健康如恒。

5. 不寐（出自《孔伯华医集》）

肝家热邪，气逆于上，痰涎为之上阻，久则心肾不得交通，兼为阳气冲动，不能安寐，脉弦滑而伏数，治当清平降逆，兼交心肾。

磁朱粉、清半夏、莲子心、川牛膝、代赭石、旋覆花、石决明、地骨皮、云苓皮、首乌藤、青竹茹、盐知母、盐黄柏、加料牛黄清心丸一粒（分四次化）。

按：该中药配伍有牛黄、首乌藤，这两味药物若是在临床医师的准确辨证应用下，可以起到很好的调节机体状态的作用。

6. 程钟龄治疗硬化性胆管炎、胆汁淤积

耿某，女，48岁，皮肤巩膜黄染，全身瘙痒，肝功能异常16个月。刻诊：面色晦暗，畏寒肢冷，肌肤瘙痒，食少脘胀，溲黄便溏。舌淡，边有瘀点，苔白微腻，脉沉细缓。肝功能：TBil 25.6μmol/L，总胆汁酸112.8μmol/L，ALT 193U/L，AST 169U/L，ALP 412U/L，低密度脂蛋白（LDL）365U/L，γ-GT

1767U/L。B 超：左、右叶肝内胆管轻度扩张 0.2 ～ 0.3cm（似三级分支），胆囊 9.7cm×4.5cm，胆总管扩张 1.2cm。证属阴黄，病机为寒湿阻遏，瘀阻脉络。治以温脾阳，化寒湿，活血通络，予茵陈术附汤加减。处方：茵陈 20g，白术 15g，附子 6g，干姜 6g，虎杖 20g，金钱草 20g，垂盆草 20g，赤芍 70g，猪苓、茯苓各 15g，白茅根 30g，车前草 30g。

患者服药 10 剂后复诊，诉尿色转清。

患者又服药 10 剂，面色由黄转红，复查肝功能：TBil 11.8μmol/L，ALT 27U/L，AST 28U/L，ALP 126U/L，GGT 524U/L。因舌尖微红，去干姜，病久必虚，加黄芪、太子参益气健脾。

患者以上方加减服用近 3 个月，复查肝功能：总胆红素 6.0μmol/L，总胆汁酸 2.3μmol/L，ALT 13U/L，AST 24U/L，GGT 45U/L，ALP 71U/L，LDL 253U/L。复查 B 超：肝内胆管未见扩张，胆囊 7.2cm×3.6cm，囊壁 0.6cm，胆总管 0.7cm。

第三章　胆汁酸检测与中医

一、化验检测及临床意义

胆汁酸（BA）是胆固醇经肝脏组织代谢的胆烷酸的总称，是胆汁中的主要成分，主要分为胆酸（CA）、鹅脱氧胆酸（CDCA）、脱氧胆酸（DCA）、石胆酸（LCA）、熊脱氧胆酸（UDCA），以及其相对应的甘氨酸和牛磺酸结合型，如甘氨脱氧胆酸（GDCA）、牛磺脱氧胆酸（TDCA）。胆汁酸不仅能够调节葡萄糖和脂代谢，还能与肠道菌群相互作用。肠道菌群、胆汁酸和宿主之间的相互作用影响了免疫功能、代谢表型和许多疾病的风险因素。这些疾病包括肥胖症、糖尿病、非酒精性脂肪肝、炎症性肠病（IBD）和各类癌症。

目前初步统计，胆汁酸可分为150种左右，而被人类认知的有80种左右。

在肝胆病变、肠炎等疾病早期，血清中的总胆汁酸不会发生明显改变，而各种亚型胆汁酸浓度将产生相应的变化，定性、定量鉴别不同组分的胆汁酸代谢物谱变化情况，对疾病的早期诊断和治疗有重要意义（表1）。

表 1　不同疾病的胆汁酸谱变化

疾病	胆汁酸谱变化
胆囊结石	GDCA、DCA、TDCA 升高，CDCA 下降
胆道阻塞	CA/CDCA 值上升
肝实质性病变	CA/CDCA 值下降
肝硬化	TCA、GCA（甘氨胆酸）、GDCA、GCDCA（甘氨鹅脱氧胆酸）、GUDCA（甘氨熊脱氧胆酸）、TCDCA（牛磺鹅脱氧胆酸）、TLCA（牛磺石胆酸）、TUDCA（牛磺熊脱氧胆酸）不同程度上升，反映肝硬化的进展和程度
妊娠期肝内胆汁淤积症	CA/CDCA 值显著上升
溃疡性结肠炎	LCA、DCA 显著下降
克罗恩病	LCA、GDCA、TDCA 显著下降
肺炎	LCA、DCA、UDCA 下降
肺癌	CA、CDCA 上升
胃癌	TDCA 促进胃癌细胞增殖，DCA 诱导胃癌细胞凋亡，UDCA 抑制胃癌细胞

目前临床常规只检测总胆汁酸。

总胆汁酸能较为特异地反映肝排泄功能，一旦肝细胞有病变或肝肠循环障碍，均可引起总胆汁酸升高。

总胆汁酸升高：见于各种急、慢性肝炎，乙肝病毒携带者或酒精性肝炎，还可见于绝大部分肝外胆管阻塞和肝内胆汁淤积性疾病、肝硬化、阻塞性黄疸等。

二、病理与化验

按结构，胆汁酸可分为游离胆汁酸、结合胆汁酸；按来源，胆汁酸可分为初级胆汁酸、次级胆汁酸。在末端回肠处，约有 95% 的胆汁酸被重新吸收，并通过门静脉回到肝脏中；未被吸收的胆汁酸则进入结肠，进一步发生解离、羟基氧化、差向异构及脱羟基等反应，而催化此类反应的酶多由肠道菌群产生。

胆汁酸与肠道上皮细胞损伤、修复相关。DCA 可显著抑制肠道上皮细胞增殖，抑制损伤修复，而 UDCA 则拮抗 DCA，促进肠道上皮细胞损伤的疗愈。当胆汁中的 DCA 处于高水平及具有较高的胆固醇饱和度时，肠道菌群将促进胆固醇 7α- 羟化酶表达，而胆固醇 7α- 羟化酶将促进胆固醇生成胆汁酸。相反，当胆汁中 DCA 水平降低、胆固醇饱和度下降时，7α- 羟化酶表达受到抑制。

肠道菌群 - 胆汁酸轴可作为炎症性肠病和结直肠癌治疗的新靶点。

胆汁酸是人体代谢过程的重要产物，包含 10 余种胆汁酸谱，肝胆胰疾病及代谢性疾病患者的血清胆汁酸谱有各自的特点。研究表明，先天性胆管扩张、胆结石、胆汁淤积症、肝炎、肥胖等疾病患者的血清胆汁酸谱表现各有不同，因此，更建议行血清胆汁酸全谱的检测，更加有利于早诊断与防治。

肠道菌群 - 胆汁酸轴对人体产生生理病理影响的机制如下。

（1）微生物与胆汁酸相互作用：①胆汁酸参与肝肠循环；②肠道菌群可以调节胆汁酸池的大小及各胆汁酸成分的比例；③胆汁酸可以调控肠道菌群的稳态，可以抑制细菌生长，能够阻止细菌黏附到肠道黏膜的顶端，保护肝脏和肠道，抗炎症。

（2）胆汁酸通过其受体对宿主进行生理调控：胆汁酸是肝脏和肠道中脂质代谢的产物，其受体主要有法尼醇受体（FXR）、孕烷 X 受体（PXR）和维生素 D 受体（VDR）。它们均能被胆汁酸特异性激活，从而调节胆汁酸的合成与代谢。胆汁酸也是 G 蛋白偶联胆汁酸受体 5（TGR5）的内源性激动剂。

胆汁酸在肠道内不仅能调节消化和吸收胆固醇、甘油三酯和脂溶性维生素，还是在肝、肠、肌肉和棕色脂肪组织中发挥了关键作用的信号分子，调节上皮细胞增殖、基因表达，以及脂质、葡萄糖新陈代谢。

（3）胆汁酸对脂类吸收、糖脂代谢、肠道发育和健康均有正向调控作用，但胆汁酸的大量累积也会造成机体损伤。

（4）高浓度胆汁酸、胆红素可引起迷走神经兴奋，继而引发冠状动脉的痉挛、收缩，造成心肌缺血、缺氧改变，最后引起心脏活动失常，可直接对心肌细胞代谢活动产生抑制作用。

（5）腹泻型肠易激综合征（IBS–D）肠道菌群失调最为严重，而便秘型肠易激综合征（IBS–C）仅存在拟杆菌增多表现。伴有胆汁酸吸收异常是 IBS–D 最常见的临床现象之一，胆汁酸吸收异常是肠道菌群代谢功能失调的结果。

（6）克罗恩病患者的血浆胆汁酸谱会发生改变，PXR 靶基因在体外和体内的激活减少。

（7）胆汁酸对中枢系统的影响：野生型小鼠生理进食后，胆汁酸进入下丘脑，几种内源性胆汁酸（主要是牛磺酸结合型）的浓度在短时间内升高，胆汁酸-TGR5信号通过抑制下丘脑AgRP/NPY神经元中神经肽的表达来抑制进食行为。

（8）代谢综合征：熊去氧胆酸（UDCA）和石胆酸（LCA）都是FXR的激动剂，可以通过FXR-FGF15途径减轻代谢综合征。FXR激动剂奥贝胆酸是一种经批准用于治疗原发性胆管炎的药物，并已被证明能成功治疗非酒精性脂肪肝和肥胖症。

三、现代中医学研究与治疗

我们可以借助胆汁酸谱系的检测，并结合中医辨证论治，以便更准确地进行中医证候研究和中药治疗效果判定。

（一）现代中医学研究

（1）在冠心病的不同中医证型中，痰瘀互结证患者的总胆汁酸、甘油三酯、总胆固醇、低密度脂蛋白、丙氨酸转氨酶明显高于其他证型患者。

（2）直接胆红素水平与冠状动脉狭窄程度呈负相关；总胆汁酸、甘油三酯、总胆固醇、丙氨酸转氨酶水平与冠状动脉狭窄程度呈正相关；冠心病与肝胆功能具有一定相关性。

（3）胆结石肝胆气郁证患者较肝阴不足证患者，血清CA和LCA升高，甘氨猪胆酸（GHCA）下降。

（4）胆结石湿热蕴结证患者，总胆汁酸水平高于脾肾阳虚证、瘀血内阻证、脾虚痰湿证、肝肾阴虚证及肝气郁结证患者。

（5）胆汁酸抑制食欲，能减重。肠－脑轴研究中一般关注较多的代谢物有神经递质、短链脂肪酸、激素等，而有研究发现，胆汁酸及其受体在肠－脑轴调控食欲方面具有重要作用。

（6）体育活动还可逆转非酒精性脂肪性肝病（NAFLD）患者的微生物失调，可能改变次级胆汁酸水平。

（二）临床和实验研究

（1）柴胡、人参：可通过调控大鼠肝脏胆汁酸代谢，激活大鼠肠道 FXR 信号表达，从而改善非酒精性脂肪性肝病大鼠肝脏的脂肪变性。

（2）茵陈蒿汤：可显著降低非酒精性脂肪性肝病合并胆汁淤积小鼠牛磺酸结合型胆汁酸的浓度和比例，特别是降低血清中甘氨鹅脱氧胆酸、牛磺鹅去氧胆酸等毒性胆汁酸的浓度，同时可上调 FXR 表达。

（3）开心解郁丸（人参、北柴胡、茯苓、巴戟天、制远志、炒枳实、赤芍、炙甘草）：可以有效地促进抑郁症大鼠的 BA 代谢，抑制肝脏、回肠和下丘脑内的 FXR 受体水平，并提升下丘脑内 FGF-19 的水平，发挥抗抑郁作用。

（4）黄连、吴茱萸：两者配伍可以抑制 FXR/成纤维细胞生长因子 15（FGF15）/成纤维细胞生长因子受体 4（FGFR4）通路，从而上调 CYP7A1 的表达，促进胆汁酸合成。

（5）化痰祛湿活血方（泽泻、丹参、醋郁金、海藻、山楂、决明子、水飞蓟、醋柴胡）：可通过调节非酒精性脂肪性肝炎患者肠道菌群，降低内毒素（LPS）、总胆汁酸水平，达到治疗非酒精性脂肪性肝炎（NASH）的效果。

（6）柴胡疏肝散：可显著提高慢性、轻度应激造成的肝脏损伤模型大鼠的 TUDCA 水平。

（三）药物研究

（1）黄连：黄连生物碱作为 FXR 和 TGR5 激动剂，具有抗高血脂作用。

（2）五味子：五味子的活性成分木脂素也被证明，通过激活 PXR，可对 LCA 引起的胆汁淤积起到肝保护作用。

（3）芍药：芍药苷是白芍和赤芍的主要有效成分，具有抗炎和调节免疫作用，可通过重塑结肠炎模型小鼠肠道菌群来调节胆汁酸代谢紊乱，进而修复肠屏障损伤，减少肠道炎症。

（4）栀子：栀子苷可以通过阻断 FXR 介导的胆汁酸负反馈加速肝脏合成胆汁酸，促进胆固醇逆向转运和分解代谢，从而减少回肠 FXR 介导的胆汁酸重吸收，导致胆汁酸排泄增加。

（5）黄芪、红花：两者配伍可以调控肠道菌群，激活胆汁酸受体 FXR，维持机体胆汁酸稳态。

（6）痛泻要方：作为疏肝健脾法的代表方药，可显著改善 IBS-D 患者的腹痛、腹泻等症状。

四、古籍记载

胆汁酸异常的疾病可属中医学“痛泄”“胁痛”“胆石”“痢”范畴。

（1）《素问·六节藏象论》曰：“凡十一脏取决于胆也。”

（2）《灵枢·本输》曰：“胆者，中精之腑。”

（3）《东医宝鉴》曰："肝之余气，溢入于胆，聚而成精。"

（4）《素问·灵兰秘典论》曰："胆者，中正之官，决断出焉。"（编者注：关于胆的位置和功能，中医古籍中有很多释义。本书从胆汁酸 – 肠道菌群 – 代谢 – 中枢神经系统进行分析，亦说明胆在全身的作用十分重要）

（5）《脾胃论》曰："胆气不升，则飧泄、肠澼不一而起矣。"

（6）《丹溪心法·泄泻》曰："治痛泄。炒白术三两，炒芍药二两，炒陈皮半两，防风一两。久泻，加升麻六钱。"

（7）《丹溪心法·胁痛》曰："胁下痛，发寒热，小柴胡汤。肥白人因气虚而发寒热，胁下痛者，补虚用参，退热用柴胡、黄芩，调气止痛用青木香、青皮。瘦人胁下痛，发寒热，多怒者，必有瘀血，宜桃仁、当归、红花、柴胡、青皮、大黄、栀子、草龙胆。"

朱丹溪治疗痛泄的方药现在已经广泛应用于溃疡性结肠炎、克罗恩病，治疗胁下痛的方法应用于胆结石、急性胆囊炎、结石梗阻胆绞痛。朱丹溪还提出肥人和瘦人的发病机制可能不同，云："肥人……乃是湿痰流灌脏腑，不升降，燥饮用苍术，行气用香附。如瘦人……乃是热气熏蒸脏腑，宜黄连、苍术。"从西医学角度看，肥人与瘦人可能存在胆汁酸、血脂、胃肠内分泌激素的不同，采用的治疗方法也会随之改变。

（8）《先醒斋医学广笔记·痢》曰："治血痢痛甚汤液。仲淳传自包瑞溪学宪，试之神效。白芍药（酒炒）五钱（此一味仲淳加入者），枳壳（槐花同炒，去槐花）五钱，升麻（醋炒）

七分，真川黄连（姜汁炒）五钱，滑石末三钱，乳香。”

（9）《先醒斋医学广笔记·泄泻》曰：“治腹痛作泄。予患腹痛作泄，日十余度，仲淳以一剂止之。人参一钱五分，苍术（米泔浸炒）三钱，黄连（姜汁炒三次）一钱，北五味（蜜蒸）一钱，橘红一钱五分，肉豆蔻、吴茱萸（汤泡）、白茯苓各一钱，藿香五分。”

五、医案

1. 泄泻（出自《孙文垣医案》）

上舍张怀赤，每早晨肠鸣泻一二度，晚间泻一度，年四十二，且未有子……予谓此中焦有湿痰，君相二火皆不足，故有此症。以六君子汤加破故纸、桂心、益智仁、肉豆蔻煎服，泻遂减半。又以前药加杜仲为丸，服之而愈，次年生子。

2. 痢赤白（出自《孙文垣医案》）

金文学达泉先生令政，暑月患痢赤白，一日夜三十余度，后重腿急，口渴，小腹痛。孕已二月，幸而腰不痛，右手脉弦，左脉滑。与白芍药三钱，黄连、黄芩、当归、陈皮、香附各一钱，桂皮、木香各五分，水煎服。服下后重稍轻。因进饭太早，其夜仍十数度。次早诊之，右弦减半。前药煎成，吞女金丹，一帖痢减大半，六脉已和，但软弱。此气血不足，宜从补养，用八珍汤加陈皮、香附、阿胶、条芩，一帖全安。凡孕妇痢疾，后重稍轻，腹痛稍减，独痢不止，必须补养气血为主，加调气之剂为佐，庶可保胎。斯亦丹溪虚回而痢自止之意也。

3. 赵绍琴治疗腹泻

牛某，女，50 岁。患者晨起即泻已年余，曾用四神丸、黄连素片、参苓白术散等药治疗均无效，并伴有中脘堵闷、两胁胀痛、心烦急躁、夜寐梦多，舌红苔白厚腻，脉弦滑且数。证属肝经郁热，木郁克土。治以疏调木土，以泄肝热。方药：蝉蜕、片姜黄、防风、白蔻仁各 6g，僵蚕、荆芥炭、陈皮、白芍、猪苓各 10g，冬瓜皮、灶心土各 30g（先煎）。患者服药 7 剂后晨泻止，大便成形，中脘堵闷见舒，仍心烦梦多，再以上方去冬瓜皮、猪苓，加川楝子 6g，调服 1 周，以巩固疗效。

第四章　肺功能检测与中医

一、化验检测及临床意义

（一）血气分析

血气分析是临床上用于判断患者是否存在呼吸衰竭及酸碱失衡的一种常用的化验方法，指标大概有20项，主要包括酸碱值（正常值7.35～7.45）、氧分压（正常值69～116mmHg）、二氧化碳分压（正常值35～48mmHg）、血红蛋白（正常值11～16g/dL）、血氧饱和度（正常值95%～100%）、血乳酸（正常值0.5～1.7mmol/L）、实际剩余碱（正常值-3～3mmol/L）、实际碳酸氢盐（正常值22～26mmol/L），以及钠、钾、钙等电解质。

我们根据这些指标可以分析出机体是否缺氧，是否有二氧化碳潴留，是否有酸碱失衡，以及是否有电解质紊乱等。

（二）其他相关化验

1. 热、火、毒

证属热、火、毒者，一般为急性感染，可选择化验血白细胞、中性粒细胞、C反应蛋白（CRP）、降钙素原等。

2. 肝火

凡是肝之相火（阳气）偏旺或太过，出现热象及冲逆现象的，概称为肝火。肝火代表机体下丘脑－垂体－性腺轴功能亢进，以及肾素－血管紧张素－醛固酮系统造成的门静脉血压升高和其带来的全身慢性炎症反应。此时可检测相关内分泌激素指标，如三碘甲状腺原氨酸（T_3）、促甲状腺素（TSH）、肾素、醛固酮等。

3. 阴虚

燔灼焚焰，升腾上冲，消耗阴液，会导致肺肾阴虚，可见于肺痨（结核）等，还有自主神经紊乱的阴虚证型。此时可检查微量元素、维生素、电解质、性激素等相关指标。

4. 气虚有寒

气虚有寒与心脾功能相关，与机体免疫力、心功能相关指标有关，如补体 C1q、IgE、脑利尿钠肽（BNP）等。

5. 燥

燥证与系统性疾病、结缔组织病有关，可检测相关指标如抗核抗体、血沉等。

二、病理与化验

（一）支气管扩张

支气管扩张表现为慢性咳嗽、咳痰、反复咯血、肺部感染，诊断依靠支气管造影和胸部高分辨率 CT。实验室检查缺乏特异性指标，但在一定程度上对炎症的辅助判断和评估机体状态起到作用。

（二）慢性阻塞性肺疾病（COPD）

慢性阻塞性肺疾病主要是患者出现肺部炎症，以及出现肺弹性下降而导致的一种疾病。该病会导致呼吸不畅，使二氧化碳无法完全呼出，引起二氧化碳潴留，导致患者血液中的氧分压（PaO_2）下降，二氧化碳分压（$PaCO_2$）升高。

（1）中性粒细胞、C 反应蛋白升高：说明合并感染。

（2）前白蛋白减少：说明营养状况不良，免疫力降低。

（3）血气分析：PaO_2、$PaCO_2$ 的降低、升高均提示出现呼吸衰竭的风险；酸碱值（pH）提示不同的酸碱中毒表现。

（4）纤维蛋白原（FIB）升高、D- 二聚体（D-D）升高、抗凝血酶Ⅲ（ATⅢ）降低、纤溶酶原（PLG）降低：说明有微血栓形成，处于弥散性血管内凝血（DIC）前期。COPD 较长时间进展，患者体内常为高凝状态，常伴有继发性纤溶亢进。

（三）肺动脉高压与慢性肺源性心脏病

1. 肺动脉高压（PH）

临床表现：呼吸困难、胸痛和晕厥，体力活动后加重，常合并右心衰竭，重者伴有左心衰竭。

2. 肺动脉高压（PH）与慢性肺源性心脏病的检验诊断

诊断的金标准是右心导管检查，但因其是侵入性检查，现仍以心脏超声作为常规检查。血液化验包括血常规、尿常规、肝肾功能、电解质、血气分析、血凝等。

（1）血气分析：PH 患者表现为肺弥散功能障碍和肺容积减少。由于过度换气，动脉二氧化碳分压通常降低。慢性阻塞性肺疾病（COPD）导致缺氧性肺动脉高压，肺功能和血气分析表现为残气量增加，一氧化碳弥散功能降低，二氧化碳分压正常或降低。

（2）D-D：是体内血液高凝状态和纤溶亢进的分子指标之一。纤维蛋白原可以作为判断血栓前状态、肺组织损伤及炎症的重要指标，是由肝脏合成分泌的一种重要凝血因子，同时又是一种促进血小板活化，利于血栓形成的急性时相反应蛋白，受细胞因子 IL-6 调节。患者血液处于高凝状态，容易出现肺部微小血栓，导致 PH，引起循环阻力增加，肺动脉压升高，发展为肺心病。在 PH 的治疗中，除靶向治疗药物外，还用到华法林等抗凝药物。

（3）低氧诱导因子 -1（HIF-1）、内皮素（ET-1）、一氧化氮（NO）：ET-1 是内源性血管收缩因子，NO 是内源性血管舒张因子，二者的平衡调节着肺循环的张力。低氧状态下，HIF-1 抑制 NO，促进 ET-1 释放，诱发血管收缩，参与肺血管重塑，降低 HIF-1 和 ET-1 可改善肺动脉高压病情。

（4）前列环素（PGI_2）和血栓素 A_2（TXA_2）：PGI_2 具有强大的抑制血小板聚集的作用，扩张血管，增加心脏射血分数，TXA_2 作用与 PGI_2 相反，二者的平衡维持体内环境相对稳定。肺功能减低、低氧血症可扰乱 PGI_2 与 TXA_2 的动态平衡，使微血管强烈收缩、微血管内血栓形成与堵塞，造成肺缺血再灌注损伤。

（5）超氧化物歧化酶（SOD）：广泛存在于体内各组织中，是清除人体氧自由基的重要物质，能减轻肺内的炎症反应，增强 NO 对血管内皮细胞的作用，有效降低缺氧诱发的肺组织损害。COPD合并肺动脉高压的患者血清SOD水平明显降低，与病情严重程度相关。

（6）肌肉抑制素（MSTN）：为早期诊断右心功能异常的因子，室壁应力增加促使其在心肌高表达，并且其血浆水平与氨基末端脑利尿钠肽前体（NT-proBNP）明显相关。

（四）支气管哮喘

支气管哮喘急性发作是患者的气道慢性炎症和气道高反应等导致的。开始时，患者因为过快的深呼吸，导致二氧化碳呼出较多，使患者出现呼吸性碱中毒，但随着患者病情的不断发展，患者的呼吸代偿功能出现减低，导致体内二氧化碳潴留增多，使患者出现呼吸性酸中毒，患者血液内 PaO_2 下降，$PaCO_2$ 升高。

可化验嗜酸性粒细胞、特异性免疫球蛋白（sIgE）、血气分析（评价哮喘严重程度），以辅助诊断。

（五）肺嗜酸性粒细胞增多症

当人体血清和肺组织中嗜酸性粒细胞增多时，会发生肺嗜酸性粒细胞增多症，可能见于支气管哮喘、肺肉芽肿病、血管炎、免疫系统疾病、寄生虫感染、过敏性疾病等，表现为咳嗽、喘息、胸闷等。

化验血清和肺泡灌洗液中的嗜酸性粒细胞、血清IgE、干扰素α、IL-1、IL-8，结合影像学检查即可诊断。非过敏性哮喘患者体内嗜酸性粒细胞计数、血清IgE数量明显低于过敏性哮喘患者；非过敏性哮喘患者体内干扰素α、IL-1、IL-8等中性粒细胞趋化因子均高于过敏性哮喘患者。

（六）弥漫性肺泡出血综合征

临床表现：咳嗽、咯血、呼吸困难，X线片表现为两肺弥漫斑片状肺部浸润，支气管肺泡灌洗发现大量含铁血黄素的巨噬细胞沉积。

1. 肺出血 - 肾炎综合征

肺弥散性肺出血伴急进性肾小球肾炎患者，抗基底膜抗体效价升高。多数患者1年内进展为肾衰竭。

2. 特发性肺含铁血黄素沉积症

继发的缺铁性贫血患者，在其痰液、支气管肺泡灌洗液及肺活检中找到吞噬细胞中含蓝色的含铁血黄素，并排除心源性（淤血性）因素后可确诊。

除了上述疾病，弥漫性泛细支气管炎、过敏性肺炎、朗格汉斯细胞组织细胞增多症、结缔组织疾病所致肺间质性疾病，同样伴有肺泡出血、咳嗽、肺动脉高压、右心衰的表现。中医学对此按照咳嗽、咯血、喘证、哮证等对症治疗，具有悠久的历史和丰富的经验。

三、现代中医学研究与治疗

（一）现代中医学研究

1. 咳嗽

咳嗽的病因有很多，以呼吸系统疾病最为常见，包括呼吸道感染、支气管扩张、间质性肺疾病、咳嗽变异性哮喘等。此外，反流性食管炎、过敏性鼻炎、咽炎等也可引起咳嗽。中医辨证论治如下。

（1）风寒袭肺证：三拗汤合止嗽散。

（2）风热犯肺证：桑菊饮。

（3）燥邪伤肺证：桑杏汤。

（4）风盛挛急证：苏黄止嗽汤。

（5）邪壅肺窍证：苍耳子合止嗽散。

（6）痰湿蕴肺证：二陈汤合三子养亲汤。

（7）痰热郁肺证：清金化痰汤。

（8）胃气上逆证：旋覆代赭汤。

（9）肝火犯肺证：黄芩泻白散合黛蛤散。

（10）肺阴亏虚证：沙参麦冬汤。

2. 咯血

很多疾病会导致咯血，例如支气管疾病、肺源性疾病、心肺血管疾病、心源性肺病（如风湿性心脏病）、血液系统疾病等。中医辨证论治如下。

（1）风热伤肺：清热润肺，宁络止血，方用桑杏汤。

（2）肝火犯肺：清肝泻肺，凉血止血，方用泻白散合黛蛤散。血色鲜红，乃肺络损伤，用犀角地黄汤。

（3）阴虚肺热：滋阴润肺，凉血止血，方用百合固金汤。

（4）气虚不摄：补中益气，摄血归脾，方用补中益气汤合归脾汤加减。

3. 喘证

喘证是久患肺系疾病或他脏病变影响，致肺气上逆，肃降无权，出现气短喘促、呼吸困难，甚则张口抬肩、不能平卧等症，多见于阻塞性肺气肿、肺源性心脏病、心肺功能不全等。中医学治疗时应辨虚实、辨病位、辨传变，具体辨证论治如下。

（1）风寒闭肺：麻黄汤加减。

（2）风热犯肺：麻杏石甘汤加味。

（3）痰湿蕴肺：二陈汤合三子养亲汤加减。

（4）水气凌心：真武汤合葶苈大枣泻肺汤加减。

（5）肺脾两虚：金水六君煎加减。

（6）肺肾两虚：生脉散合麦味地黄汤加减。

合并血瘀者，加活血化瘀药物；喘脱者，扶阳固脱。

4. 哮证

哮证的发生多与反复发作喘息、气急、胸闷或咳嗽，与接触变应原、冷空气及化学性刺激，与病毒性上呼吸道感染、运动等有关。发作时，双肺可闻及散在或弥漫性，以呼气相为主的哮鸣音。排除其他疾病所引起的喘息、气急、胸闷和咳嗽，上述症状可经治疗缓解或自行缓解。

（1）急性发作期：①风哮证，黄龙舒喘汤（炙麻黄、地龙、蝉蜕、紫苏子、石菖蒲、白芍、五味子、白果、甘草、防风等）；②寒哮证，射干麻黄汤或小青龙汤加减；③热哮证，定喘汤或麻杏石甘汤加减；④阳虚喘脱危证，回阳救急汤加减（人参、炮附片、甘草、山茱萸、石菖蒲、白果、葶苈子、煅龙骨、煅牡蛎、蛤蚧等）。

（2）慢性持续期：①痰哮证，三子养亲汤加减；②虚哮证，平喘固本汤加减。

（3）临床缓解期：①肺脾气虚，玉屏风散和六君子汤加减；②肺肾两虚，补肺散合金水六君煎加减。

（二）临床和实验研究

（1）一项研究用温肾利水法（干姜 12g，制附子 6g，茯苓 30g，白术 15g，人参 9g，冬瓜皮 18g）治疗 PH 合并右心衰。结果显示，采用温肾利水法治疗后的患者症状、六分钟步行距离试验、肺动脉收缩压、右心室射血分数、血 NT-proBNP 指标均有改善，血浆 ET-1 水平显著降低。

（2）复方葶苈子汤（葶苈子、黄芩、桃仁、红花、水蛭、川芎、茯苓、桂枝、白术、矮地茶、甘草）有改善 COPD-PH 大鼠肺血管重塑的作用。

（3）王琦“清”“透”伏邪治疗过敏性哮喘，用过敏康（乌梅、首乌藤、防风、天麻、灵芝、蝉蜕），临床效果显著。

（4）利金方（党参 10g，黄芪 15g，川贝 6g，白术 10g，茯苓 10g，紫菀 10g，防风 6g，麦冬 10g，五味子 3g，蛤蚧 5g，陈皮 6g，甘草 6g）联合噻托溴铵粉吸入剂，能更好减轻 COPD 稳定期肺气虚证患者的症状，改善其肺功能，并能够降低血清 IL-17、TGF-β1 含量，减轻 COPD 稳定期肺气虚证患者气道炎症，以及延缓气道重塑。

（5）有研究表明，肺气虚大鼠肝组织中还原型谷胱甘肽（GSH）水平降低，脂质过氧化反应产物丙二醛（MDA）水平升高，肺组织中 GSH 水平下降。

（三）药物研究

（1）前胡不仅能拮抗大鼠缺氧性肺动脉压的收缩，降低肺动脉压力，抑制肺动脉壁细胞增殖与肥大，还能在一定程度上逆转肺动脉高压的结构和功能。

（2）穿琥宁注射液清热，解毒，适应证为病毒性肺炎、病毒性上呼吸道感染等。

（3）杏仁能促进肺表面活性物质（PS）的合成，其所含苦杏仁苷在体内缓慢分解，逐渐产生微量氢氰酸，能抑制呼吸中枢，而起到镇咳、平喘的作用。

（4）川贝母总生物碱及非生物碱部分均有镇咳、祛痰的作用。

四、古籍记载

中医学对咳嗽、咯血、咳痰、喘、呼吸困难（衰竭）等症状的描述，可见于“咳嗽”“咯血”“咯痰”“喘证”“心痹”“支饮”“哮病”等疾病中。

1. 咳嗽、咯血

（1）《血证论·咳血》曰：“审其由肺气不敛者，其人不能仰卧，卧则气逆而咳，咳则心下煽动，或肺叶偏枯，则侧卧一边，翻身则咳不休。”（编者注：此段论述较符合西医学中肺不张、自发性气胸的表现）

（2）《血证论·咯血》曰：“咯血者，痰带血丝也……谓咯血出于肾……是水病兼病血也。观女人先发水肿，然后断经者，名曰水分，是水病而连累胞血之一证。（编者注：此段论述较符合西医学肾炎、结缔组织病或组织细胞增多症累及垂体等疾病）

2. 咳痰

《石室秘录·痰治法》曰："今另立三方，一治初起之痰，一治已病之痰，一治久病之痰……治痰之久而成老痰者，方用白芍三钱，柴胡一钱，白芥子五钱，茯苓三钱，陈皮三分，甘草一钱，丹皮二钱，天花粉八分，薏仁五钱……此方可用八剂，老痰无不消者……又方治顽痰成块而塞在咽喉者为顽痰，留在胸膈而不化者为老痰也。方用贝母三钱，甘草一钱，桔梗三钱，紫菀二钱，半夏三钱，茯苓三钱，白术三钱，神曲三钱，白矾一钱。"

《石室秘录·饱治法》曰："人患痰病久不愈，乃用猪肺头一个，以萝卜子五钱，研碎，白芥子一两，研碎，五味调和，饭锅蒸熟，饭后顿食之，一个即愈。此方乃治上焦之痰，汤药不能愈者，用此神验。盖久留于肺上，而尽消其膜膈之痰，亦治之最巧者。"（编者注：三子养亲汤可参照治疗慢性支气管炎）

3. 喘证或伴心痹

（1）《灵枢·五阅五使》曰："故肺病者，喘息鼻张。"

（2）《灵枢·五邪》曰："邪在肺，则病皮肤痛，寒热，上气喘，汗出，咳动肩背。"

（3）《素问·举痛论》曰："劳则喘息汗出。"

（4）《素问·痹论》曰："心痹者，脉不通，烦则心下鼓，暴上气而喘。"

（5）《金匮要略·痰饮咳嗽病脉证并治》曰："咳逆倚息不得卧，小青龙汤主之。"

（6）《寓意草·论浦君艺喘病症治之法》曰："人身难治之病有百症，喘病其最也。喘病无不本之于肺，然随所伤而互关，渐以造于其极。惟兼三阴之症者为最剧。三阴者，少阴肾、太阴脾、厥阴肝也。而三阴又以少阴肾为最剧……故有此症者，首重在节欲，收摄肾气，不使上攻可也。其次则太阴脾、厥阴肝之兼症亦重，勿以饮食忿怒之故，重伤肝脾可也……肾火动，则寒气升；脾火动，则湿气升；肝火动，则风气升也。故以治火为先也。然浊气既随火而升，亦可随火而降，乃凝神入气以静调之。火降而气不降者何耶？则以浊气虽居于下，而肺中之窠囊，实其新造之区，可以侨寓其中，转使清气逼处不安，亦若为乱者然。故虽以治火为先，然治火而不治痰，无益也；治痰而不治窠囊之痰，虽治与不治等也。"

（7）《也是山人医案·喘》曰："春阳萌动，在更余时气逆上升……在肾为虚，肺主出气，肾主纳气，肺肾并衰，出纳无权，痰色瘀紫，亦气馁少液。"

4. 哮证

（1）《金匮要略·肺痿肺痈咳嗽上气病脉证治》曰："咳而上气，喉中水鸡声，射干麻黄汤主之。"

（2）《证治汇补·哮病》曰："哮即痰喘之久而常发者，因内有壅塞之气，外有非时之感，膈有胶固之痰，三者相合，闭拒气道，搏击有声，发为哮病。"

五、医案

1. 喘证（出自《卫生宝鉴》）

己未岁初秋越三日，奉召至六盘山，至八月中，霖雨不止，时承上命治不邻吉歹元帅夫人，年逾五旬，身体肥盛。因饮酒吃潼乳过度，遂病腹胀喘满，声闻舍外，不得安卧，大小便涩滞。气口脉大两倍于人迎，关脉沉缓而有力。予思霖雨之湿，饮食之热，湿热大盛，上攻于肺，神气躁乱，故为喘满。邪气盛则实，实者宜下之，故制平气散以下之。平气散：青皮（去白）、鸡心槟榔各三钱，大黄七钱，陈皮（去白）五钱，白牵牛二两（半生半炒，取头末一半）。上为末，每服三钱，煎生姜汤一盏调下，无时。一服减半，再服喘愈。止有胸膈不利，烦热口干，时时咳嗽，以加减泻白散治之……当清肃下行而不喘，以火入于肺，衰与不足而为喘焉，故言盛者非言肺气盛也，言肺中之火盛；言有余者，非言肺气有余也，言肺中之火有余也。故泻肺用苦寒之剂者，非泻肺也。泻肺中之火，实补肺气也。

2. 虚劳喘嗽门（出自《医学衷中参西录》）

天津陈某，年十八岁。自幼得肺痨喘嗽证。

病因：因其母素有肺痨病，再上推之，其外祖母亦有斯病。是以自幼时，因有遗传性亦患此病。

证候：其证，初时犹轻，至热时即可如常人，惟略有感冒即作喘嗽。治之即愈，不治则两三日亦可自愈。至过十岁则渐加重，热时亦作喘嗽，冷时则甚于热时，服药亦可见轻，旋即反复。至十六七岁时，病又加剧，屡次服药亦无效，然犹可支持也。迨愚为诊视，在一九三〇年仲冬，其时病剧已难支持，昼夜伏几，喘而且嗽，咳吐痰涎，连连不竭，无论服何中药，皆分毫无效。唯日延西医注射药针一次，虽不能止咳喘而可保当日无虞。诊其脉左右皆弦细，关前微浮，两尺重按无根。

诊断：此等证原因，肺脏气化不能通畅，其中诸细管即易为痰涎滞塞，热时肺胞松缓，故病犹轻，至冷时肺胞紧缩，是以其病加剧……而此证两尺之脉无根，不但其肺中有病，其肝肾实亦有病，且病因又为遗传性，原非一蹴所能治愈，当分作数步治之。

处方：生怀山药一两，大甘枸杞一两，天花粉三钱，天冬三钱，生杭芍三钱，细辛一钱，射干三钱，杏仁（去皮）二钱，五味子（捣碎）二钱，葶苈子（微炒）二钱，广三七（捣细）二钱。

方解：方中用三七者，恐肺中之气室塞，肺中之血亦随之凝滞，三七为止血妄行之圣药，更为流通瘀血之圣药，故于初步药中加之。

复诊：将药连服四剂，咳喘皆愈三分之二，能卧睡两三点钟。其脉关前不浮，至数少减，而两尺似无根，拟再治以纳气归肾之方。

处方：生怀山药一两，大甘枸杞一两，野党参三钱，生赭石（轧细）六钱，生怀地黄六钱，生鸡内金（黄色的捣）钱半，净萸肉四钱，天花粉四钱，天冬三钱，牛蒡子（捣碎）三钱，射干二钱。共煎汤一大盅温服。

方解：参之性补而微升，唯与赭石并用，其补益之力直达涌泉。况咳喘之剧者，其冲胃之气恒因之上逆，赭石实又为降胃镇冲之要药也。至方中用鸡内金者，因其含有稀盐酸，原善化肺管中之瘀滞以开其闭塞，又兼能运化人参之补力不使作满闷也。

三诊：将药连服五剂，咳喘皆愈，唯其脉仍逾五至，行动时犹觉气息微喘，此乃下焦阴分犹未充足，不能与阳分相维系也。此当峻补其真阴，俾阴分充足自能维系其阳分，气息自不上奔矣。

处方：生怀山药一两，大甘枸杞一两，熟怀地黄一两，净萸肉四钱，玄参四钱，生远志钱半，北沙参四钱，怀牛膝三钱，大云苓片二钱，苏子（炒捣）二钱，牛蒡子（捣碎）二钱，生鸡内金钱半。共煎汤一大盅温服。

效果：将药连服八剂，行走动作皆不作喘，其脉至数已复常。从此停服汤药，俾日用生怀山药细末，水调煮作茶汤，少调以生梨自然汁，当点心用之以善其后。

3. 太阳证咳嗽、咯血（出自《范中林六经辨证医案》）

常某，女，22岁，中国人民解放军某部学员。患者5岁出麻疹时，曾合并肺炎，其后常吐浓痰，并转为咯血。1970年，患者经北京几家医院会诊，诊断为支气管扩张，先后在北京、上海、山西等地治疗，咯血基本控制，但经常头痛，时发高烧。医院多次建议手术治疗，患者家属未接受。患者病情逐渐加重，休学。

初诊：头昏头痛，身热而不恶寒，手心灼热，汗出，心烦，渴喜凉饮。咳嗽，频频吐大量浓黄稠痰，便秘，睡眠不安。面红亮，双颧有明显黑斑，唇绛红。舌质鲜红，苔黄厚腻而紧密，脉洪数。处方：麻黄、杏仁、石膏、甘草、葶苈子、川贝。

患者服药 10 剂后复诊，痰、咳、烦、热等虽有好转，但舌质仍鲜红，苔黄少津，便秘，时有发热，此郁热虽衰而津液未复。宜守原法，兼顾生津润燥以养阴。处方：麻黄、杏仁、石膏、竹叶、麦冬、甘草、桑皮、川贝、黄芩、知母、荷叶。

患者服药 13 剂后复诊，发热、便秘、头昏、咳吐浓痰等显著好转，两颧黑斑基本消退。舌质红、苔白润。为祛多年余邪，养阴清肺，以善其后。处方：桑皮、杏仁、川贝、橘红、麦冬、白芍、金银花、连翘、甘草。

追访：患者后复学，情况一直很好。

4. 久咳，肝火犯肺（出自《邹孟城三十年临证经验集》）

同事谢某之女，20 余岁。患者 10 年前患顿咳，每晨起必咳数十声，数年后发作渐频，至诊时则一日四五发，深以为苦。服药不少，效亦乌有。余察其脉左大略弦，右寸独强，舌无异常，是肺肝蕴热，为疏一方：生黄芪、桑白皮、地骨皮、杏仁、川贝母、甘草、黛蛤散、枇杷叶、黄芩。

患者服药 3 剂，咳止大半，10 剂全解。

按：此为肝火犯肺，肺肝热炽，久之必损肺气。若清肺泻肝，降逆止咳，不益肺气，效必不捷，是以重加黄芪，使金旺气充，则制木有权，元气来复，则阴火退位，五脏无偏颇，邪火自消而咳自止也。

5. 全小林治疗劲咳

张某，男，55 岁，间断咳嗽咳痰 3 年，加重 1 周。患者外感痊愈后间断咳嗽气急 3 年，咽中刺痒不适即咳，昼轻夜重，入秋后即发，冬季加重，气温回暖后可缓解，雾霾天气亦加重，伴咳痰，痰量多，色白，偶见黄痰。咽部常有干痒不适感，饮水不能缓解。时有胸闷憋气，咳甚时偶伴气喘，无发热、胸痛，胃纳不佳，食少不饥，眠一般，二便调。患者自服头孢等抗生素、复方甘草片、橘红痰咳液等效果不佳，舌红苔白厚，根部黄腻，脉沉略滑。患者否认肺心病、哮喘等病史，有吸烟史，每日 10 ~ 15 支。X 线片示两肺纹理增多增粗，以右肺明显，气管及纵隔居中，肋膈角锐利，心影形态大小正常。血常规示白细胞计数（WBC）11.7×10^9/L，C 反应蛋白 34mg/L。西医诊断：慢性支气管炎急性发作。中医诊断：劲咳。处方：前百苏葶汤加减。前胡 15g，百部 30g，紫苏子 15g，葶苈子 15g，炙麻黄 6g，桑白皮 15g，陈皮 15g，五味子 15g，冬凌草 15g，桔梗 15g，生甘草 30g。

患者服药 35 剂后复诊，咳嗽发作频率较前降低 70%，咳时症状明显减轻，胸闷喘憋缓解 50%，咽喉不适感基本消失，痰仍较多，效不更方。

患者服药 60 剂后复诊，诉咳嗽、咳痰基本缓解，夜间已可安睡，原方稍作调整，理气益肺，以收全功。

6. 蒋茂剑治疗支饮咳喘

王某，女，60 岁。患者有慢性支气管炎、肺气肿病史 20 余年，每因感寒而发。患者入院前因咳喘，不能平卧，伴双下肢浮肿3天，在某医院治疗，给予强心、利尿、抗感染、解痉平喘等西药治疗，取效不显。就诊症见：咳嗽，咳白沫痰，清稀，量多，气喘不能平卧，面唇发绀，汗出湿衣，尤以头面胸背部为甚，腹胀满，恶心欲吐，双下肢浮肿，按之如泥。颈静脉充盈，双肺底闻及湿啰音，心率128次/分，律齐，无杂音，肝右肋下3cm，肝颈回流征（+），双下肢凹陷性水肿。舌淡胖，边有齿痕，苔白腻，脉细数。西医诊断：慢性支气管炎、肺气肿、肺源性心脏病、心力衰竭Ⅲ级。中医诊断：支饮（痰涎壅盛，水停胸膈）。处方：己椒苈黄丸。汉防己、生大黄各10g，椒目8g，葶苈子20g。

患者服药1剂后水泻数次，腹胀得减，水肿亦消；又服1剂后，水泻尤甚，汗出随之减少，气喘亦平。继以温肺消导法，调理旬日而瘥。

第五章　心功能检测与中医

一、化验检测及临床意义

(一) 心功能化验

1. 脑利尿钠肽（BNP）

BNP 升高：见于心力衰竭、急性肺动脉栓塞。

BNP 降低：无明确意义。

2. 心房利尿钠肽（ANP）

ANP 升高：见于高血压、各种心脏病、慢性肾病、肝硬化、原发性醛固酮增多症、巴特（Batter）综合征、甲状腺功能亢进症。

ANP 降低：无明确意义。

3. 氨基末端脑利尿钠肽前体（NT-proBNP）

NT-proBNP 升高：见于心功能不全、心肌梗死。

NT-proBNP 降低：无明确意义。

4. 氨基末端心房利尿钠肽（NT-proANP）

NT-proANP 升高：见于心功能不全、心肌梗死、肝肾功能不全（NT-proANP 部分通过肝肾清除）。

NT-proANP 降低：无明确意义。

5. 精氨酸加压素（AVP）

AVP 升高：见于：①中枢神经系统疾病，如脑外伤、脑肿瘤、脑出血、脑梗死、脑炎等，AVP 参与脑损伤后继发性脑水肿形成的病理生理过程；②心力衰竭；③肺疾病，如肺炎、COPD（AVP 参与其病理生理过程，反映疾病严重水平与预后）、哮喘持续状态、肺结核；④恶性肿瘤；⑤中枢性尿崩症。

AVP 降低：见于精神分裂症、癫痫、偏头痛、阿尔茨海默病。

6. 胰岛素样生长因子 -1（IGF-1）

IGF-1 升高：见于肿瘤，如乳腺癌、前列腺癌等。

IGF-1 降低：见于脑梗死、心肌梗死、冠心病、心绞痛、代谢综合征、肝炎、肝硬化，以及肥胖儿童。

（二）心肌坏死标志物

1. 心肌肌钙蛋白 I（cTnI）

cTnI 用于诊断急性冠状动脉综合征，其出现异常较早，升高幅度比肌酸激酶同工酶（CK-MB）高 5 ～ 10 倍。

cTnI 升高：见于急性心肌梗死（AMI）、心绞痛、病毒性心肌炎、心包炎、皮肌炎、肌肉损伤、脑心综合征；可用于判断溶栓后是否出现再灌注。

cTnI 降低：无明确意义。

2. 肌酸激酶（CK）

CK 升高：见于 AMI、各种肌肉损伤、有机磷中毒、运动后，以及神经系统疾病，如脑外伤、脑肿瘤、脑出血、脑梗死、脑炎等；还可用于判断溶栓后是否出现再灌注。

CK 降低：见于长期卧床、甲亢，以及结缔组织病，如系统性红斑狼疮（SLE）、类风湿关节炎、干燥综合征等。

3. 肌酸激酶同工酶（CK-MB）

CK-MB 升高：见于：①AMI、心肌炎等，疾病发生 3～8 小时就可在血中测到 CK-MB；②前列腺癌、乳腺癌、结肠癌、肺癌、胃癌。

CK-MB 降低：无明确意义。

4. 羟丁酸脱氢酶（HBDH）

HBDH 升高：见于：①心脏疾病，如 AMI、心肌炎，当心脏细胞被破坏，可以出现该项指标的升高；②血液系统疾病，如恶性贫血、溶血性贫血、白血病、淋巴瘤等；③肝脏、脾脏疾病，如肝硬化、脾大、脾功能亢进等。

HBDH 降低：见于营养不良、肌肉疾病、肝功能异常等。

5. 肌红蛋白（Myo）

Myo 升高：见于：①AMI，胸痛发病后 12 小时 Myo 不升高是排除 AMI 的指标；②肌肉损伤；③应激状态。

Myo 降低：无明确意义。

6. 转氨酶

体内很多组织都含有 ALT、AST，ALT 的含量：肝脏＞肾脏＞心脏＞肌肉；AST 的含量：心脏＞肝脏＞肌肉＞肾脏。当发生 AMI 时，这两项指标会升高。

ALT、AST 降低在心功能检测中无明确意义。其他意义可参考第一章相关内容。

二、病理与化验

（一）心力衰竭化验指标 BNP 和 NT-proBNP

BNP 的主要生理作用有均衡扩张动脉和静脉，降低交感神经活性，抑制肾素－血管紧张素－醛固酮系统（RAAS），利尿排钠。重组人脑利尿钠肽（rhBNP）的半衰期为 15 ～ 20 分钟，较硝酸甘油或硝普钠长。临床将 BNP 及 NT-proBNP 作为检测心脏功能的标志物。

慢性心力衰竭（CHF）患者的血浆 BNP 浓度较正常升高，且与心衰严重程度呈正比，与左室功能障碍（LVD）的严重程度呈正比。

BNP 除经肾脏代谢外，还可通过与受体结合、酶降解等途径清除，受肾功能影响相对小；NT-proBNP 主要经肾脏代谢，受肾功能影响更大。

1. NT-proBNP 评价心功能

没有心力衰竭表现和左心室功能障碍的患者，NT-proBNP 水平最低；确诊左心室功能障碍但没有出现急剧恶化的患者，NT-proBNP 水平中等程度升高；心力衰竭处于失代偿期的患者，NT-proBNP 水平最高。但心力衰竭晚期患者，有时可出现 NT-proBNP 低值的逆向现象，这可能是心室释放 NT-proBNP 所致。

BNP、NT-proBNP 升高也可用来鉴别诊断心源性呼吸困难和肺源性呼吸困难。充血性心力衰竭患者的平均 BNP 水平是由肺部疾患导致呼吸困难者的 10 倍。

BNP、NT-proBNP 升高还是鉴别诊断高血压性心肌肥厚的一项早期指标。

2. NT-proBNP 与药物疗效的观察评价

（1）在治疗心力衰竭、高血压、肾功能衰竭和糖尿病等疾病的过程中，通过检测 NT-proBNP 可以监测、评价药物疗效，以便调整药物剂量。例如，在用血管紧张素转换酶（ACE）抑制剂治疗左心室肥厚的高血压患者时，血浆中高浓度的 NT-proBNP 下降水平与室壁厚度的降低呈正相关，可以反映治疗期间左室肥厚程度的变化，用于判断治疗是否有效。

（2）在使用细胞毒性药物治疗疾病的患者中，如使用柔红霉素治疗急性白血病，药物对心肌的毒性作用和药物剂量呈正相关。因此，通过检测 NT-proBNP，在临床上可以控制药物剂量，选择最小毒性的有效剂量进行治疗。

3. NT-proBNP 对 CHF 的预后评价

对于 CHF 患者，NT-proBNP 水平升高与患者的突然死亡率独立相关。

NT-proBNP 水平变化除与死亡率有关外，还可以用于预测 CHF 患者再次入院的可能和评价急诊室治疗 CHF 的效果。对于一些持续高水平 NT-proBNP 的 CHF 患者，即使采取了有效治疗措施，获得预期治疗效果的可能性依然很小。

（二）心肌梗死指标 CTnI、CK-MB、Myo

1. CTnI

CTnI 是诊断 AMI 的高特异性和高敏感性标志物。对于胸痛发生 4 小时后的患者，AMI 的早期诊断可为患者赢得宝贵的治疗时间。

2. CK-MB

CK-MB 是早期诊断 AMI 和有无心肌坏死的重要指标，特别是对于心电图无 Q 波的急性心肌梗死和再发性心肌梗死。在 AMI 或心肌炎症状出现后 3 ～ 8 小时，血清中 CK-MB 显著升高，8 ～ 24 小时达峰值（可达参考区间上限的 10 ～ 20 倍），如无并发症，3 天后恢复至正常水平。胸痛发生 72 小时后，CK-MB 仍持续升高，提示患者的心肌坏死呈继续恶化趋势。血清 CK-MB 不受横纹肌损伤因素影响，胸痛发作后 72 小时内可诊断 AMI。

3. Myo

Myo 是心肌受损后最早发生异常增加的心肌蛋白标志物。Myo 在 AMI、肌肉疾病及过度运动时释放到血液中。AMI 发生时，血清中肌红蛋白浓度在胸痛初期 1 ～ 3 小时即可升高，4 ～ 8 小时达到最高，24 ～ 36 小时又恢复正常。肌红蛋白浓度还可以作为血栓溶解疗法后冠状动脉再疏通情况的判断指标。

三、现代中医学研究与治疗

（一）心力衰竭

1. 现代中医学研究

（1）中医学诊疗常规：心力衰竭在中医学属于“心悸”“水肿”“积聚”范畴，往往数证合并存在。西医学将心力衰竭分为左心衰竭、右心衰竭、全心衰竭。左心衰竭多为心悸、咳嗽二证并存，右心衰竭多为心悸、水肿、积聚三证合见，全心衰竭数证并存。所以，在辨证分析时必须要综合考虑。

按照中西医结合内科学的分类方法，心力衰竭分为4型，分别是气虚血瘀、气阴两虚、阳虚水泛、痰饮阻肺。

①气虚血瘀：是心力衰竭的基本证候，可见于心力衰竭各期，主要是由于外邪入侵、饮食偏嗜、情志所伤、先天不足、年老体衰等因素影响心脏，导致心气虚弱。中医学讲心主血脉，气为血之帅，气行则血行，心气不足，鼓动无力，就会引起血行不畅，出现乏力、心悸、缺氧等表现。

②气阴两虚：气虚导致气化功能障碍，造成阴液生成减少。

③阳虚水泛：中医学讲肾主水，其主导调节体内水液分布和排泄，肾阳亏虚，气不化津，水液分布失衡，溢于肌肤就会出现浮肿症状。

④痰饮阻肺：中医学讲百病皆因痰作祟，心肺气虚，水湿不化，壅阻于肺，肺失清肃，会导致痰饮阻肺，出现咳喘、张口抬肩、不能平卧等症状。

心力衰竭的病位在心脏，病变累及的脏腑包括肝、脾、肾等各个脏器。从中医学角度来讲，心力衰竭是本虚标实之证，本虚主要是气虚、阴虚和阳虚，标实是瘀水互结、痰饮水停。所以，心力衰竭就是标本俱病、虚实夹杂，终会导致阴阳衰竭，甚至死亡的情况。

在心力衰竭早期阶段，经过相关治疗，心肾阳虚伴肾不纳气之气喘、胸闷症状通常会有所缓解，其机制可能与药物降低了血管紧张素Ⅱ的水平有关，若肾气不化，日久则形成心阴虚，应益气养阴。心力衰竭中期阶段，本虚标实为主要矛盾，应根据痰浊、水湿、血瘀分别论治。随着心力衰竭的演化，瘀血逐渐成为矛盾的主要方面，心力衰竭病程较长，患者出现面色黧黑、肌肤甲错、口唇青紫、舌暗有瘀点、瘀斑等瘀血证的表现，正所谓“久病入络，痼病必瘀”，宜温阳活血。

（2）辨证论治

①心力衰竭以心悸、气短为主症：心力衰竭患者往往心率偏快，多伴有房性早搏、心房纤颤或室性早搏等，可加琥珀末、紫石英、珍珠母以加强镇心安神作用。心率偏慢或有房室传导阻滞或窦房结功能低下者，可加独参汤或保元汤合麻黄附子细辛汤，还可加用补肾阳药，如仙茅根、淫羊藿、鹿角胶、补骨脂等以温肾阳，促心阳。对慢性心律失常的患者，治疗强调用温药。以气阴两虚为主者，当益气养阴，以生脉散为主方。

②心力衰竭以呼吸困难为主症：以呼吸困难为主症者，治宜温补肺肾，方以右归饮加减。心肾阳虚者，可选用参附剂、生脉饮。

③心力衰竭以水肿为主症：以水肿为主症者，治宜抑阴扶阳、温阳化气利水法，方以苓桂术甘汤加味。临床组方时可选泽兰配益母草，两药相配，相须而施，活血利水，瘀水同治，用治“血不利则为水”之证，有“菀陈则除之”之功效。对水肿较重的患者，尤其是腹水者，多用牵牛子末；腹水肝大者，可加三棱、莪术；胸水与心包积液者，可在辨证基础上加己椒

苈黄汤治疗。

④心力衰竭以咯血为主症：心力衰竭患者因肺动脉高压或肺瘀血，易出现咯血或痰中带血丝的症状，可在辨证基础上加入代赭石、旋覆花、紫苏子霜等降气止血药，同时还可加大蓟、小蓟、侧柏叶、血余炭、藕节炭等。咳嗽喘息不得卧者，加紫苏子、葶苈子、桑皮、白果等。

⑤心力衰竭以胃肠症状为主症：心力衰竭患者多有胃肠道瘀血，又因多长期服用强心、利尿及抗心律失常类药物，易出现胃肠功能紊乱，如恶心、纳呆、胃脘胀满等症状，而加重心力衰竭，故可加砂仁、陈皮、佩兰等健脾行气的药物，调和胃肠功能，以助后天之本。

⑥心力衰竭伴口干渴：心力衰竭患者长期服用利尿剂而损伤阴液，常表现为口干渴，可用生地黄、石斛、玄参、沙参等养阴生津的药物。

⑦心力衰竭垂危重症：用破格救心汤，即四逆汤合参附龙牡救逆汤及张锡纯来复汤加麝香。方中使用大剂量附子，并以大剂量甘草减轻附子的毒性。方中重用山茱萸、生龙骨、生牡蛎，尤其山茱萸一味，“大能收敛元气，固涩滑脱。收涩之中，兼条畅之性，故又通利九窍，流通血脉，敛正气而不敛邪气”。

2. 临床和实验研究

（1）心功能不全患者，痰瘀互阻及心气（阳）虚是其主要的证候表现。

（2）心力衰竭初期，证型以气虚和阴虚为主，心功能多在Ⅱ级；随着病情的进展，气虚血瘀证的心功能则以Ⅲ级为主，心肾阳虚证则在心功能Ⅲ级、Ⅳ级多见；阳虚水泛证多发生在疾病的严重阶段，心功能则以Ⅳ级多见。

BNP 水平随着心气虚证、气阴两虚证、心肾阳虚证、阳虚水泛证的演变而逐渐升高。

NT-proBNP 水平随着气阴两虚证、心血瘀阻证、气虚血瘀水停证、心肾阳虚血瘀水停证的演变有逐渐升高趋势。

（3）充血性心力衰竭的中医证型与血管活性肽水平有相关性。有研究显示，在虚证中，各证型慢性心力衰竭患者的心钠肽（ANP）、血浆肾素活性（PRA）、血管紧张素Ⅱ（AngⅡ）、醛固酮（ALD）浓度，大致呈单纯气虚证＜气阳两虚（气阴两虚）证＜阳气虚脱证的趋势；而在标实证中，ANP、PRA、AngⅡ、ALD 的浓度，大致呈单纯血瘀证＜血瘀兼水停证和血瘀兼痰浊证＜血瘀兼水停痰浊证的趋势；血瘀兼水停证和血瘀兼痰浊证 PRA、ALD 水平高于单纯血瘀证，血瘀兼水停痰浊证 AngⅡ浓度高于单纯血瘀证，血瘀兼水停证患者 AngⅡ水平高于血瘀兼痰浊证。

3. 药物研究

（1）心力衰竭患者常用西洋参、黄芪、瓜蒌、薤白、半夏。有研究表明，这些药物含具有关键作用的活性成分，如槲皮素、β- 谷甾醇、1,7- 二羟基 -3,9- 二甲氧基紫檀烯、刺芒柄花素、黄芩苷、黄芩素、柚皮素、豆甾醇、卡文定碱。这些可能是上述各药物对冠心病合并心力衰竭发挥治疗作用的主要活性成分。

（2）对于慢性心力衰竭患者，肾素 - 血管紧张素 - 醛固酮系统（RAAS）活跃主要是由于AngⅡ。AngⅡ能刺激心肌细胞合成蛋白并致心肌细胞肥大，在慢性心力衰竭中起着主要作用。临床研究表明，慢性心力衰竭配用益气活血中药（黄芪、丹参、人参、红花、益母草、三七），能有效降低血清中AngⅡ的水平，改善血液流变学。

（3）丹参和红花配伍，可使冠状动脉血流量明显增加，明显改善缺氧动物的氧分压和血氧饱和度，改善微循环，降低血黏度，抑制凝血，激活纤溶系统，抑制血栓形成。丹参能防止和减轻缺氧心肌超微结构的变化，对缺氧心肌有保护作用。

（4）芪苈强心胶囊适用于AMI并发慢性心力衰竭患者，能够改善患者心功能，提高生活质量。

（二）急性心肌梗死

1. 现代中医学研究

2018年发布的《急性心肌梗死中西医结合诊疗指南》中，将急性心肌梗死的临床常见证候分为气虚血瘀证、痰瘀互结证、气滞血瘀证、寒凝心脉证、气阴两虚证及正虚阳脱证，分别给予保元汤合血府逐瘀汤、栝楼薤白半夏汤合桃红四物汤、柴胡疏肝散合失笑散加减、当归四逆汤、生脉散合人参养荣汤加减、参附龙牡汤合四逆加人参汤加减。

2. 临床和实验研究

（1）有研究表明，在AMI患者中，关于CK-MB、AST水平，气虚血瘀证者均明显低于非气虚血瘀证者；关于CK、CK-MB水平，痰瘀互结证者明显高于非痰瘀互结证者；关于活化部分凝血酶原时间（APTT）、D-二聚体，气虚痰瘀证者均显著高于非气虚痰瘀证者；凝血酶原时间－国际标准化比值（PT–INR）越高，发生痰瘀互结证的可能性越低。

（2）有研究对 430 例急性心肌梗死患者进行辨证分型分析，结果显示以实证为主，共 322 例，占 74.9%。各中医证型发生率：痰浊闭塞证 188 例，占 43.7%；气滞血瘀证 134 例，占 31.2%；阳气虚证 79 例，占 18.4%；阴血虚证 29 例，占 6.7%。

（3）有研究对 130 例急性心肌梗死患者的中医证型分布进行分析，结果显示，AMI 常见的证候前三位是痰浊瘀阻证、气虚血瘀证、气滞血瘀证。

（4）急性心肌梗死患者的虚证、实证、虚实夹杂证及单证、二证相兼、三证相兼等均与冠状动脉病变严重程度无关，而兼证与不同冠状动脉病变支数有关，冠状动脉病变支数越多，兼证越多。

（5）AMI 阴血亏虚证和阳气亏虚证患者 LDH、CK、CK–MB、HBDH 的异常率、均值，都明显高于痰浊闭塞证和气滞血瘀证患者。

3. 药物研究

（1）通心络胶囊：适用于气虚血瘀证者。通心络胶囊可降低 AMI 患者心源性死亡及主要心血管不良事件的风险，改善左室重构与心功能，改善冠状动脉微循环，降低无复流发生率，降低心肌梗死面积。

（2）复方丹参滴丸：可用于缓解冠心病心绞痛，同时可降低 AMI 患者的心源性死亡风险，改善患者心功能及生活质量。

（3）麝香保心丸：适用于气滞血瘀证者。麝香保心丸能扩张冠状动脉，缓解胸痛症状，长期服用可改善血管内皮功能和心功能，改善微血管病变，减少心绞痛发作频次。

（4）速效救心丸：急性发作时，每次服用10～15粒。速效救心丸可有效缓解胸痛症状。

（5）丹红注射液：适用于血瘀证者。丹红注射液能缩小心肌梗死面积，降低AMI患者病死率，减少心力衰竭及微循环障碍等并发症。

四、古籍记载

心力衰竭属于中医学"心悸""水肿""咳证""积聚"范畴，AMI属于中医学"真心痛""胸痹""卒心痛"范畴。

（1）《素问·痹论》曰："心痹者，脉不通，烦则心下鼓，暴上气而喘。"

（2）《素问·举痛论》曰："寒气入经而稽迟，泣而不行。客于脉外则血少，客于脉中则气不通，故卒然而痛。"

（3）《灵枢·厥病》曰："厥心痛，与背相控，善瘛，如从后触其心……痛如以锥针刺其心……卧若徒居，心痛间，动作痛益甚。"

（4）《金匮要略·水气病脉证并治》曰："心水者，其身重而少气，不得卧，烦而燥，其人阴肿。"

（5）《金匮要略·胸痹心痛短气病脉证治》曰："胸痹之病，喘息咳唾，胸背痛，短气。""胸痹不得卧，心痛彻背……栝楼薤白半夏汤主之。"

（6）《石室秘录·水湿门》曰："水气凌心包之络，呃逆不止，死症也。而吾以为可救者，心包为水气所凌，惟恐犯心，所以呃逆不止者，欲号召五脏之气，共救水气之犯心也。水气凌心包，以成呃逆之症，亦只须分消其水湿之气，而呃逆自除也。方用止呃汤：茯神一两，苍术三钱，白术三钱，薏仁一两，芡实五钱，半夏一钱，人参三钱，陈皮一钱，丁香五分，吴茱萸三分，水煎服。一剂而呃即止，二剂而呃即愈。此方健胃固脾，虽利湿分水，而不消真气，故能补心包而壮心君之位，不必治呃而呃有定矣。"

（7）《石室秘录·偏治法》曰："人病心痛，终年累月而不愈者……苍术二钱，白芍五钱，当归一两，肉桂一钱，良姜一钱，水煎服……盖包络之热，由于肝经之热也。泻其肝木之旺……方用白芍一两，炒栀子三钱，甘草一钱，当归三钱，生地五钱，陈皮八分，水煎服。"

（8）《辨证奇闻·卷二》曰："一时心痛，倏又不痛，已而又痛，日数十遍，饮食无碍，昼夜不停……乃此气虚，微感寒湿，邪冲心包作痛……此即古云'去来痛'也。痛无补法，独此必须补。然徒用补，不祛寒、祛痰，亦不能定痛。用去来汤：人参、茯苓三钱，二术五钱，甘草、川乌二钱，半夏一钱。"

五、医案

1. 冼绍祥治疗心力衰竭

陈某，男，80岁。主诉：气短，乏力加重1周。现病史：

患者3周前在广东省人民医院住院，诊断：左心衰竭（急性）；多个心瓣膜疾病（重度二尖瓣前叶脱垂及小腱索断裂，中度三尖瓣反流，中度肺高压）；肺部感染；高血压。2周前，患者出院，坚持服药治疗：坎地沙坦酯片、复方卡托普利片、呋塞米片、盐酸曲美他嗪片、氯吡格雷片、泮托拉唑钠肠溶片、门冬氨酸钾镁片、氟伐他汀钠缓释片、血滞通胶囊。现患者精神欠佳，喜睡，气短乏力，无夜间阵发性呼吸困难，无下肢浮肿，纳呆，眠可，大便2～3天1次，偏干，小便调。血压100/62mmHg，心率72次/分，二尖瓣区、主动脉瓣区可闻及收缩期杂音3/6级，双肺未闻及啰音。舌淡暗略胖，苔薄，脉细滑。中医诊断：心力衰竭（气阳两虚，血瘀痰结）。处方：黄芪20g，白术15g，当归10g，陈皮6g，升麻6g，柴胡10g，党参25g，炙甘草10g，桂枝10g，毛冬青30g，鸡内金10g，枳实15g。配合心阳片（由红参、黄芪、淫羊藿、葶苈子等组成）。

患者服药14剂后复诊，精神好转，无气短等，纳眠可，二便调，口干。舌淡有瘀点，苔黄，脉细滑。血压140/76mmHg，心率72次/分。处方：效不更方。

之后随诊1年，主方：黄芪30g，白术10g，陈皮6g，茯苓15g，党参25g，桂枝10g，毛冬青30g，枳实10g，菟丝子10g，红丝线30g，益母草15g。随症加减治疗。服药后患者病情稳定，精神好转，无明显气短、乏力，纳、眠、二便调，予心阳片继续调治。

按：心力衰竭的主症是心悸、胸闷、气短、乏力，或喘咳难卧，稍劳即发，动则加剧。心气虚弱是心力衰竭最基本的病机。心力衰竭日久，气损及阳，累及脾肾，脾肾阳虚，水液不化，泛溢肌肤为水肿。水气上凌心肺，则心悸怔忡，喘咳，甚则不能平卧。心主血脉，心气虚，则血液推动无力而致血脉瘀阻。心力衰竭为本虚标实之证，以心气不足、心阳虚衰为本，水阻血瘀为标。治疗当以标本兼顾、标本同治为治则，益气温阳，化瘀行水。

2. 顾树华治疗重度心力衰竭

患者，女，80岁。患者患冠心病34年，曾心肌梗死2次；高血压病史18年；阵发性心动过速20余年。现症见：心悸，胸部憋闷，神疲嗜睡，面色苍白，出汗，恶寒，手足凉。心率133次/分，血压120/84mmHg，右脉微弱，左脉几无，舌淡晦，苔白稍腻。辨证为心阳虚衰，宜温扶心阳，予以宽胸定悸治疗。

后因下雨天凉，患者病情反复，患者夜间觉胸闷、心悸、烦躁，不能平卧，面色惨白，唇发绀，呼吸急促，语言低微，神怯嗜睡，小便极少，汗极多。血压65/40mmHg，心率152次/分，右脉雀啄象，左脉无，舌青暗无苔。心电图示心房扑动。西医诊断：重度心力衰竭，心功能Ⅳ级。患者自感病势垂危，示意安排后事，急投以大回阳饮：附子150g（先煎3小时），干姜15g，肉桂10g（泡水兑入），甘草10g。

1剂尽，患者觉胸部宽舒，咽喉顺畅，吐大量痰涎，手足转温，出汗已止，自感较舒适，腹饥食粥，心率128次/分。右脉微细，已无雀啄象，舌淡晦，苔薄白。予原方再进1剂，心率平稳下降，86次/分。患者连进上方4剂，精神渐增，自感舒适，纳香，小便量多，水肿渐减，血压108/70mmHg。原方加茯苓，患者服3剂后已不水肿。续予8剂，各症已平，眠食佳，二便调，血压（108～120）/（70～76）mmHg，心率68～72次/分。

3. 叶穗林用来复汤治疗慢性心力衰竭

患者，女，61岁。患者反复胸闷气促10年余，再发加重伴双下肢水肿1周。患者曾在外院诊断为风湿性心脏病、风湿性二尖瓣狭窄，曾于多家医院多次就诊治疗。刻诊：胸闷，心悸，气促，咳嗽，咳痰，痰稀色白，腹胀，无腹痛，纳眠差，大便调，小便少。查体：神清，精神疲，多汗，呼吸稍促，节律规整，双肺可闻及干湿啰音，心前区无隆起，心率100次/分，心律不齐，二尖瓣可闻及2/6级吹风样杂音，双下肢轻度水肿。舌暗，苔白腻，脉浮细。西医诊断：慢性心力衰竭、风湿性心脏病、风湿性二尖瓣狭窄、心功能Ⅱ级。中医诊断：喘证（元气虚脱）。治疗以收敛元阳、补益中气为法。予来复汤加减。处方：山茱萸30g，生龙骨30g（先煎），生牡蛎30g（先煎），白芍15g，红参6g，炙甘草10g，茯苓30g，桂枝10g，白术15g。

患者服药4剂后复诊，诉胸闷、气促及双下肢浮肿明显减轻，无多汗，无腹胀，纳眠较前改善。效不更方续进5剂，患者恢复如常。

4. 刘渡舟治心肌梗死

陆某，男，42岁。患者因患冠心病心肌梗死住院。经治疗 2 个月，病情未减。症状为心前区疼痛，憋气，心悸，恐怖欲死，每当心痛发作，自觉有气上冲于喉，气窒殊甚，周身出冷汗。脉弦而结，舌淡苔白。证系心阳虚衰，水气凌心。治以通阳下气，利水宁心。处方：茯苓 18g，桂枝 9g，白术、甘草各 6g，龙骨、牡蛎各 12g。

患者服药 3 剂后复诊，心神转安，气逆得平，但脉仍结，自觉畏寒肢冷。治当扶阳消阴，祛寒镇水。处方：附子、白术、生姜、白芍、桂枝各 9g，茯苓 12g，炙甘草 6g。

患者服药 3 剂后复诊，下肢转温，已不畏寒，但脉结与心悸未复，胸痛有时发。证属心阳不足而使血脉不利。宜补心阳之虚，兼化水饮之邪。处方：茯苓 12g，桂枝 9g，肉桂 3g，五味子、炙甘草各 6g。

患者连服上方 6 剂，脉不结而心不悸，胸痛亦止，经心电图检查，已大有好转，乃出院服药调理。

AMI 发病急骤，猝死率高，需要采取中西结合、众多抢救措施才可能挽救生命。《灵枢·厥病》载："真心痛，手足青至节，心痛甚，旦发夕死，夕发旦死。"因 AMI 发生后兼变证较多，临床应用中药的医案差异性较大，通常需要参照诊疗常规及经验治疗，故这里不记录更多医案。需要提到的是，中医药治疗在发生 AMI 后介入时机的选择，以及心肌梗死后再灌注损伤修复方面有很多应用的机会和空间。因此，为保障人民生命的健康安全，发掘中医药医疗宝库也有很多的前景和价值。

第六章 肾功能检测与中医

一、化验检测及临床意义

1. 24小时蛋白尿量

正常成年人24小时蛋白尿量＜150g，尿检结果超过此值即为蛋白尿，说明已经发生肾功能损害。

2. 尿微量白蛋白

尿微量白蛋白被认为是诊断早期肾功能损害的较敏感指标。

3. 血肌酐

血肌酐诊断早期肾功能损害的敏感性较差。因为只有当肾功能损害较严重时，血肌酐才明显上升。

4. 胱抑素C（CysC）

CysC不受非肾性因素影响，也不受昼夜节律的变化。因此，CysC是反映肾小球滤过率变化的理想标志物之一。

5. 尿肌酐

尿肌酐经肾小球滤过排出体外，肾小管基本不吸收。

尿肌酐升高：见于糖尿病、甲状腺功能减退症、肢端肥大症，以及进食肉类、运动后。

尿肌酐降低：见于急性或慢性肾功能不全、重度充血性心力衰竭、甲状腺功能亢进症、贫血、肌营养不良、白血病、吃素食、服用雄激素者。

6. 肌酐清除率（CCR）

（1）肾功能不全代偿期：CCR80 ～ 50mL/min。

（2）肾功能不全失代偿期：CCR50 ～ 25mL/min。

（3）肾功能衰竭期：CCR25 ～ 10mL/min。

（4）尿毒症期：CCR ＜ 10mL/min。

7. 血肌酐（SCr）

SCr 升高：见于各种原发、继发性肾病，急性或慢性肾功能衰竭，重度充血性心力衰竭，心肌炎，肌肉损伤，肢端肥大症等。

SCr 减低：见于进行性肌肉萎缩、白血病、贫血、肝功能障碍及妊娠等。

8. 血尿素氮（BUN）

肾小球滤过率降低，BUN 升高，但 BUN 受肾血流量、消化道出血、发热、感染、大面积烧伤、创伤、尿路梗阻、严重水肿等因素影响较大，一般不单独用来判断肾功能。肾功能轻度受损，BUN 可以无变化，但 BUN 的升高程度与进展性肾衰竭的严重程度呈正比。

BUN 升高：见于肾功能损害及肾前性少尿、脱水、水肿、腹水、循环衰竭、蛋白质分解旺盛等。

BUN 降低：见于蛋白质摄入少、肝衰竭。

二、病理与化验

（一）慢性肾衰竭（CRF）

CRF是在慢性肾脏病（CKD）基础上逐渐发生的肾功能减退甚至衰竭，由此引发的一系列代谢紊乱临床综合征。

慢性代谢性疾病为CKD患病率增长和疾病谱改变的主要推动力量。慢性代谢性疾病是指以肥胖症、高脂血症、高血压、糖尿病、高尿酸血症、脂肪肝、痛风等为主的临床代谢症候群。上述各种慢性代谢性疾病病情进展，均有可能引起肾脏损伤。其中，糖尿病肾病和高血压肾病尤其值得我们重视。

（二）糖尿病肾病（DN）

DN是指因糖尿病（DM）进展引起肾脏损害，其病理表现主要为早期肾小球的高滤过状态，中期微量白蛋白尿，后期大量白蛋白尿。

并不是所有的糖尿病患者最终都会发展为DN，而20%～40%的糖尿病患者在10～15年后才能检测出尿微量白蛋白。此外，约有30%的糖尿病患者发生肾损害时没有微量蛋白尿的出现。由此可见，单独检测尿微量白蛋白并不能准确预测2型糖尿病患者是否处于肾脏损伤的危险之中，也不可以将尿微量白蛋白作为诊断糖尿病肾病的独立特异性指标。

（三）高血压肾病

高血压肾病是指长期高血压导致肾脏小动脉痉挛收缩，随着高血压病程的延长，肾脏的各种大、小动脉发生血管重构，出现动脉管腔狭窄，肾动脉硬化，导致肾脏缺血，继而出现肾小球硬化、肾小管萎缩及间质纤维化等病理改变。

三、现代中医学研究与治疗

慢性肾功能衰竭的病机是脏腑虚损，邪毒瘀滞，属因虚致实、虚实夹杂、本虚标实之证。本病以脾肾虚损为主，湿浊毒邪停滞为标。病变初期，以正虚为多，邪浊不是很严重；病变后期，脾肾更亏，湿浊、瘀血阻塞更为突出。在整个病程中，掌握好正虚邪实的转化是其辨证关键。

中药在治疗慢性肾功能衰竭中有独特的作用，能有效降低尿素氮（BUN）、血肌酐（SCr）含量，改善肾脏供血，保护和恢复肾小球功能，提高机体免疫力，减少肾损害，增强肾脏代偿能力，从而起到延缓慢性肾功能衰竭进程的作用。

（一）现代中医学研究

2010年，中华中医药学会发布的《慢性肾衰竭诊疗指南》，将CRF分为正虚五型及邪实五型，以正虚为主，兼夹邪实。其中正虚五型分别为脾肾气虚、脾肾阳虚、肝肾阴虚、气阴两虚、阴阳两虚，分别选择六君子汤加减、济生肾气丸加减、六味地黄汤加减、参芪地黄汤加减、金匮肾气丸加减进行治疗；邪实五型分别为湿浊证、湿热证、水气证、血热证、浊毒证，治疗时可在本虚的基础上进行相应的加减。

慢性肾衰竭早中期以湿热瘀阻最为多见，到了中晚期则以湿浊热阻最为多见。但是，由于CRF症状复杂多样，临床多虚实并见，药物组成各有千秋，难以确定哪一种方案最合适。所以，诊疗指南的指导方向是正确的，但推荐用药与临床实践尚有距离。

现代中医学认为，CRF 有以下特点。

（1）本病属本虚标实，治疗应攻补并施，兼活血利水。

（2）尿毒症患者多为“大实若羸”之征象，病机的重点是邪实阻滞，气血不能通畅，治疗重点应该放在活血散瘀上。

（3）患者多表现为虚象，治疗有补肾和补脾两方面，医家众说纷纭，故要辨证、有针对性地进行分析。王旭高曰：“久病虚羸，胸无痞满者宜补肾，胸有痞满者宜补脾。”而赵献可又认为：“欲补太阴脾土，先补肾中少阳相火。若水谷在釜中，非釜底有火则不熟。”“世谓补肾不如补脾，余谓补脾不如补肾。”

（二）临床和实验研究

（1）2 型糖尿病肾病的中医辨证分型及化验分析显示，尿酸、肌酐、尿素氮和胱抑素 C、超敏 C 反应蛋白、同型半胱氨酸、24 小时尿蛋白定量，升高的程度按照阴阳两虚型、脾肾阳虚型、气阴两虚型依次减少，有明显差异。

（2）糖尿病肾病中医证型转归顺序为阴虚燥热→气阴两虚→脾肾气虚→阴阳两虚。糖尿病肾病患者主要表现为阴虚燥热和气阴两虚，糖尿病肾病Ⅲ期患者主要表现为脾肾气虚，糖尿病肾病Ⅳ期患者主要表现为脾肾气虚和阴阳两虚，糖尿病肾病Ⅴ期患者主要表现为阴阳两虚。

（3）有研究使用糖肾合剂（黄芪、葛根、川芎、丹参等）灌胃糖尿病肾病大鼠，发现大鼠尿蛋白排泄减少，足细胞裂隙素（nephrin）、足细胞素（podocin）表达上调，说明糖肾合剂可通过调节 nephrin、podocin 表达维持足细胞裂孔膜结构完整性。

（4）黄芪甲苷可抑制高糖诱导的足细胞结蛋白（desmin）表达，上调足细胞（nephrin）表达，提示黄芪甲苷可抑制高糖诱导下的足细胞间充质转分化。

（5）瓜蒌瞿麦汤可通过下调胰岛素样生长因子（IGF）、人单核趋化蛋白-1（MCP-1）等炎症因子的表达，延缓糖尿病肾病病程进展。

（6）研究表明，三七总皂苷可下调转化生长因子-β1（TGF-β1），通过Sma和Mad相关蛋白非依赖途径，减少肾脏固有细胞凋亡。

（三）药物研究

（1）海昆肾喜胶囊：化浊排毒，用于慢性肾功能衰竭（代偿期、失代偿期和尿毒症早期）湿浊证，症见恶心、呕吐、纳差、腹胀、身重困倦、尿少、浮肿，苔厚腻。

（2）黄葵胶囊（黄蜀葵花）：清利湿热，解毒消肿，用于慢性肾炎之湿热证，症见浮肿、腰痛、蛋白尿、血尿，舌苔黄腻。

（3）尿毒清颗粒：通腑降浊，健脾利湿，活血化瘀。组成：大黄、黄芪、桑白皮、苦参、白术、茯苓、白芍、制何首乌、丹参、车前草等。本品用于慢性肾功能衰竭氮质血症期和尿毒症早期、中医辨证属脾虚湿浊证和脾虚血瘀证者，可降低肌酐、尿素氮水平，稳定肾功能，延缓透析时间。本品对改善肾性贫血、提高血钙、降低血磷也有一定作用。

（4）肾康注射液：降逆泄浊，益气活血，通腑利湿。组成：大黄、丹参、红花、黄芪。本品适用于慢性肾功能衰竭，属湿浊血瘀证。症见恶心、呕吐、口中黏腻、面色晦暗、身重困倦、腰痛、纳呆、腹胀、肌肤甲错、肢体麻木，舌质紫暗或有瘀点，舌苔厚腻，脉涩或细涩。

（5）肾衰宁胶囊：益气健脾，活血化瘀，通腑泄浊。组成：太子参、黄连、法半夏、陈皮、茯苓、大黄、丹参、牛膝、红花、甘草。本品用于脾胃气虚、浊瘀内阻、升降失调所致的面色萎黄、腰痛、倦怠、恶心、呕吐、食欲不振、小便不利、大便黏滞，以及慢性肾功能不全见上述证候者。

（6）肾炎康复片：益气养阴，健脾补肾，清解余毒。组成：西洋参、人参、地黄、盐杜仲、山药、白花蛇舌草、黑豆、土茯苓、益母草、丹参、泽泻、白茅根、桔梗。本品用于气阴两虚、脾肾不足、水湿内停所致的水肿，症见神疲乏力，腰膝酸软，面目、四肢浮肿，头晕耳鸣。慢性肾炎、蛋白尿、血尿见上述证候者也可应用本品。

（7）金水宝胶囊（发酵虫草菌粉）：补益肺肾，秘精益气。本品用于肺肾两虚，精气不足，久咳虚喘，神疲乏力，不寐健忘，腰膝酸软，月经不调，阳痿早泄，以及慢性支气管炎、慢性肾功能不全、高脂血症、肝硬化见上述证候者。

四、古籍记载

慢性肾功能衰竭是临床常见的严重疾病，属中医学“水肿”“溺毒”“关格”“肾劳”“虚损”等范畴。

（1）《素问·生气通天论》曰：“因于气，为肿。四维相代，阳气乃竭。”

（2）《伤寒杂病论·平脉法》曰：“寸口脉浮而大，浮为虚，大为实。在尺为关，在寸为格，关则不得小便，格则吐逆。”

（3）《丹溪心法·水肿》曰：“若遍身肿，不烦渴，大便溏，小便少，不涩赤，此属阴水。”

（4）《诸病源候论·水肿候》曰：“肿之生也，皆由风邪、寒热、毒气客于经络，使血涩不通，壅结皆成肿也。”

（5）《景岳全书·命门余义》曰：“而肾之政令，则总在乎命门……司阴阳柄，阴阳和则出入有常，阴阳病则启闭无序。故有为癃闭不通者，以阴竭水枯，干涸之不行也……阴精既竭，非壮水则必不能行；阳气既虚，非益火则必不能固。”

（6）《重订广温热论·卷之二》曰：“头痛而晕……恶心呕吐，呼吸带有溺臭……以上溺毒入血，血毒上脑之候。”

（7）《证治汇补·癃闭·附关格》曰：“若脉象既关且格，必小便不通，旦夕之间，陡增呕恶。此因浊邪壅塞三焦，正气不得升降。所以关应下而小便闭，格应上而生呕吐，阴阳闭绝，一日即死，最为危候。”

五、医案

1. 赵进喜治疗慢性肾衰竭合并过敏性鼻炎、哮喘

许某，女，64岁，既往有高血压病史，发现慢性肾功能不全3年，血肌酐243.2μmol/L，血红蛋白108g/L，尿蛋白（+），血压130/90mmHg。刻下症：腰酸疼痛，双下肢酸胀，咳嗽，

鼻痒，鼻塞，喷嚏连连，时时喘，夜间为甚。食欲不振，胃脘胀满，睡眠不佳。舌体胖大，舌苔中心厚腻，脉细而略滑。西医诊断：高血压性肾损害，慢性肾功能不全失代偿期，过敏性哮喘。中医诊断：慢性肾衰竭，哮喘（肾元亏虚，湿浊不化，肝肺不和，脾胃不调）。治法：益气血，顺升降，和脾胃，调肝肺，疏风定喘，泄浊排毒。处方：生黄芪 15g，当归 10g，蝉蜕 9g，僵蚕 9g，姜黄 9g，川芎 12g，熟大黄 15g，薏苡仁 25g，柴胡 9g，白芍 15g，地龙 12g，白术 9g，防风 6g，乌梅 6g，五味子 6g，薄荷 6g（后下），钩藤 15g，配合尊仁保肾丸治疗。

患者服药 40 剂后复诊，诉诸症减轻，大便每日 2 次，鼻塞、打喷嚏减少，仍有咳喘，痰白，饮食略增，睡眠情况良好。舌苔腻，脉沉。仍宗原方方义。处方：生黄芪 15g，当归 10g，川芎 12g，陈皮 9g，半夏 12g，紫苏子 9g，紫苏叶 9g，枳壳 9g，香橼 6g，佛手 6g，蝉蜕 9g，僵蚕 9g，姜黄 9g，熟大黄 15g，生薏苡仁 30g，六月雪 9g。

患者服药 40 剂后复诊，诉病情平稳。复查血肌酐 186.0μmol/l，血压 120/90mmHg，自述口苦，偶有咳喘，舌胖，苔薄腻，脉弦，提示少阳郁热存在，改方小柴胡汤加减。处方：柴胡 12g，黄芩 9g，夏枯草 15g，生黄芪 15g，当归 10g，川芎 12g，陈皮 9g，半夏 12g，车前子 15g，炒莱菔子 15g，炒葶苈子 25g，桃仁 9g，杏仁 9g，蝉蜕 9g，僵蚕 9g，姜黄 9g，熟大黄 15g，生薏苡仁 30g，六月雪 9g。其后，患者坚持服用当归补血汤合升降散方加减，病情尚属稳定。

2 年后，患者复查，血肌酐 177.0μmol/l，血红蛋白 112g/L。嘱咐患者继续服用中药调治。

按：对于慢性肾衰竭，肾元虚衰、湿浊邪毒内停为基本病机。泄浊毒即可以保肾元，和胃气即可以护肾元。但该例患者合并过敏性鼻炎、哮喘，病程中时有口苦等肝经郁热症状，哮喘多阵发，有“善行数变”之风邪致病的特点，所以治疗应当重视治风。因肝为风木之脏，而风邪上受，最易伤肺，所以临床上常需要肝肺同治。

2. 肖相如治疗慢性肾炎高血压型、慢性肾功能不全失代偿期

孙某，女，55 岁，2 个月前因浮肿而到邢台就诊，经查发现高血压，尿中有蛋白质，SCr、BUN 升高，诊断为慢性肾炎高血压型、慢性肾功能不全失代偿期。刻症见：全身浮肿，腹胀，胃胀，口中有黏沫，尿少，大便每天 1 ～ 2 次，偏稀，全身乏力。舌质紫暗，苔薄黄腻，脉沉细。肾功能：BUN 13.4mmol/L，SCr 383μmol/L。血红蛋白 110g/L。尿常规：尿蛋白质（PRO）（+++），管型 1 ～ 2 个 /HP（高倍镜视野）。处方：当归 12g，川芎 10g，赤芍 15g，茯苓 15g，泽泻 15g，苍术、白术各 10g，怀牛膝 15g，黄柏 10g，车前子 15g（包），生薏苡仁 15g，生大黄 10g，杏仁 10g，大腹皮 15g，槟榔 15g，蒲公英 30g，砂仁 6g，黄连 6g，竹茹 10g，白花蛇舌草 30g。配合服用益肾化毒排毒胶囊，每次 5 粒，每天 3 次。

患者服药 40 剂后复诊，诉小便增加，浮肿基本消退，仅下肢轻度浮肿。肾功能：BUN 11.89mmol/L，SCr 185μmol/L。

继续上方加减服用。

患者服药 49 剂后复诊，诉下肢轻度浮肿，稍乏力，时口干，大便 2 次，偏稀，尿量每天 2000mL 左右，饮食睡眠可，舌质暗红，苔薄白腻，脉沉细弦。肾功能：BUN 8.78mmol/L，SCr 94μmol/L。处方：当归芍药散合参芪地黄汤加生大黄、荷叶、茵陈、水蛭。配合服用益肾化毒排毒胶囊，每次 5 粒，每天 3 次。

5 年后随诊，患者肾功能正常。

第七章 凝血功能检测与中医

一、化验检测及临床意义

（一）初期止血的筛选试验

1. 出血时间（BT）

BT 延长：见于血小板（PLT）数量异常、功能缺陷、凝血因子缺乏、血管壁结构异常、药物因素（如阿司匹林等）。

BT 缩短：见于严重的血栓前状态。

2. 毛细血管脆性试验（CFT）

CFT 阳性：见于 PLT 缺陷、毛细血管异常性疾病、败血症、尿毒症等。

（二）二期止血的筛选试验

1. 凝血酶原时间（PT）

PT 延长：见于先天性凝血因子Ⅱ、Ⅴ、Ⅶ、Ⅹ减少，纤维蛋白原缺乏，获得性凝血因子缺乏，DIC，原发性纤溶亢进，抗凝药物影响，系统性红斑狼疮（SLE）等。

PT 缩短：见于先天性凝血因子Ⅴ增多症、DIC 早期、口服避孕药、血栓前状态及血栓性疾病。

2. 活化部分凝血酶原时间（APTT）

APTT 是检测内源性凝血因子的一种过筛试验。

APTT 延长：见于凝血因子Ⅷ、Ⅸ、Ⅺ水平降低，如血友病；严重的凝血因子Ⅱ、Ⅴ、Ⅹ减少及纤维蛋白原缺乏，如肝脏疾病、梗阻性黄疸、吸收不良综合征等；纤溶系统亢进；抗凝药物影响及系统性红斑狼疮等。

APTT 缩短：见于高凝状态，如 DIC 早期、PLT 增多症等；血栓前状态及血栓性疾病，如心肌梗死、不稳定型心绞痛、脑血管病变、糖尿病伴血管病变、肺梗死、深静脉血栓形成等。

3. 国际标准化比值（INR）

INR 常用于血栓栓塞性疾病口服抗凝剂治疗效果的监测。

INR 升高：见于口服抗凝剂、纤溶亢进、DIC、维生素 K 缺乏等。

INR 降低：见于血液高凝状态和血栓性疾病等。

（三）纤溶活性筛选试验

1. 纤维蛋白降解产物（FDP）

FDP 的参考值为＜ 5mg/L。

FDP 升高：见于原发性或继发性纤溶亢进、血栓性疾病、恶性肿瘤、肝肾疾病、急性感染、外科手术后等。

2. D- 二聚体（D-D）

FDP 与 D-D 同时升高，表明存在继发性纤溶亢进；若 FDP 水平升高，而 D-D 含量正常，说明存在原发性纤溶亢进。

D-D 升高：见于继发性纤溶亢进，余升高意义基本同 FDP。

D-D 降低：一般无特殊临床意义。

3. 纤维蛋白原（FIB）

FIB 升高：见于感染性疾病、心血管疾病、恶性肿瘤及血栓前状态等。

FIB 降低：见于遗传性异常纤维蛋白原血症、遗传性无纤维蛋白原血症、肝脏疾病、纤溶亢进等。

4. 凝血酶时间（TT）

TT 延长：见于原发性或继发性纤溶亢进；纤维蛋白降解产物（FDP）产生过多；低（无）纤维蛋白原血症；血浆抗凝物质增多，如 SLE、严重肝病、过敏性休克等。

TT 缩短：见于巨球蛋白血症。

5. 组织型纤溶酶原激活物（t-PA）

t-PA 升高：见于原发性或继发性纤溶亢进。

t-PA 降低：见于血栓前状态及血栓性疾病。

6. 纤溶酶原激活物抑制物（PAI）

PAI 升高：见于血栓前状态及血栓性疾病。PAI 是一种急性时相蛋白，发生急性感染、炎症、脓毒血症、恶性肿瘤及手术后可暂时性升高；肝功能异常，PAI 清除减少，可升高；吸烟、肥胖、高脂血症、体力活动少者，PAI 可相对较高。

PAI 降低：见于原发性或继发性纤溶亢进。

t-PA 和 PAI 是一对重要的纤溶活性调节剂，能同时检测、评价纤溶激活能力。

7. 纤溶酶 -α2 抗纤溶酶复合物（PAP）

PAP 是机体纤溶活性与抗纤溶活性矛盾情况下的产物，是纤溶亢进的标志物，是 DIC 早期的特异性指标。

PAP 升高：见于血栓前状态及血栓性疾病。

PAP 降低：一般无特殊临床意义。

（四）血栓弹力图

血栓弹力图（TEG）用于评估凝血全貌，诊断凝血变化的原因（低凝、高凝、纤溶亢进）。

（五）栓塞类疾病

1. 凝血因子Ⅷ（FⅧ）活性

FⅧ升高：见于高凝状态和血栓栓塞性疾病。FⅧ活性水平＞150% 者较＜100% 者，血栓形成风险性升高 5 倍。

2. 血栓前体蛋白（TpP）

TpP 升高表明有急性活动性血栓形成的危险。TpP 是急性血栓形成的特异性指标。当 TpP 正常时，可以作为排除临床上怀疑深静脉血栓（DVT）患者的指标。

3. 抗凝血酶活性（ATA）

ATA 是临床上评估易栓症的良好指标。在肝素抗凝治疗中，ATA 可作为判断肝素抗凝是否有效的指标：ATA＜70%，肝素抗凝效果减低；ATA＜50%，肝素抗凝效果明显减低；ATA＜30%，肝素失去抗凝效果；ATA 为 80%～120% 时，肝素抗凝效果最佳。

二、病理与化验

（一）出血性疾病

出血性疾病一般可分为血管因素所致出血性疾病，血小板因素所致出血性疾病，凝血因子异常所致出血性疾病，纤维蛋白溶解过度所致出血性疾病，循环抗凝物质所致出血性疾病。

（二）血栓性疾病（血栓形成和血栓栓塞）

1. 血栓形成

血栓形成是指在一定条件下，血液有形成分在血管内（多数为小血管）形成栓子，造成血管部分或完全堵塞，相应部位血液供应障碍的病理过程。按组成成分，血栓可分为血小板血栓、红细胞血栓、纤维蛋白血栓、混合血栓等。按血管种类，血栓可分为动脉性血栓、静脉性血栓及毛细血管性血栓。

2. 血栓栓塞

血栓栓塞是血栓由形成部位脱落，在随血流移动的过程中部分或全部堵塞某些血管，引起相应组织和（或）器官缺血、缺氧、坏死（动脉血栓）及淤血、水肿（静脉血栓）的病理过程。

3. 心脑血管疾病的抗凝和溶栓治疗

（1）抗凝和抗血小板：凝血酶和血小板是血栓形成中相互促进的两个主要环节。动脉管腔小，压力高，容易形成血小板血栓，血小板在动脉血栓的形成过程中起着较大的作用，动脉血栓的防治应以抗血小板为主。静脉管腔大，压力低，血小板不易聚集，但易于触发、激活、启动内源性凝血系统，形成纤维蛋白血栓，静脉系统血栓的防治应主要针对凝血酶。因此，抗栓治疗主要针对两个环节，分别称为抗凝治疗和抗血小板治疗。但在许多情况下，理想的抗栓治疗可能需要同时使用抗凝和抗血小板药物。

抗凝和抗血小板的适应证：①急性冠状动脉综合征。②非ST段抬高的急性冠状动脉综合征（NSTE-ACS）：包括非ST段抬高的心肌梗死和不稳定型心绞痛，发病的病理基础是斑块破裂，但形成的血栓多数未使冠状动脉完全闭塞，血栓成分主要是以血小板为主的白色血栓。根据NSTE-ACS的血栓特点，治疗采用联合抗血小板治疗和抗凝治疗。抗血小板治疗可以防止血小板进一步聚集，抗凝治疗可以防止血小板激活凝血反应，从而防止红色血栓的形成。治疗原则是稳定病变，防止病变进展，减少死亡和发展至ST段抬高心肌梗死的可能性。③瓣膜疾病、心房颤动、心脏介入手术后等。

（2）纤溶药物：是纤溶酶原的激活剂，可进入体内激活纤溶酶原，形成纤溶酶，使纤维蛋白降解，溶解已形成的纤维蛋白血栓，同时不同程度地降解纤维蛋白原。纤溶药物不能溶解血小板血栓，甚至还会激活血小板。

目前认为NSTE-ACS溶栓治疗无益，甚至有害。

重组组织型纤溶酶原激活剂（rt-PA）静脉溶栓治疗是目前最为重要的、第一推荐的治疗药物。溶栓治疗的机制就是通过应用rt-PA使血管内血栓溶解，血管再通，从而挽救缺血的心、脑、肺组织，恢复脏器功能。

溶栓适应证：①心肌梗死。2个或2个以上相连导联ST段抬高，或病史提示急性心肌梗死伴左束支传导阻滞，起病时间＜12小时，患者年龄＜75岁。②脑梗死。在症状出现4.5小时内进行溶栓，能够有效降低患者致残率和致死率。③肺血栓栓塞。

（三）高凝状态（血栓前状态或易栓症）

高凝状态是由凝血系统异常引起的静脉血栓形成倾向。高凝状态存在于脑血栓、心肌梗死、下肢血栓、肺栓塞、肠血栓、脾肾血栓梗死、“三高”等疾病状态下，应根据病情的不同阶段采用各种抗凝、抗血小板和溶栓治疗。

在慢性肾脏病发病过程中，凝血系统起着重要作用。慢性肾病发生后，患者的凝血机制受到影响，血小板激活，凝血因子、纤维蛋白原等促凝物质增加，而抗凝机制中抗凝血酶Ⅲ降低、纤溶活力减弱等，造成高凝状态的产生，肾小球局部循环障碍，微血栓形成，肾血管内凝血，又成为使病情进一步发展、恶化的重要因素。血栓形成可栓塞于组织和脏器，最常见的有深静脉血栓、肾静脉血栓和肺栓塞等。

随着慢性肾脏病的病情发展，会继发甲状旁腺功能亢进，钙、磷代谢紊乱。高磷血症患者发生高凝状态的风险是血磷正常者的 2 倍，低钙血症患者发生高凝状态的风险是血钙正常者的 14 倍。

肥胖与超重的程度与凝血功能障碍和胰岛素抵抗及代谢紊乱的程度呈正相关。在凝血机制中，超重和肥胖能激活 PAI。PAI 能抑制纤维蛋白溶酶原激活物，引发纤溶系统的紊乱。

高脂血症患者有大量脂质沉积在血管内，是血管内皮细胞损伤的重要诱因，血小板因此聚集活化，间接使凝血 – 纤溶系统失衡，导致高凝状态。

心肌损伤是高凝状态的促进因素。

肝硬化往往合并凝血功能障碍，在肝硬化的不同阶段，出血和凝血状态不是十分确定的。大量研究表明，肝硬化失代偿期的出血风险并不能用低凝状态来阐明。因为促凝因子与抗凝因子水平同时下降，凝血状态可重新达到再平衡，肝硬化患者可出现低凝（出血）或高凝状态（血栓）。目前临床上常规凝血检查项目如 PT 及 APTT 均不能反映肝硬化的凝血状态。血栓弹力图（TEG）在评估严重肝功能障碍患者凝血系统状态方面仍具有很大的潜力。一些学者将内源性凝血酶产生潜能（ETP）比值、蛇毒诱导凝固抑制试验（PICI%）应用于肝硬化的凝血状态检测中，可有效评估其低凝或高凝状态。

三、现代中医学研究与治疗

（一）出血及止血

1. 现代中医学研究

止血的机制主要是通过增强体内凝血因素或是抑制抗凝血因子的产生而促进凝血。中医学治疗出血性疾病主要应用炭药。炭药止血的机制非常复杂，并非由单一因素发挥作用。

2. 临床和实验研究

（1）有研究观察小鼠断尾出血模型，结果显示黄柏炭碳点（PCC-CDs）、荆芥炭纳米类成分荆芥炭碳点（SHC-NPs）、绵马贯众炭碳点（DCC-CDs）具有升高血浆中 FIB 含量的作用，纤维蛋白可以通过 PLT 表面的 GPⅡb/ Ⅲa 受体，对血小板的聚集和活化起到作用，同时通过抑制纤溶系统中纤溶酶的活性，或是提高纤维蛋白原在血液中的含量，达到止血效果。

（2）有研究表明，小蓟生品能缩短小鼠尾部出血时间，炒炭后能明显地缩短出血时间及凝血时间（CT）；茜草的热浸提取液能缩短家兔的凝血时间，炒炭后又可缩短出血时间；荷叶炭可缩短出血时间；大蓟炭能缩短凝血时间；侧柏叶炭与棕榈炭均能缩短出血、凝血时间。

3. 药物研究

（1）三七：散瘀止血，消肿定痛，用于咯血、吐血、衄血、便血、崩漏、外伤出血，以及胸腹刺痛、肿痛。小剂量的三七止血作用最好，中、大剂量的三七抗血栓作用、止血散瘀之力最强。现代药理学研究表明，三七具有补血、抗血栓作用。

①三七含有三七素。三七素能促使血小板聚集、变形，释放二磷酸腺苷（ADP）、血小板因子Ⅲ和钙离子等物质而起到止血作用。三七素的止血作用比氨甲环酸强。

②三七还含有三七皂苷和原人参皂苷，可提高血小板内环磷酸腺苷（cAMP）的含量，可以对溶解纤维蛋白原起到一定的促进作用，从而使血液的黏度降低，抑制血小板聚集，抑制血栓的形成，改善微循环。

三七水洗脱部位为止血的主要活性部位；30% 和 70% 乙醇洗脱部位为三七活血散瘀的主要活性部位。

（2）白及：收敛止血，消肿生肌，用于咯血、吐血、外伤出血。现代药理学研究表明，从白及中能提取分离得到联苄类、菲类、糖苷类、黄酮类、花色素类、甾类、醚类、萜类、酯类等多种化学成分。白及具有止血、促进骨髓造血、抗癌、抗肿瘤、促进创伤愈合、抗病原微生物、保护黏膜、抗溃疡、美白、抗氧化、免疫调节、抗衰老等作用。

（3）代赭石：平肝潜阳，重镇降逆，凉血止血，用于吐血、衄血、崩漏下血。其止血作用可能与重镇降逆的功效有关。现代药理学研究表明，代赭石有收敛、保护胃肠黏膜作用，并能促进红细胞及血红蛋白的新生，还具有中枢镇静作用。

（4）蒲黄：止血，化瘀通淋。现代药理学研究表明，蒲黄主要含黄酮及甾类成分、挥发油、多糖、香蒲新苷、山柰酚、柚皮素，具有改善心肌微循环、降血脂、促进凝血的作用，还可抑制细胞免疫和体液免疫。

（5）云南白药胶囊：化瘀止血，活血止痛，解毒消肿，用于跌打损伤、瘀血肿痛、吐血、咳血、便血、痔血、崩漏下血、手术出血、疮疡肿毒及软组织挫伤。临床研究显示，云南白药胶囊联合西医常规治疗可缩短消化道出血患者的出血时间，提高临床疗效。

（6）裸花紫珠：收敛止血，解毒疗疮，祛风祛湿。实验研究显示，裸花紫珠可缩短大鼠断尾后的BT和CT，降低APTT，增加血小板数量并刺激活血小板，有止血作用。

（7）牛角鰓：《神农本草经疏·卷十七》载："牛角鰓……为筋之粹，骨之余……故主妇人带下及闭血瘀血疼痛也。"临床使用时，牛角鰓煅炭配合仙鹤草、藕节，可加强固摄止血之效。牛角鰓亦有化瘀之功，配合三七、蒲黄、茜草化瘀通络。

（二）高凝及抗凝

1. 现代中医学研究

有研究表明，高凝状态与中医学的血瘀证相一致。血液流变学、微循环障碍、血栓形成是血瘀证的本质体现，具体可表现为血流障碍、组织缺氧及血液的“浓、稠、黏、滞、凝”等，而体现在客观指标是凝血功能指标的变化。关于中医学血瘀证的诊断标准，已有共识将血小板聚集或血液流变学等理化指标的异常加入其中，说明凝血功能指标的变化与血瘀证密切相关。

（1）中医学诊疗规范

①急性心肌梗死诊疗规范见“心功能检测与中医”。

②在《脑梗死中西医结合诊疗指南》（2023 版）中，血瘀证为脑梗死的基本证候。脑梗死急性期在血瘀证的基础上常见痰热证、痰湿证、气虚证；脑梗死恢复期的常见证候为痰瘀阻络证、气虚血瘀证、阴虚风动证。

急性脑梗死出现血压偏低或低灌注患者，中医辨证多属气虚证，可应用参麦注射液或生脉注射液。

针对急性脑梗死毒损脑络者，发病早期可应用解毒通络类中药注射液改善神经功能缺损，推荐使用醒脑静注射液或清开灵注射液。针对脑梗死脑脉痹阻者，可应用活血化瘀类中药注射液改善神经功能缺损，如疏血通注射液、丹红注射液、血塞通注射液。

③在《下肢深静脉血栓形成诊断及疗效标准》（2015 版）中，下肢深静脉血栓形成分为脾肾阳虚证、血瘀湿重证、湿热

下注证 3 种证型。

（2）抗凝、抗栓治疗与中药预防心脑血管疾病：抗凝治疗是为了预防血栓形成。血栓属于中医学“血瘀证”范畴。血瘀证与心脑血管疾病的治疗关系密切，活血化瘀治法在心脑血管疾病中应用广泛。有大量研究表明，活血化瘀疗法在抗血小板、抗凝、抗栓方面都能发挥明显的作用。

2. 临床和实验研究

（1）有研究表明，类风湿关节炎（RA）寒湿痹阻证、湿热痹阻证、痰瘀痹阻证患者的 DD、PLT、APTT 水平均显著高于肝肾亏虚证患者。

（2）有研究表明，过敏性紫癜患儿体内 D-D 水平高于正常儿童。过敏性紫癜的中医辨证以瘀血阻络证、血热妄行证、湿热痹阻证为主，瘀血可能是本病重要的病理产物和致病因素。活血化瘀治法贯穿治疗始终。

（3）有研究表明，溃疡性结肠炎（UC）热毒炽盛证、脾肾阳虚证患者的 PT、INR、FIB、FDP 水平更高，TT、PTA 水平更低。这说明它们较其他证候更具高凝的倾向。

热毒炽盛证与脾肾阳虚证更易夹瘀的机制可能与 PLT 功能无关。

热毒炽盛证、脾肾阳虚证更具高凝倾向的原因可能是外源性凝血系统的功能出现了异常。

（4）有研究表明，老年急性周围型下肢深静脉血栓形成，湿热下注证患者的 FIB 与 D-D 水平最高，脾肾阳虚证患者的凝血酶－抗凝血酶复合物（TAT）水平最高，血瘀湿重证患者的 PAP 水平最高。

（5）有研究表明，不稳定型心绞痛气滞血瘀证患者，t–PA/PAI 降低，提示血液纤溶功能下降，易形成心肌梗死。

（6）有研究表明，慢性阻塞性肺疾病（COPD）稳定期患者（肺脾两虚证、肺肾两虚证）的 FIB、凝血因子Ⅶa 和凝血因子Ⅷ及凝血酶 – 抗凝血酶复合物增多，凝血活性升高；COPD 急性加重期（痰热腑实证）患者的 FIb、FDP 及 D–D 均明显高于痰浊蕴肺证及阴虚证患者。

（7）有研究表明，新型冠状病毒（COVID–19）感染可引起凝血异常，组织因子释放并表达，从而激活外源性凝血途径，并诱导凝血酶的产生，促进纤维蛋白形成、沉积及血小板表达，进而介导促凝机制增强。中医学认为，本病的主要致病因素为湿、毒、瘀，病位在肺，与脾、胃、肝、肾相关。危重症患者多由于温热之邪逆传心包，导致喘促、厥逆、神昏等危重证候；热入营血，伤津动血，或迫血旺行，或炼液成瘀，则见瘀血或出血。故该病可出现弥散性血管内凝血。

（8）一项关于急性脑梗死和非急性脑梗死患者各 100 例的对照研究显示，急性脑梗死组患者的 D–D、FIB、FDP 水平明显高于非急性脑梗死组患者。

（9）一项关于 80 例急性脑梗死患者的观察研究显示，急性脑梗死患者 IL–6、TNF–α、CRP、D–D、FIB 水平较高，与神经功能缺损程度呈正相关；PT、APTT 水平均较低，与神经功能缺损程度无相关性。研究证实脑梗死与血栓形成和炎症反应密切相关。

（10）血府逐瘀汤可有效降低脓毒症患者的APTT、FIB、TT、PT水平，改善凝血功能障碍，减轻炎性反应，疗效明显。

（11）一项关于120例急性脑梗死患者的对照研究显示，扶阳急救汤（党参、防风、黄芩各10g，附子50g，川芎12g，甘草6g，生姜15g）加减治疗可以更好地促进痰瘀阻络型急性脑梗死患者神经功能及中医证候的恢复，提高患者近期疗效及长期生活质量，治疗组患者的APTT及FIB水平较治疗前降低。

（12）有研究显示，用通心络胶囊（人参、水蛭、全蝎、赤芍、蝉蜕、土鳖虫、蜈蚣、檀香、降香、制乳香、炒酸枣仁、冰片）治疗缺血性脑卒中后，患者PT、TT、APTT水平上升，FIB水平下降，说明通心络胶囊能缓解高凝状态，进而快速促进患者恢复。

通心络胶囊能降低冠心病心绞痛患者纤维蛋白原的含量，促进t–PA和抑制PAI合成释放，具有调节机体凝血和纤溶系统的功能，防止血栓形成。

通心络胶囊可以降低系膜增生性肾炎患者的血浆D–D含量，提高血浆ATⅢ含量，并能降低患者的蛋白尿水平。

（13）养阴方能使大肠埃希菌内毒素性热瘀模型家兔组织型t–PA/PAI值升高，预防血栓形成。

（14）心可舒片（丹参、葛根、三七、木香、山楂）使升高的血栓素A_2/前列环素（PGI_2）降低或恢复正常，可通过降低患者血小板聚集、TC、LDL、TG及各项与血黏度有关的生化指标，改善冠心病患者的心脏供血及供氧情况。

（15）临床研究显示，复方血栓通胶囊（三七、黄芪、丹参、玄参）能温和延长PT、TT，与阿司匹林一样具有抗凝、改善临床症状的功效，效果与阿司匹林相当。

3. 药物研究

（1）水蛭：活血化瘀，破血逐瘀，通经活络，用于癥瘕痞块、血瘀经闭、跌打损伤。水蛭所含的水蛭素是高效抗凝剂，不仅能抑制FIB转化为纤维蛋白，还能抑制凝血因子FⅤ、FⅦ、FⅫ的活化，以及凝血酶诱导的血小板反应。因此，水蛭能够抑制血小板聚集，避免血栓形成，同时也可以溶解血栓和扩张血管，加快血液循环的速度。

临床研究显示，脉血康胶囊（主要成分为水蛭）联合西医常规治疗急性脑梗死、缺血性脑卒中、脑梗死恢复期、不稳定型心绞痛，临床疗效明显提高。

（2）虻虫：破血逐瘀，消肿，可以预防血栓形成，快速溶栓。

（3）地龙：通经活络，活血化瘀，清热定惊，通络，平喘，利尿，有预防、治疗心脑血管疾病的作用。

地龙含有大量的蚯蚓素，可以从中提取出蛋白酶、蚓激酶、蚯蚓纤溶酶等生物药品。这些成分具有抗凝及溶血的作用，其特点是不依赖ATⅢ，与肝素不同。如果地龙能和水蛭等中药材配合使用，可以快速地溶解血栓，并且促使血栓排出，让血液流通更加顺畅。

（4）三七：不仅能够活血化瘀，还可以养血止痛，具有非常好的抗血栓作用。三七可以增加冠状动脉的血流量，同时降低阻力，降低血压，也可以降低心肌的耗氧量，抑制血小板的活性，避免血小板聚集，降低血液的黏稠度，进而达到抗血栓形成及快速溶栓的目的。

（5）黄芪：不仅能保护心肌，还能够扩张血管，其所含的黄芪总苷和黄芪多糖可以改善血液循环，并且调节免疫，直接溶解血凝块，抑制体内血栓形成。

（6）川芎：能直接扩张周围血管，让冠状动脉的血流量增加，还可以起到很好的降压作用，抗血小板凝集，抑制血栓形成及快速溶栓。

（7）僵蚕：通过抑制 FIB，直接起到抗凝作用。

（8）丹参：通过抑制血小板聚集，降低 PAI 活性，从而起到抗凝作用。

（9）银杏叶：可作为血小板活化因子（PAF）的抑制剂，通过抑制血小板活化和聚集，降低血黏度，产生抗凝作用。

四、古籍记载

按照临床症状，出血类疾病属于中医学“咯血”“吐血”“尿血”“便血”“紫癜”范畴。

血栓相关疾病，如冠心病、脑血栓、高血压，则对应中医学“胸痹”“中风”“偏枯”“振掉眩晕”等。

亚健康类疾病是指已有疾病，但还没有出现明显症状，中医古称“交病”，即指未病已病之交。古人认为，交病皆因胃气不足而生。其险有二，一者饮食不化，营血亏虚；二者百病将至，浑然不知。

（1）《金匮要略·肺痿肺痈咳嗽上气病脉证治》曰："热之所过，血为之凝滞。"

（2）《兰室秘藏·腰痛门》曰："破血散疼汤。治乘马损伤，跌其脊骨，恶血流于胁下，其痛苦楚，不能转侧，妨于饮食。羌活、防风、中桂，以上各一钱，苏木一钱五分，连翘、当归梢、柴胡，以上各二钱，麝香、水蛭三钱。"

（3）《血证论·吐血》曰："故凡吐血……惟以止血为第一要法。血止之后，其离经而未吐出者，是为瘀血，既与好血不相合，反与好血不相能，或壅而成热，或变而为痨，或结瘕，或刺痛，日久变证，未可预料，必亟为消除，以免后来诸患，故以消瘀为第二法。止吐消瘀之后，又恐血再潮动，则须用药安之，故以宁血为第三法。邪之所凑，其正必虚，去血既多，阴无有不虚者矣，阴者阳之守，阴虚则阳无所附，久且阳随而亡，故又以补虚为收功之法。四者乃通治血证之大纲。"

（4）《万病回春·失血》曰："若先吐血后见痰者，是阴虚火动，用滋阴降火汤加减；若先痰后见血者，是积热，清肺汤加减治之。"

（5）《十药神书》曰："甲字十灰散，治呕血、吐血、咯血、嗽血，先用此药止之。大蓟、小蓟、荷叶、侧柏叶、茅根、茜根、山栀、大黄、牡丹皮、棕榈皮，各等分。上各烧灰存性，研极细末，用纸包，碗盖于地上一夕，出火毒。用时先将白藕捣汁，或萝卜汁，磨京墨半碗，调服五钱，食后服下。"

（6）《医学衷中参西录·论吐血衄血之原因及治法》曰："吐衄之证，忌重用凉药及药炭强止其血。因吐衄之时，血不归经，遽止以凉药及药炭，则经络瘀塞，血止之后，转成血痹虚劳之证。是以方中加生地黄一两，即加三七之善止血兼善化瘀血者以辅之也。”

（7）《医学衷中参西录·治吐衄方》曰：“世医多谓三七为强止吐衄之药，不可轻用，非也。盖三七与花蕊石，同为止血之圣药，又同为化血之圣药，且又化瘀血而不伤新血，以治吐衄，愈后必无他患。”

（8）《医学衷中参西录》中有二十多首方剂选用代赭石。《医学衷中参西录·赭石解》载代赭石：“能生血兼能凉血，而其质重坠，又善镇逆气，降痰涎，止呕吐，通燥络，用之得当，能建奇效。”

（9）《临证指南医案·中风》曰：“若肢体拘挛，半身不遂，口眼㖞斜，舌强言謇，二便不爽，此本体先虚，风阳夹痰火壅塞，以致营卫脉络失和，治法急则先用开关，继则益气养血，佐以消痰清火，宣通经隧之药，气充血盈，脉络通利，则病可痊愈。”

（10）《金匮要略·黄疸病脉证并治》曰：“黄家……作黑疸，其腹胀如水状，大便必黑，时溏，此女劳之病，非水也。腹满者难治。用消矾散主之。”

注：黄疸、腹胀、大便色黑，可用矾石来止血。血之归宿在于血海，冲为血海，其脉隶于阳明。仲景治血以治冲为要，治阳明即治冲脉。肝硬化致消化道出血可参照此治疗。

（11）《证类本草》曰蒲黄：“治吐血、唾血。蒲黄一两，捣为散。每服三钱，温酒或冷水调，妙。又方，治小儿吐血不止。蒲黄细研，每服半钱，用生地黄汁调下，量儿大小，加减进之。”

（12）《医林改错·瘫痿论》曰补阳还五汤：“此方治半身不遂，口眼歪斜，语言謇涩，口角流涎，大便干燥，小便频数，遗尿不禁。”“此法虽良善之方，然病久气太亏，肩膀脱落二三指缝，胳膊曲而搬不直，脚孤拐骨向外倒，哑不能言一字，皆不能愈之症，虽不能愈，常服可保病不加重。”

（13）《黄帝素问宣明论方·诸证门·喑痱证》曰：“喑痱证，主肾虚，内夺而厥，舌喑不能言，二足废不为用，肾脉虚弱，其气厥不至，舌不仁……地黄饮子主之。”

（14）《小品方·治狂妄噤痉诸方》曰：“远志汤，治中风，心气不定，惊悸，言语谬误，恍恍惚惚，心中烦闷，耳鸣方。”

（15）《金匮要略·中风历节病脉证并治》曰：“侯氏黑散，治大风，四肢烦重，心中恶寒不足者。菊花四十分，白术十分，细辛三分，茯苓三分，牡蛎三分，桔梗八分，防风十分，人参三分，矾石三分，黄芩五分，当归三分，干姜三分，芎䓖三分，桂枝三分。上十四味，杵为散。酒服方寸匕，日一服。初服二十日，温酒调服。禁一切鱼、肉、大蒜，常宜冷食，自能助药力，在腹中不下也，热食即下矣，冷食自能助药力。”

注：现用本方来治疗腔隙性脑梗死，预防疾病进一步加重。本方还可治疗高血压有轻度症状者，如四肢烦重、颜面麻痹、眩晕等，即属“交病”范畴者。

五、医案

1. 便血案（出自《丁甘仁医案》）

施左，身热六七日不退，大便脓血，脉郁数，苔黄。伏邪蕴蒸气分，湿郁化热入营，血渗大肠，肠有瘀浊，大便脓血，职是故也。今拟白头翁汤加味，清解伏邪，苦化湿热。白头翁三钱，炒黄芩一钱五分，地榆炭一钱五分，杜赤豆五钱，北秦皮一钱五分，炒赤芍一钱五分，焦楂炭三钱，淡豆豉三钱，川雅连四分，炒当归二钱，炙甘草五分。

2. 下血案（出自《古今医案按》）

虞恒德治一男子，四十余，素饮酒无度，得大便下血证，一日如厕二三次，每次便血一碗。以四物汤加条芩、防风、荆芥、白芷、槐花等药。连日服之不效，后用橡斗烧灰二钱七分，调入前药汁内服之，又灸脊中对脐一穴，血遂止，自是不发。

震按：橡斗烧灰末为巧，灸脊中对脐一穴殊巧。

3. 吐血案（出自《续名医类案》）

张景岳治倪孝廉，年逾四旬，素以思虑伤脾，时有呕吐之症，过劳即发，服理阴煎、温胃饮之属即愈。近于暑末时，因连日交际，致劳心脾，遂上为吐血，下为泻血，俱大如手片，或紫或红，其多可畏。医谓因劳而火起心脾，兼之暑令，二火相济，所以致此，乃与犀角、地黄、童便、知母之属两剂，其吐愈甚，脉益紧数，困惫垂危。乃云：脉症俱逆，不可为也。诊之，则情势俱剧，用人参、熟地、干姜、甘草四味，大剂与之。初服如旧，次服觉呕吐稍止，脉亦略有生意，再加炮姜、附子各二钱，人参、熟地各一两，白术四钱，炙甘草一钱，茯苓二钱。黄昏与服，竟得大睡，觉而血呕皆止，遂以温补调理，旬日复健。如此脉症，由劳倦伤脾，而气虚不能摄血，时当火令，而症非火也，误用寒凉，脾败而死矣。后有史姓等数人，皆同此症，悉以六味回阳饮活之。叶天士曰：呕吐之症，不讲参、术同用，而用熟地、干姜，岂能见效？又曰：幸加白术，凡呕吐乃脾胃之病，不用白术、茯苓、广皮，而以归、地为治，其见效亦偶然耳。又曰：劳伤脾胃而吐血，寒凉固不可用，热药亦不宜用，恐其助火咳嗽也。惟归脾、四君、六君加减治之，最为万妥。如景岳之六味回阳饮，自称其妙，亦纸上空言，未能见之实事。劳字之义，两火上炎，岂非有火乎？但宜温养，不可寒凉，故经云：劳者温之。温存以养，使气自充，非讲热药以温养也。

4. 吐衄案（出自《医学衷中参西录》）

保元寒降汤，治吐血过多，气分虚甚，喘促咳逆，血脱而气亦将脱。其脉上盛下虚，上焦兼烦热者。生山药一两，野台参五钱，生赭石八钱（轧细），知母六钱，大生地六钱，生杭芍四钱，牛蒡子四钱（炒捣），三七二钱（细轧药汁送服）。

一叟，年六十四，素有劳疾，因劳嗽太甚，呕血数碗。其脉摇摇无根，或一动一止，或两三动一止。此气血虚极，将脱之候也。诊脉时见其所嗽吐者，痰血相杂。询其从前呕吐之时心中发热。为制此汤，一剂而血止，又服数剂，脉亦调匀。

5. 中风脉案（出自《类证治裁》）

杨，冬月办公，夜半猝倒榻下，不省人事，身热痰壅，口謇舌强，四肢不收，脉左虚涩，右浮滑。先用姜汁热挑与之，痰顿豁。暂用疏风化痰药宣通经隧，神识渐清，右体稍能转侧，但左体不遂，语言模糊。症属真阴素虚，以河间地黄饮子，去桂、附、巴戟，加杞子、牛膝（俱酒蒸）、木瓜、何首乌。数十服，诸症渐退，稍能步履，惟左手不遂。前方加桂枝、姜黄数剂，左腋时时微汗，不一月，左手如常。

第八章　甲状腺功能检测与中医

一、化验检测及临床意义

1. 促甲状腺激素（TSH）

促甲状腺激素是腺垂体分泌的促进甲状腺的生长和功能的激素，具有促进甲状腺滤泡上皮细胞增生、甲状腺激素合成和释放的作用。TSH 浓度升高说明甲状腺功能下降，是原发性甲状腺功能减退症的最敏感指标。

TSH 升高：见于原发性甲状腺功能减退症、伴有甲状腺功能减退的桥本甲状腺炎、亚急性甲状腺炎恢复期、慢性甲状腺炎、特发性黏液性水肿、TSH 异常分泌综合征。另外，摄入金属锂、碘化钾、促甲状腺激素释放激素可使促甲状腺激素升高。

TSH 降低：见于垂体性甲状腺功能减退症、非促甲状腺激素瘤所致的甲状腺功能亢进、自主性高功能性甲状腺结节或腺瘤、亚急性甲状腺炎急性期、库欣综合征、肢端肥大症。摄入阿司匹林、肾上腺皮质激素，以及静脉使用肝素可使促甲状腺激素降低。

TSH 是反映下丘脑 - 垂体 - 甲状腺轴功能的敏感指标，

尤其是对亚临床甲亢和亚临床甲减的诊断有重要意义，亚临床甲减表现为TSH升高而T_3、T_4正常。

2. 甲状腺激素（TH）

甲状腺激素仅在甲状腺滤泡内合成，是外周T_3的主要来源，受促甲状腺激素释放素（TRH）、TSH兴奋及甲状腺激素负反馈抑制调节。

3. 总三碘甲状腺原氨酸（TT_3）

10%～20%的T_3由甲状腺合成与释放，80%～90%来自周围组织T_4脱碘。T_3为主要发挥生物活性作用的甲状腺激素。血清中TT_3浓度的改变，表示甲状腺功能的异常，TT_3浓度的改变常和血清总甲状腺素（TT_4）同步，但有时存在差异，如T_4型甲亢，TT_3则正常。因此，临床上常同时测定TT_3和TT_4。

TT_3升高：见于甲状腺功能亢进症。TT_3是诊断甲状腺功能亢进症最灵敏的指标，甲亢时，TT_3数值可高出正常值4倍；同时，TT_3是诊断T_3型甲亢的特异性指标。

降低：见于甲状腺功能减退症。

4. 总甲状腺激素（TT_4）

TT_4是甲状腺分泌的主要产物，也是构成下丘脑－垂体前叶－甲状腺调节系统完整性不可缺少的成分。TT_4测定可用于甲亢、原发性和继发性甲减的诊断，以及TSH抑制治疗的监测。

TT_4升高：见于甲亢、急性甲状腺炎、亚急性甲状腺炎、急性肝炎、肥胖症，以及应用甲状腺激素时，进食了富含甲状腺激素的甲状腺组织等。

TT_4 降低：见于甲减、全垂体功能减退症、下丘脑病变、剧烈活动后等。

在甲亢初期与甲亢复发早期，TT_3 一般上升很快，约是正常值的 4 倍；TT_4 上升缓慢，仅为正常值的 2.5 倍；TT_3 是早期桥本甲状腺炎疗效观察及停药后复发诊断的敏感指标。TT_3 与 TT_4 升高还可见于活动性肝炎、妊娠时。TT_3、TT_4 降低还可见于甲状腺功能减退症、垂体功能低下、营养不良、肾病综合征、肾衰竭、严重的全身性疾病等。

5. 游离三碘甲状腺原氨酸（FT_3）

FT_3 是由甲状腺滤泡细胞合成及分泌的激素。FT_3 约占 T_3 的 0.5%，其浓度与组织中的三碘甲状腺原氨酸浓度一致。

FT_3 升高：见于甲状腺功能减退症、三碘甲状腺原氨酸型甲状腺功能亢进症。

FT_3 降低：见于甲状腺功能减退症。

6. 游离甲状腺素（FT_4）

游离甲状腺素是甲状腺功能体外试验的灵敏指标，即使在生理或病理情况下引起血浆甲状腺素结合蛋白结合力和浓度改变时，也能较准确反映甲状腺的功能。

FT_4 升高：见于甲状腺中毒症、突眼性甲状腺功能亢进症、无痛性甲状腺炎伴甲亢、亚急性甲状腺炎伴甲亢、甲状腺制剂服用过量、甲状腺受体不应症、慢性甲状腺炎伴甲亢。

FT_4 降低：见于原发性甲状腺功能减退症、垂体性或无痛性亚急性甲状腺炎的一过性功能减退期、低白蛋白血症。

健康人群血清中的 FT_3、FT_4 很少，大部分与甲状腺素结合球蛋白（TBG）结合，不受甲状腺激素结合蛋白的影响，能直接反映甲状腺功能状态。这种特性对于妊娠期女性，以及应用雌激素治疗、家族性 TGB 升高或缺乏症等患者，在 TBG 浓度发生较大改变的情况下，尤为重要。FT_3、FT_4 升高见于甲状腺功能亢进症，减低见于甲状腺功能减退症、垂体功能减退症及严重的全身性疾病等。

7. 甲状腺激素抗体（THAb）

THAb 升高：见于慢性淋巴细胞性甲状腺炎（桥本甲状腺炎）、毒性弥漫性甲状腺肿（Graves 病）、结节性甲状腺肿。

8. 甲状腺过氧化物酶自身抗体（TPoAb）

甲状腺过氧化物酶是甲状腺微粒体的主要抗原成分，其功能与甲状腺素的合成有关。TPoAb 对慢性淋巴细胞性甲状腺炎（桥本甲状腺炎）、甲状腺功能亢进症、原发性甲状腺功能减退症，有辅助诊断、疗效评价意义。

9. 甲状腺球蛋白抗体（TgAb）

TgAb 阳性：见于自身免疫性甲状腺疾病、甲状腺功能亢进症。桥本甲状腺炎患者血清中 TgAb 的检出率可达 90% ～ 95%；甲状腺功能亢进症患者血清中 TgAb 的检出率为 40% ～ 90%，检出率高可能与部分病例属于桥本甲亢有关；原发性甲状腺功能减退症患者血清中 TgAb 的检出率为 65% 左右。TgAb 是治疗甲亢、甲状腺炎活动期和缓解期的指标，也是甲状腺癌组织分型的重要指标，用于评价甲状腺癌治疗前后的状态、转移情况。

10. 反 T_3（rT_3）

rT_3 无生物活性，是 T_4 在外周组织的降解产物。rT_3 对 T_3 的耗氧产能有抑制作用，对血小板聚集有抑制作用。

rT_3 升高：见于甲亢、亚急性甲状腺炎、桥本甲状腺炎、低 T_3 综合征（常见于恶性肿瘤、肝硬化、消耗性疾病、糖尿病、厌食、饥饿等）。

rT_3 降低：见于甲减、T_3 型甲亢、TBG 减少症、单纯性甲状腺肿。

11. 甲状腺激素结合球蛋白（TBG）

TBG 由肝脏合成，结合 T_3 的 75%，结合 T_4 的 65%，主要用于评价非甲状腺原因 TT_3、TT_4 水平变化的意义。

二、病理与化验

（一）桥本甲状腺炎（HT）

根据甲状腺破坏的程度，本病早期甲状腺功能可正常，部分患者可有一过性甲亢；发生甲状腺功能损伤时，可出现亚临床甲减，FT_4 正常，TSH 升高；出现临床甲减时，FT_4 降低，TSH 升高。部分患者可出现甲亢与甲减交替的病程。

甲状腺相关抗体 TPoAb、TgAb 滴度明显升高是本病的特征之一。

（二）亚急性甲状腺炎（SAT）

亚急性甲状腺炎急性期，甲状腺组织中的滤泡结构被破坏，甲状腺激素与其他的异常碘化物质大量释放入血，FT_4 及 FT_3 含量明显升高，TSH 正常或降低，从而表现出一系列的甲亢症状。随病情进展，滤泡上皮细胞不断受到破坏，FT_4 及 FT_3 含量明显下降，通过负反馈性作用，TSH 含量增加，从而表现出一系列的甲减症状。急性期 SAT 患者血清铁蛋白（FER）与红细胞沉降率（ESR）和 CRP、纤维蛋白原（FIB）均会升高，具有正相关性。

（三）甲状腺功能正常病态综合征（ESS）

甲状腺功能正常病态综合征也称低 T_3 综合征，是老年人常见的由于重病、饥饿、营养不良、大型手术和创伤等非甲状腺因素造成的甲状腺激素改变，特征为 T_3 减低、rT_3 升高、T_4 正常或者轻度减低、TSH 正常或轻度异常。ESS 是机体的一种保护性反应。

（四）甲状腺功能减退症

血清 TSH ＞ 5mU/L 考虑原发性甲减，同时伴不同程度的 TT_4、TT_3 降低。亚临床甲减（SCH）仅有 TSH 升高。

SCH 会增加心血管疾病发生率和病死率的风险，尤以 TSH ＞ 10mU/L 的情况下更明显。有研究提示，40 ～ 70 岁的 SCH 患者补充左甲状腺素（LT_4）可以降低心血管事件的发生概率，而在＞ 70 岁的患者中无此作用。

（五）甲状腺功能亢进症

甲状腺功能亢进症患者 FT_4 升高，伴或不伴 FT_3 升高，TSH 水平降低。

三、现代中医学研究与治疗

（一）现代中医学研究

1. 桥本甲状腺炎

桥本甲状腺炎属于中医学“瘿病”“石瘿”范畴，基本病机为本虚标实，本虚包括阴虚、脾虚、肾虚，标实包括气滞、血瘀、痰凝、火郁。2021 年发布的《桥本甲状腺炎中西医结合诊疗北京专家共识》将桥本甲状腺炎分为 8 个证型：肝郁气滞证、肝郁脾虚证、肝郁化火证、痰凝血瘀证、心肝热盛证、阴虚火旺证、脾肾阳虚证、气阴两虚证。

2. 亚急性甲状腺炎

亚急性甲状腺炎属于中医学“瘿病”“瘿瘤”“瘿肿”“瘿痈”等范畴。

辨证论治：急性期分为热毒炽盛证、气郁火旺证、气郁痰阻证；恢复期分为气阴两虚证、脾肾阳虚证。

3. 甲状腺功能减退症

甲状腺功能减退症属于中医学“瘿病”“虚劳”“梅核气”“瘿劳”“水肿”“溢饮”等范畴，一般病理过程是痰凝气滞逐渐发展为阴虚证，渐至阴损及阳。前期分为肝郁脾虚、痰气交阻，治宜半夏厚朴汤、四逆汤；中期以脾虚痰湿为主，治宜补中益气汤、参苓白术散；后期以肝肾阴阳两虚为主，治宜桂附地黄汤合真武汤。有水湿者，予泽泻、薏苡仁以健脾利湿；痰饮、瘀血者，予泽兰、牛膝、丹参、红花等。

4. 甲状腺功能亢进症

甲状腺功能亢进症属于中医学“瘿气”“石瘿”“瘿瘤”等范畴，现普遍将“瘿气”作为甲亢的中医诊断。有研究显示，临床中甲亢属气郁痰阻证发生频次最高，其次为肝火旺盛证，再次为阴虚阳亢证，气阴两虚证、心脾两虚证、肝郁气滞证较少。中医证候与甲亢类型、患者年龄在统计学上不存在相关性，中医证候与病程存在相关性。

治法上，气郁痰阻证治法为解郁安神，化痰散结，清热散结；肝火旺盛证治法为清肝泻火；阴虚阳亢者以滋阴降火、滋肾平肝为主；气阴两虚证以益气养阴为主；心脾两虚证治法为健脾利湿，益气健脾，养心安神，安神定志；肝郁气滞证治法为解郁安神，养血疏肝。

5. 甲状腺结节

甲状腺结节属于中医学“瘿瘤”“石瘿”范畴。2022 年发布的《甲状腺结节病证结合诊疗指南》将甲状腺结节辨为实证、虚证，实证包括痰气郁结证、肝火旺盛证、痰瘀互结证，虚证包括痰凝血瘀兼虚证、痰凝血瘀兼脾肾阳虚证、阴虚火旺证、气阴两虚证。

（1）实证

①痰气郁结证：甲状腺功能多正常。治法：疏肝理气，化痰散结。方剂：四海舒郁丸加减。组成：青木香、陈皮、海螵蛸、昆布、海带、海藻、海蛤粉、浙贝母、川芎、当归、夏枯草、茯苓等。

②肝火旺盛证：多见于甲状腺结节伴甲亢。治法：清肝

泻火，消瘿散结。方剂：栀子清肝汤合消瘰丸加减。组成：柴胡、栀子、牡丹皮、茯苓、川芎、白芍、当归、牛蒡子、黄芩、黄连、夏枯草、玄参、浙贝母、牡蛎等。

③痰瘀互结证：甲状腺功能正常，或FT_3、FT_4升高，TSH降低。治法：理气活血，化痰消瘿。方剂：海藻玉壶汤合桃红四物汤加减。组成：海藻、昆布、贝母、半夏、青皮、陈皮、当归、川芎、连翘、桃仁、红花、生地黄、白芍等。

（2）虚证

①痰凝血瘀兼虚证：甲状腺功能多属正常，TPoAb、TgAb多升高。治法：益气健脾，化痰散结。方剂：六君子汤加减。组成：黄芪、人参、白术、茯苓、陈皮、半夏、浙贝母、夏枯草、猫爪草等。

②痰凝血瘀兼脾肾阳虚证：多见于甲状腺结节伴甲状腺功能减退，如亚急性甲状腺炎甲状腺功能减退期、桥本甲状腺炎甲状腺功能减退期、产后甲状腺炎甲状腺功能减退。甲状腺功能显示FT_3、FT_4降低，TSH升高，或TPoAb、TgAb升高。治法：温肾健脾，消肿散结。方剂：补中益气汤合真武汤加减。组成：黄芪、白术、陈皮、升麻、柴胡、党参、当归、茯苓、白芍、生姜、附子、浙贝母、夏枯草、杜仲、菟丝子、牛膝等。

③阴虚火旺证：见于甲状腺结节伴甲状腺功能亢进、桥本甲状腺炎甲状腺功能亢进早中期，甲状腺功能显示FT_3、FT_4升高，TSH降低，或TPoAb、TgAb升高。治法：滋阴降火，化痰散结。方剂：天王补心丹合消瘰丸。组成：百合、知母、

生地黄、鳖甲、牡蛎、浙贝母、远志、当归、麦冬、五味子、酸枣仁等。

④气阴两虚证：多见于甲状腺结节伴甲状腺功能亢进、桥本甲状腺炎甲状腺功能亢进中期。甲状腺功能显示 FT_3、FT_4 升高，TSH 降低，或 TPoAb、TgAb 升高。治法：益气养阴，软坚散结。方剂：生脉散合消瘰丸加减。组成：黄芪、太子参、五味子、牡蛎、玄参、夏枯草、鳖甲、生地黄、麦冬、浙贝母、川芎等。

综上所述，甲状腺疾病与中医“肝”关系密切。肝郁气滞者，甲功多正常；肝郁化火或阴虚火旺者，甲状腺功能亢进；脾肾阳虚者，甲功降低。结节或纤维化与痰、瘀密切相关，不论是实证还是虚证，TPoAb、TgAb 都可能升高。

含碘中药的相关临床研究表明，含碘较少的中药复方能抑制甲状腺细胞黏附分子的表达，减少对淋巴细胞的激化作用，减轻甲状腺内部的免疫反应，保护甲状腺细胞；而富碘中药复方促进了甲状腺细胞黏附分子的表达，间接影响甲状腺细胞的抗原呈递能力，导致自身免疫耐受破坏，加重了甲状腺内部的免疫反应。虽然含碘量不同的中药治疗甲亢均能抑制甲状腺激素的分泌，但富碘中药会导致甲状腺出现间质纤维增生。故选用含碘少的中药治疗甲亢能大大减少使用富碘中药治疗时所出现的弊端。

（二）临床和实验研究

（1）一项治疗甲状腺功能正常的桥本甲状腺炎的研究结果显示，中药复方（柴胡、香附、夏枯草、黄芪、生地黄等）能够降低过高的 TPOAb 和 TgAb，并且可以抑制 CD30 和 CD195 的阳性表达。

（2）益气养阴法消瘿方（玄参、黄芪、党参、白芍、北沙参、制香附、浙贝母、夏枯草、当归、柴胡、海浮石、白芥子）治疗气阴两虚型桥本甲状腺炎，治疗 12 周后，试验组患者的 TGAb、TPOAb、TSH 及 TRAb 水平均低于对照组患者。

（3）化痰祛瘀法玄夏消瘿汤（玄参、夏枯草、浙贝母、三棱、莪术、青皮、陈皮、当归、川芎、牡丹皮、麦冬、桔梗）治疗痰瘀互结型桥本甲状腺炎，治疗 12 周后 TPOAb，患者的 TGAb 水平均明显改善，同时还检测到 IgG4、IL–17 及 HLA–DR 水平显著降低。

（4）有研究观察醋酸泼尼松片联合夏枯草颗粒治疗亚甲炎，治疗 2 个月后，患者的总有效率、症状消除时间及实验室检验指标（T_3、T_4、TSH、ESR 等）均明显改善。

（三）药物研究

（1）甲亢灵胶囊：平肝潜阳，软坚散结。组成：墨旱莲、丹参、夏枯草、山药、煅龙骨、煅牡蛎。该药适用于具有心悸、汗多、烦躁易怒、咽干等症状的甲状腺功能亢进症患者。

（2）夏枯草口服液：清火散结，明目消肿。该药由夏枯草单味中药组成，适用于疼痛眩晕、瘿瘤、乳痈肿痛、乳腺增生、甲状腺肿大、淋巴结肿大、淋巴结结核、高血压等。

（3）海藻玉壶汤：化痰软坚，理气散结。组成：海藻、贝母、陈皮、昆布、青皮、川芎、当归、连翘、半夏、甘草、独活、海带。该方适用于治疗单纯性甲状腺肿、甲状腺结节、甲状腺腺瘤、甲状腺功能亢进症、甲状腺炎、乳腺增生等。

（4）五海瘿瘤丸：软坚消肿。组成：海带、海藻、海螵蛸、蛤壳、昆布、夏枯草、白芷、川芎、木香、海螺（煅）。该药适用于痰核瘿瘤、瘰疬、乳核等。

（5）内消瘰疬丸：软坚散结。组成：夏枯草、玄参、大青盐、海藻、浙贝母、薄荷、天花粉、蛤壳（煅）、白蔹、连翘、熟大黄、甘草、地黄、桔梗、枳壳、当归、玄明粉。该药适用于瘰疬痰核或肿或痛。

（6）柴胡：柴胡多糖能明显提高刀豆球蛋白活化的脾淋巴细胞转化率及自然杀伤细胞的活性，从而提高小鼠的体液和细胞免疫功能，使免疫抑制状态有一定程度的恢复。柴胡在自身免疫性疾病、甲状腺功能亢进症中的应用较为常见。

（7）土贝母：消肿，散结，解毒。土贝母具有抗病毒及免疫抑制等作用。

（8）生龙骨：镇惊安神，平肝潜阳，收敛固涩。现代药理研究表明，龙骨有镇静、调节甲状腺功能亢进症的高代谢状态的作用。

四、古籍记载

（1）《诸病源候论·瘿候》曰：“瘿者由忧恚气结所生。”“瘿者，亦有饮沙水……常食令人作瘿病。”

（2）《圣济总录·瘿瘤门》曰：“石瘿、泥瘿、劳瘿、忧瘿、气瘿，是为五瘿。”该书认为石瘿、泥瘿与居住环境、饮食习惯密切相关，劳瘿、忧瘿、气瘿发病与七情不畅相关。

（3）《三因极一病证方论·瘰疬证治》曰："坚硬不可移者，曰名石瘿；皮色不变，即名肉瘿；筋脉露结者，名曰筋瘿；赤脉交络者，名血瘿；随忧愁消长者，名气瘿。"

（4）《外科正宗·瘿瘤论》曰："夫人生瘿瘤之症……乃五脏瘀血、浊气、痰滞所成。"

（5）《儒门事亲·瘿》曰："夫瘿囊肿闷，稽叔夜《养生论》云：颈如险而瘿，水土之使然也。可用人参化瘿丹，服之则消也。又以海带、海藻、昆布三味，皆海中之物，但得三味，投之于水瓮中，常食，亦可消矣。"

（6）《杂病源流犀烛》曰："瘿瘤本异症也。其症皆隶五脏，其原皆由肝火。"

（7）《兰室秘藏·自汗门》曰："当归六黄汤，治盗汗之圣药也。"该方用于阴虚火旺证，症见盗汗、低热、面赤、口干、心烦、唇燥、大便干结、小便短赤，舌红绛，脉数。该方亦可用来治疗甲亢。

（8）《神农本草经》记载海藻，曰："主瘿瘤气，颈下核，破散结气，痈肿癥瘕坚气。"

（9）《神农本草经疏》记载昆布，曰："咸能软坚，其性润下，寒能除热散结。"

（10）《名医别录》记载松萝，曰："主治痰热、温疟，可为吐汤，利水道。"

（11）《证类本草》记载黄药子，曰："疗忽生瘿疾一二年者。""以万州黄药子半斤……取无灰酒一斗，投药其中，固济瓶口。以糠火烧一复时，停腾，待酒冷即开。患者时时饮一盏，不令绝酒气。经三五日后，常须把镜自照，觉消即停饮，不尔，便令人项细也。”

五、医案

1. 瘿核案（出自《临证指南医案》）

沈氏，性情躁急。阳动太过，气火上升，郁于隧窍……隧道失和，结成瘿核……以怡悦心志为要旨耳。连翘心、土贝母、海藻、昆布、黑山栀、川芎、小生香附、郁金、羚羊角、夏枯草、干荷叶边。生研末，青菊汁法丸，苦丁茶煎汤送二钱五分。

2. 当归六黄汤治疗甲亢（出自《三十年临证经验集》）

友人徐君之侄女……创业，辛苦倍尝。加之急躁郁闷，日以为常……当时所见主症为乏力特甚，汗出极多，稍稍行动则疲惫不支，而汗冒如珠。兼见胸闷、烦躁、口干、头痛、纳食不振、夜寐欠安、前额胀疼、两目不适、面目虚浮、持物手颤、眩晕泛恶、两耳蝉鸣，情绪稍有波动即心慌心跳。诊脉左小，右小滑，舌淡红，苔薄黄。据此脉证，是气血两亏于内，心肝痰火郁伏于中。治法宗祝谌予先生，用当归六黄汤化裁，以益气养血、软坚消痰清火为法，即书一方：生黄芪24g，当归9g，炒白芍9g，黄柏9g，黄连3g，黄芩9g，生熟地各15g，生牡蛎30g，枸杞子9g，党参9g，麦门冬9g，瓜蒌仁9g，五味子3g，海藻9g，昆布9g。以上方为基础，用药随症加减。曾用药有白头翁、酸枣仁、首乌藤、石决明、甘菊花、沙苑子、桑叶、茯苓、远志、牛膝、火麻仁、生晒参、山药等。服药七十帖，病体渐愈。

3. 芪茱消瘿汤治疗桥本甲状腺炎

张某，女，48岁。3个月前，患者无明显诱因出现眼睑及双下肢浮肿，来我院就诊。现症：眼睑及双下肢浮肿明显，怕冷，乏力，体重明显增加，皮肤干燥，偶有心慌胸闷，纳可，眠差，二便正常。舌红，苔白，脉沉细。甲状腺彩超示甲状腺弥漫性改变，甲状腺左叶可见大小0.47cm×0.33cm的结节；甲功五项示TSH 22.890μIU/mL，FT_3 3.31pmol/L，FT_4 7.23pmol/L，TPoAb 422.8IU/mL，TgAb 1049.6IU/mL。西医诊断：桥本甲状腺炎。中医诊断：瘿病水肿（阳虚水停）。处方：芪茱消瘿汤加减。黄芪20g，山茱萸20g，炙淫羊藿15g，熟地黄15g，生白术15g，当归15g，黑顺片10g，干姜10g，肉桂10g，泽泻15g，茯苓15g，猪苓15g，仙茅15g，甘草10g。予优甲乐50μg，1次/日。

患者服药14剂后复诊，诉仅晨起浮肿明显，怕冷症状有所改善，偶有乏力、心慌等症，睡眠差，多梦易醒。甲功五项示TSH 19.343μIU/mL，FT_3 3.48pmol/L，FT_4 10.16pmol/L，TPoAb 413.6IU/mL，TgAb 998.2IU/mL。处方：前方加煅龙骨30g，煅牡蛎30g，党参15g。予优甲乐75μg，1次/日。

患者服药10剂后复诊，诉症状显著好转，基本无明显不适感。甲功五项示TSH 9.165μIU/mL，FT_3 3.68pmol/L，FT_4 13.49pmol/L，TPoAb 397.4IU/mL，TgAb 955.2IU/mL。嘱停服中药汤剂，予优甲乐100μg，1次/日。定期随诊。

4. 景录先治疗甲状腺功能亢进症

患者，女，35 岁，诊断为甲亢 8 个月。患者平素工作紧张、压力大，遂前来寻求中医治疗。刻症：兴奋、心慌、急躁、焦虑、心烦、口苦、手足心热、失眠、消瘦、颈部肿大、疲乏无力。舌暗红，苔白厚，脉弦数。甲功示 T_3、T_4、FT_3、FT_4 升高，同时伴 TSH 下降，甲状腺球蛋白抗体、甲状腺过氧化物酶抗体、促甲腺素激素受体抗体均正常。肝功示 ALT58U/L。B 超示甲状腺弥漫性病变，呈火焰状，内部回声密集细小点状强回声。西医诊断：甲状腺功能亢进症。中医诊断：瘿病。中医辨证：肝郁化火，气阴不足，痰浊凝滞。治法：疏肝解郁，滋阴益气，健脾化痰，软坚散结。选用柴胡疏肝散、生脉饮、六味地黄丸加减。处方：醋柴胡 10g，醋香附 15g，黄芩 15g，夏枯草 30g，熟地黄 30g，酒山茱萸 15g，炒山药 20g，牡丹皮 10g，泽泻 15g，郁金 20g，桔梗 10g，党参 30g，麦冬 15g，五味子 10g，黄芪 30g，黄精 20g，炙鳖甲 15g，炒白术 30g，炒栀子 10g，女贞子 15g，枳实 10g。

患者服药 14 剂后复诊，诉心烦、急躁减轻，仍感疲乏无力，眠仍差，可做简单的家务。原方减栀子，加合欢花 15g，龙胆草 15g，炒酸枣仁 15g。

患者服药 14 剂后复诊，诉心慌平稳，能睡眠 4 个多小时，焦虑减轻，手足心热好转。化验肝功示 ALT 45U/L。调整处方继续治疗，原方减黄芩、泽泻、合欢花、龙胆草，加白芍 15g，连翘 15g，丹参 15g。

患者服药 14 剂后复诊，诉兴奋症状已经平稳，口苦消失，睡眠 6 个多小时，颈肿消失，心慌、手足心发热已基本消失。甲功示 T_3、T_4 下降，数值基本接近正常；转氨酶正常。B 超示甲状腺弥漫性病变好转。处方：夏枯草 30g，熟地黄 30g，酒山茱萸 15g，丹参 30g，牡丹皮 10g，郁金 20g，桔梗 10g，连翘 15g，党参 30g，麦冬 15g，五味子 10g，黄芪 30g，黄精 20g，炙鳖甲 20g，炒白术 30g，女贞子 15g，枳壳 10g，合欢花 15g，白芍 15g，炒酸枣仁 15g。14 剂。

第九章　免疫功能检测与中医

一、化验检测及临床意义

免疫检查主要包括免疫球蛋白检测（IgG、IgA、IgM、IgE、IgD）、补体测定、各种免疫细胞因子、相关抗核抗体检测。

（一）免疫球蛋白检测

1. IgG

IgG 升高：见于系统性红斑狼疮、萎缩性门静脉性肝硬化、慢性活动性肝炎、类风湿关节炎、亚急性细菌性心内膜炎、IgG 型骨髓瘤、某些感染性疾病、IgG 型单克隆丙种球蛋白病等。

IgG 降低：见于抗体缺乏症、免疫缺陷综合征、非 IgG 型多发性骨髓瘤、重链病、轻链病、肾病综合征、某些白血病、烧伤、变应性湿疹、天疱疮、肌紧张性营养不良等。

2. IgA

IgA 升高：见于 IgA 型多发性骨髓瘤、类风湿关节炎、系统性红斑狼疮、肝硬化、慢性肝病、亚急性或慢性感染性疾病（如结核、真菌感染等）、囊性纤维化、家族性嗜中性粒细胞减少症、乳腺癌、IgA 肾病等。

IgA 降低：见于自身免疫疾病、输血反应、原发性无丙种球蛋白血症、继发性免疫缺损、遗传性或获得性抗体缺乏症、选择性 IgA 缺乏症、蛋白丢失性肠病、烧伤等。接受免疫抑制剂治疗者、妊娠后期女性也可有 IgA 降低。

3. IgM

IgM 升高：见于巨球蛋白血症、类风湿关节炎、系统性红斑狼疮、肝病及某些感染性疾病等。

IgM 降低：见于原发性无丙种球蛋白血症、继发性免疫缺损等。

4. IgE

IgE 升高：见于过敏性体质及过敏性疾病，如哮喘、过敏性鼻炎、荨麻疹等。

IgE 降低：见于恶性肿瘤、毛细血管扩张症、肾病综合征等。

5. IgD

IgD 升高：见于 IgD 型多发性骨髓瘤、单核细胞性白血病、流行性出血热、过敏性哮喘、特应性皮炎等。妊娠末期女性、吸烟者的 IgD 也可出现生理性升高。

IgD 降低：见于原发性无丙种球蛋白血症等。

（二）补体测定

C3、C4

C3、C4 升高：见于风湿热急性期、结节性动脉周围炎、皮肌炎、心肌梗死、赖特（Reiter）综合征和各种类型的多关节炎等。

C3、C4降低：见于自身免疫性慢性活动性肝炎、系统性红斑狼疮、多发性硬化症、类风湿关节炎、IgA肾病、亚急性硬化性全脑炎等。

（三）炎性因子检测

1. IL-1β

IL-1β升高：见于炎症及自身免疫性疾病、感染性疾病、肿瘤、骨髓移植、阿尔茨海默病、中暑和肝硬化等。如IL-1β大量产生则易引起发热和恶病质。

2. IL-2

IL-2升高：见于炎症及自身免疫性疾病，如类风湿关节炎、系统性红斑狼疮、代谢综合征、青少年风湿性关节炎、青少年慢性结肠炎、溃疡性结肠炎、1型糖尿病、HIV感染、弓形虫感染、霍奇金病、非霍奇金淋巴瘤、肝（肾）移植后、酒精性肝硬化、精神分裂症和血透治疗等。IL-2升高可提升白血病患者细胞免疫功能，引起抗肿瘤效应。

3. IL-4

IL-4升高：见于哮喘。

4. IL-6

IL-6升高：见于风湿病、类风湿关节炎、系统性红斑狼疮、甲状腺炎、艾滋病、硬皮病、酒精性肝硬化、慢性活动性肝炎、肾小球肾炎、银屑病等。肿瘤恶化，如浆细胞瘤、慢性淋巴细胞白血病、急性髓样白血病、多发性骨髓瘤、淋巴上皮样细胞淋巴瘤、霍奇金病、心脏黏液瘤、宫颈癌等患者，也可见IL-6升高。

5. TNF-α

TNF-α升高：见于自身免疫性疾病，如类风湿关节炎、银屑病、局限性肠炎、代谢综合征、重症肌无力、系统性红斑狼疮等，以及脓毒血症，某些感染如疟疾、艾滋病等。TNF-α可引起肿瘤坏死，具有抗肿瘤作用；TNF-α可诱导机体发生恶病质。

（四）相关抗核抗体

在临床中，一些疾病除常规检查外，还需要检测相关的抗核抗体，具体如下。

1. 系统性疾病

类风湿关节炎（RA）：检测类风湿因子（RF）和抗环瓜氨酸肽（CCP）抗体。

系统性红斑狼疮（SLE）：检测抗Sm抗体、抗核糖体P蛋白抗体（与中枢神经系统、肾脏和肝脏受累相关）、抗核小体抗体（活动期）。

混合性结缔组织病：检测抗U1RNP抗体。

干燥综合征（SS）：检测抗SSA抗体和抗SSB抗体。

进行性系统性硬化症：检测抗Scl-70抗体。

多发性肌炎（PM）：检测抗Jo-1抗体。

皮肌炎：检测Mi-2抗体。

抗磷脂综合征（APS）：检测抗磷脂抗体。

2. 自身免疫性肝病

自身免疫性肝炎（AIH）：检测抗线粒体抗体（AMA）、抗平滑肌抗体（ASMA）。

与自身抗体阳性AIH患者相比，自身抗体阴性的AIH患者多处于疾病初期，IgG不高，临床易漏诊，因此，早期积极地进行肝穿刺病理活检尤为重要。

原发性胆汁性胆管炎（PBC）：检测抗线粒体抗体（AMA）。

3. 自身免疫性胃肠道疾病

自身免疫性胃炎（AIG）：检测抗胃壁细胞抗体（PCA）、内因子抗体（IFA）。

自身免疫性肠病（AIH）：检测抗肠上皮细胞自身抗体（AE）、抗杯状细胞抗体（AG）。

克罗恩病（CD）：检测抗酿酒酵母抗体（ASCA）。

麸质敏感性肠病：检测抗肌内膜抗体（EMA）。

4. 抗GBM型肾小球肾炎

对于抗GBM型肾小球肾炎，需要检测抗肾小球基底膜（GBM）抗体、抗磷脂酶A2受体（PLA2R）抗体。

抗GBM抗体可引起肺－肾综合征、急进性肾小球肾炎等多种自身免疫病。

5. 甲状腺疾病

自身免疫性甲状腺炎（AIT）：检测抗甲状腺过氧化物酶抗体（TPOAb）、抗甲状腺微粒体抗体（TMAb）。

桥本甲状腺炎：检测抗甲状腺球蛋白抗体、TPOAb。

Graves病：检测抗促甲状腺激素受体抗体。

6. 糖尿病

1 型糖尿病：检测抗胰岛细胞抗体（ICA）、抗胰岛素抗体（IAA）。

胰岛自身免疫活动的早期标志物是抗酪氨酸磷酸酶（IA2）抗体。

二、病理与化验

随着社会的发展和环境的改变，疾病的种类也发生了很大变化，生物因素（如细菌感染）和营养不良等引起的疾病已大为减少，而由情绪、精神、环境刺激引起的自身免疫功能障碍的慢性疾病逐渐增多。部分人群时常觉得很疲惫，内心感到无助，甚至有一种与他人的疏离感。很多人说这是生活、工作压力大导致的，但实际上，这种状态可能并非简单的压力过大，而是身体在向你发出警告，提示你的 DNA 甲基化水平和免疫功能需要关注和调整。《临证指南医案》曰："心境愁郁，内火自燃，乃消症大病。"

免疫系统最常见的疾病是自身免疫系统疾病，主要是过度免疫反应导致大量免疫细胞和免疫球蛋白堆积，损害了正常组织，使之发生病变和功能损害。自身免疫系统疾病发生在皮肤，就是过敏性皮炎和各类皮损；发生在关节，就是关节炎；发生在血管，就是血管炎；发生在肾脏，就是肾炎等。

代谢性疾病如糖尿病、动脉粥样硬化症、高脂血症、脂肪肝、痛风性关节炎、慢性阻塞属性肺气肿、甲状腺功能减退症、骨质疏松等，以及这些疾病导致的一系列问题，都会引起免疫系统损害。

（一）基因甲基化与疾病

人的基因并非长久不变的。DNA 的甲基化和去甲基化处在持续的动态当中，人的快乐、忧伤、高矮、胖瘦、外向、内向、健康、疾病均取决于 DNA 甲基化水平。甲基化相当于一把钥匙，人体免疫系统这扇门何时打开或关闭，取决于后天人体的经历。人的身体就像一座城堡，而免疫系统就是城堡的守卫者。DNA 甲基化，就像城堡中的秘密信号系统，能够控制基因的表达。当甲基化水平异常时，“城堡”的“通信系统”可能出现故障，导致“守卫者”无法正确识别敌人，甚至可能误伤自己人。因此，DNA 甲基化的平衡对于免疫系统的正常运行至关重要。

表观遗传改变指 DNA 序列不变而基因结构发生改变，常见的方式有 DNA 甲基化。DNA 甲基化是在 DNA 甲基转移酶的催化下，将一个甲基基团加到 CpG 岛胞嘧啶的第 5 位碳原子上，形成 5- 甲基胞嘧啶，从而改变这些分子原本的化学性质。

通常认为，DNA 甲基化负向调控基因的表达水平。一般情况下，即当 DNA 发生甲基化时，基因表达水平下调，而当 DNA 发生去甲基化时，DNA 甲基化表达水平上调。DNA 甲基化的异常可能会导致基因表达的混乱，进而引发各种疾病。

人类内源性逆转录病毒（HERVs）激活、DNA 甲基转移酶（DNMT）活跃，会导致 DNA 甲基化异常，引起基因在 mRNA 水平的异常表达。mRNA 甲基化修饰尤其是 N6- 甲基腺苷（m6A）和 5- 甲基胞嘧啶（m5C）甲基化修饰，是免疫应答和免疫细胞中的关键调节因子。这些调节因子通过多种途径，包括致癌基因增多和活跃，抑癌基因减少和失活，使机体发生免疫监视障碍，炎性及免疫细胞因子发生改变，导致各种疾病发生。

1. 甲基化与系统性疾病

（1）类风湿关节炎（RA）：在风湿性疾病中，DNA 甲基化可导致关节软骨破坏，加速 RA 的进展。RA 患者外周血单核细胞、B 细胞、T 细胞等都表现出甲基化状态的改变。

m6A 甲基化修饰在 RA 患者外周血单个核细胞（PBMC）中发挥重要作用。

雷公藤甲素（TP）可能通过靶向 m6A 甲基化修饰结合蛋白 IGF2BF3，发挥治疗 RA 的作用。

（2）炎症性肠病（IBD）：IBD 患者多种基因的甲基化水平会发生变化，如 Thrap2、Fancc、Dok2 等。这些变化激发了机体体液免疫和细胞免疫。

自身免疫性胃炎是由 $CD4^{+}$T 细胞介导的自身免疫性疾病，患者表现为胃体黏膜固有腺体萎缩，常伴肠上皮化生和（或）假幽门腺化生，维生素 B_{12} 缺乏。

（3）银屑病：银屑病的病理进程与 Pdcd5 和 Timp2 启动子区的异常甲基化密切相关。Sfrp4 是 Wnt 信号通路的负调控因子，能够直接抑制角质形成细胞的过度增殖。在银屑病皮损部位，该基因呈现高甲基化的状态。

（4）系统性红斑狼疮（SLE）：人类内源性逆转录病毒大

多数沉默，但近年来，有研究者在肿瘤、自身免疫性疾病中发现人类内源性逆转录病毒异常激活，参与疾病的发生发展。

SLE 患者 $CD4^{+}T$ 细胞中淋巴毒素α（LTA）、ERV3-16A3、I-int、LTR40C、LTR16A、THE1B、MER21C 和 MLT1F1 的 DNA 低甲基化，导致人类内源性逆转录病毒量升高，进而激活 INF-α 通路，通过先天免疫系统的激活增强免疫炎症反应，导致 SLE 的病理改变。

2. 甲基化与肿瘤

DNA 甲基化参与了早期肿瘤发生的进程，并推动肿瘤发展。m6A 甲基化修饰可以调节肿瘤微环境中免疫细胞的浸润、存活、分化或极化，促进肿瘤细胞的增殖和转移，进而影响免疫治疗的效果。

DNA 甲基化只能发生在胞嘧啶 C 上，被称为 CpG 岛。肿瘤组织中 CpG 岛的甲基化水平较正常组织升高。CpG 岛甲基化水平的上升导致抑癌基因的转录沉默而失活。此外，CpG 岛甲基化水平还与肿瘤的恶性程度呈正相关。

DNA 甲基转移酶（DNMT）家族由具有催化活性的 DNMT1、DNMT3A 和 DNMT3B 组成，它们对 CpG 岛内二核苷酸内的胞嘧啶进行甲基化。现有很多研究应用靶向 DNMT 治疗癌症。

（1）在睾丸癌、卵巢癌、尿路上皮癌和肾细胞癌中，人类内源性逆转录病毒含量升高，担任促癌因子的角色。

（2）膀胱癌：膀胱癌患者 m6A 和 m5C 甲基化修饰异常。m6A 甲基转移酶 3（METTL3）在膀胱癌组织中的高表达，发挥了癌基因作用。m6A 去甲基化酶（FTO）在膀胱癌组织中表达增加，在体内外刺激膀胱癌细胞活力和致癌性方面发挥了癌基因的功能。FTO 抑制剂在体内外均表现出显著的抗肿瘤作用。

（3）乳腺癌：乳腺癌患者中，转录因子 PITX2 基因突变是个重要因素，能促进肿瘤发展和预后不良。有研究表明，若 PITX2 基因的甲基化程度较低，90% 的患者在之后的 10 年癌症没有复发；若 PITX2 基因的甲基化程度较高，65% 的患者在之后的 10 年癌症没有复发。

3. 甲基化与代谢、其他疾病

m6A 对 RNA 的动态调控是通过相关的酶调节脂肪生成、葡萄糖和脂质代谢、胰岛 β 细胞功能、胰岛素抵抗、血糖稳态和骨形成等进程，进而在肥胖症、2 型糖尿病、非酒精性脂肪性肝病和骨质疏松症的发生发展中发挥关键作用。

（1）肥胖：FTO 可通过调节胃饥饿素、促脂肪生成因子、过氧化物酶体增殖物激活受体等蛋白的表达，调控脂肪细胞分化和脂肪生成，从而影响肥胖的发生发展。

有研究表明，肥胖和 2 型糖尿病（T2DM）患者肠道菌群多样性显著降低，相比健康人群，其产丁酸菌的多样性和游离脂肪酸受体 3（FFAR3）基因启动子甲基化水平显著降低。

（2）2 型糖尿病：高脂饮食会增强 2 型糖尿病患者的 FTO 表达，导致 m6A 甲基化表达减少，并促进与脂质代谢相关的转录因子的基因表达，从而使 2 型糖尿病患者血清葡萄糖水平显著升高，进一步加剧 2 型糖尿病的病理进程。

胰岛素启动子的甲基化导致胰岛素基因的沉默。

（3）非酒精性脂肪性肝病（NAFLD）：FTO下调m6A水平，降低线粒体含量，增加甘油三酯沉积，促进脂肪在肝脏的积累，加剧NAFLD进程。

（4）焦虑障碍：是当下比较普遍的精神类疾病。其发病机制除受遗传因素的影响外，表观遗传修饰同样发挥了非常关键的调控作用。DNA甲基化是表观遗传修饰的一种重要形式，具有很强的环境敏感性，许多基因在环境应激下的甲基化改变可对焦虑障碍等精神类疾病产生影响。儿童、青年时期的不健康生活环境、酒精刺激、头颅外伤等都可导致糖皮质激素受体基因（NR3C1）、脑源性神经营养因子（BDNF）基因、催产素受体（OX–TR）基因及神经肽Y（NPY）基因等应激相关基因的甲基化修饰，产生焦虑障碍。

（5）孤独症谱系障碍（ASD）：甲基化的人类白细胞抗原（HLA）基因及其参与的免疫炎症过程在ASD的发生发展中发挥了重要作用。这些基因包括HLA–DRB1、HLA–DRB5、HLA–DQA1等。

（6）生活模式和甲基化：甲基化模式是癌症的早期预警信号。吸烟会使抗癌基因发生甲基化；口服槟榔可以使三种抑癌基因发生甲基化；肥胖更容易使子代基因甲基化，也发生肥胖。叶酸和维生素B_{12}可以抑制基因甲基化，孕妇补充叶酸和维生素B_{12}，可以减少胎儿出现发育障碍、畸形的概率；绿茶可以抑制抗癌基因发生甲基化，降低癌症的发生风险。

（二）慢性炎症

1. 炎症与免疫

炎症与免疫过程是密切相关的。炎症不但参与了特定疾病的发生发展，而且一旦炎症反应从短期急性向长期慢性转变，低水平的、非感染性（即“无菌”）状态的系统性慢性炎症（SCI）持续发展，可能导致免疫耐受性下降，还会导致各种精神和身体的健康问题。炎症的表观遗传调节在巨噬细胞、肝脏细胞、免疫细胞和血管细胞中最明显。

2. 炎症与代谢

炎症会导致机体代谢和神经内分泌发生一系列变化。炎症反应的生物行为包括情绪悲伤、兴趣缺失、疲劳、性欲减退、食物摄入减少、睡眠和社交行为回退、血压升高、胰岛素抵抗和血脂异常。这可能会增加青年人和老年人罹患各种非传染性疾病的风险。SCI 还可以损害正常的免疫功能，导致机体对感染和肿瘤的敏感性增加，同时使疫苗的免疫作用效果变差。此外，妊娠期母体和个体儿童期发生的 SCI 可能会严重影响胎儿和个体的发育，甚至导致整个生命周期中非感染性疾病风险的增加。

3. 炎症与抑郁

炎症相关疾病都会表现出抑郁样行为。炎症因子在外周的效应是产生炎症反应，在中枢的作用是启动抑郁样行为。各种炎症相关疾病如生产后、糖尿病、卒中等都容易发生抑郁症。类风湿患者发生抑郁症的概率也明显超过健康人群。

4. 临床检测与研究

炎性因子检测包括IL-1β、IL-6、TNF-α、C反应蛋白（CRP）等。

（1）超过50%的死亡与炎症疾病有关，比如缺血性心脏病、中风、癌症、DM、慢性肾病、NAFLD及自身免疫和神经退行性疾病。

（2）很大比例的肥胖儿童表现出内皮功能障碍、动脉僵硬、巨噬细胞极化和脂肪组织炎症。这些变化与几种激素轴的失调有关，包括脂肪细胞因子（即瘦素、抵抗素）、TNF-α和IL-6。表观遗传学在童年时期就参与了这些炎症因子的调节。细胞因子、趋化因子和急性期蛋白具有较高的循环水平。

（3）抗TNF-α抑制剂疗法可显著降低类风湿关节炎患者的胰岛素抵抗，并提高他们的胰岛素敏感性。

（4）使用TNF-α抑制剂依那西普治疗的类风湿关节炎患者，患阿尔茨海默病的风险大大降低。

（5）使用IL-1β抑制剂卡那单抗治疗有心肌梗死病史和循环CRP水平升高的成年人，与使用安慰剂的患者相比，非致命性心肌梗死、非致命性中风和心血管疾病死亡的发生率较低。

（6）抗抑郁药（舍曲林）加常规内科药物治疗急性冠状动脉综合征，能够抑制炎性反应，明显降低TNF-α和IL-6水平，有效改善抑郁情绪，缓解躯体症状，提高生活质量。

（三）药物研究

1. 去甲基化药物

去甲基化药物如阿扎胞苷与地西他滨，近年来广泛用于临床治疗中。地西他滨通过抑制 DNA 甲基化转移酶的产生，促进抑癌基因恢复至正常状态。阿扎胞苷能显著降低 DNA 甲基化水平和细胞毒作用。DNA 去甲基化可使过度的甲基化抑癌基因发生可逆性变化，恢复甲基化抑癌基因的正常功能，可延长骨髓增生异常综合征患者的生存期。

2. 二甲双胍

二甲双胍是治疗 2 型糖尿病的一线口服治疗药物。近年来的研究表明，该药在治疗风湿性疾病过程中表现突出。

（1）二甲双胍通过上调调节性 T 细胞的功能，下调 Th17 细胞的分化，抑制破骨发生，改善实验性类风湿关节炎。二甲双胍能够增强细胞抗溶酶体作用，有效降低胶原诱导关节炎的疾病严重程度。

（2）自体反应 $CD4^{+}$T 细胞是 SLE 的活性调控因子，它依赖于糖酵解和线粒体代谢的双重上调，进而发挥活性功能。二甲双胍作为一种氧代谢的抑制剂，通过抑制糖酵解和线粒体代谢来实现 T 细胞代谢的正常化，治疗 SLE。

（3）二甲双胍具有减少患者胰岛素抵抗、降低尿酸和减轻关节综合征的作用。其降低尿酸的机制可能是通过抑制游离脂肪酸的生物合成，从而减少了尿酸的形成，以此治疗痛风。

3. 单克隆抗体药物

目前对于免疫系统相关疾病的治疗，有很多单克隆抗体药物。其优势是靶向明确，面对通路目标准确，疗效确定，所以对疾病的主要症状改善是非常有效的。另外，疾病的发生往往是有多因素、多种细胞因子、多通路叠加在内，所以，单克隆抗体药物并不是对所有患者有效，也并不是对疾病的所有症状有效。同时，单克隆抗体药物对全身也有明显不良的系统性反应，比如感染、皮肤损害、消化障碍等。

临床中使用阿扎胞苷、地西他滨、甲氨蝶呤、单克隆抗体药物治疗疾病尚可，但应用这些药物预防疾病尚不现实。因此，天然性食物，以及中药等具有天然属性及多靶点协同作用的药物就成为对抗基因甲基化、遗传表观学的发生、慢性炎症的必然选择。

三、现代中医学研究与治疗

DNA 的甲基化变化与中医学的阴阳理论有隐约相似之处。中医学认为“阴平阳秘，精神乃治”，此即平衡。“阴平”即阴气平顺，“阳秘”即阳气固守，是阴阳两者互相调节而维持的相对平衡。西医学认为，免疫系统疾病发生的基本机制就是人体免疫失去平衡，或免疫缺陷，或免疫亢进。中医学认为，疾病的病因一是先天、后天不足，二是外感六淫。

（一）现代中医学研究

1. 类风湿关节炎（尪痹、顽痹）

中医学认为，类风湿关节炎是人体营卫失调，感受风、寒、湿、热之邪，合而为病；或日久正虚，内生痰浊、瘀血、毒热，正邪相搏，气血痹阻，失于濡养，甚则累及脏腑的一类疾病。

中医辨证论治：①风寒痹阻。治宜疏风散寒，温经通络。方药：乌头汤、麻黄附子细辛汤、防风汤等。②风湿痹阻。治宜祛风除湿，通络止痛。方药：羌活胜湿汤、蠲痹汤等。③湿热痹阻。治宜清热除湿，宣痹通络。方药：白虎加苍术汤、宣痹汤、加减木防己汤等。④热毒瘀阻。治宜清热解毒，凉血通络。方药：犀角地黄汤、清瘟败毒饮等。⑤瘀血痹阻。治宜活血化瘀，舒筋通络。方药：身痛逐瘀汤、大黄䗪虫丸、桃花四物汤等。⑥热盛痹阻伤阴。治宜清热凉血，活血散瘀。方药：玉女煎、四妙勇安汤等。⑦痰瘀阻络。治宜活血化瘀，化痰通络。方药：阳和汤合桃红四物汤、双合散等。⑧营卫不和。治宜调和营卫，解肌通络，祛邪止痛。方药：麻黄加术汤、黄芪桂枝五物汤等。发病中后期，涉及气虚、阴虚、血虚、肝肾不足等证候，随证治之。

2. 干燥综合征（燥痹）

本病的基本病机是阴虚津亏，燥、热、痰、瘀、毒为病理因素。中医辨证论治：①阴虚津亏。治宜滋养阴液，生津润燥。方药：沙参麦冬汤加减。②阴虚热毒。治宜清热解毒，润燥护阴。方药：养阴清肺汤加减。③阴虚血瘀。治宜活血通络，滋阴润燥。方药：沙参麦冬汤合血府逐瘀汤加减。

3. 强直性脊柱炎（骨痹、大偻）

本病病机是正虚邪干，肾虚督空，气血不足，寒湿或寒湿化热。急则治标，缓则治本，通督脉是主要治法。督脉总督诸阳，此阳一升，则诸阳听令。中医辨证论治：①肾虚督寒。治宜补肾强督，祛寒除湿。②肾虚湿热。治宜补肾强督，清热利湿。强直性脊柱炎的临床常用药物如下。

鹿角制品：督脉病常用鹿角制品作为引经药物。鹿角生于头顶，属至阳之品，善通督脉。《奇经八脉考》云："鹿运尾闾，能通督脉。"其中鹿茸助督脉之阳，鹿角胶补督脉之精血，鹿角霜通督脉之气。虚证可用鹿茸、鹿角胶以补督脉气血，实证可少佐鹿角霜以宣通督脉阳气。

羌活：《本草备要》载："搜胖风，治风湿相搏，本经（太阳）头痛，督脉为病，脊强而厥。"羌活用于督弱寒湿痹。羌活有较强的通督脉作用，除用于督脉疾病的寒证外，还可用于热证，如《洞天奥旨》解苦散，组方：玄参五钱，生地五钱，羌活一钱，黄柏二钱，白茯苓三钱，升麻五分，丹皮三钱。

羊骨：性温味甘，暖肾阳，通督脉，壮筋骨，健腰脚，常于冬季食用，可治疗虚劳羸瘦、腰膝无力、筋骨冷痛等症状。

4. 系统性红斑狼疮（蝴蝶疮）

本病是本虚标实之证，郁热、风湿、瘀阻、水饮为标。中医辨证论治：①热毒炽盛。治宜清热凉血，解毒化瘀。方药：三石汤合清营饮加减。②阴虚内热。治宜养阴清热，凉血活血。方药：玉女煎加减。③瘀热痹阻。治宜清热凉血，活血化瘀。方药：四妙勇安汤加生地黄、丹参、川芎。④热郁积饮。治宜养阴清热，利水蠲饮。方药：玉女煎合葶苈大枣泻肺汤。⑤气阴两虚，治宜益气养阴，健脾生血。方药：生血汤加减。⑥瘀热伤肾。治宜补肾养阴，活血利水。方药：清肾汤加减。⑦脾肾两虚。治宜补脾益肾。方药：清肾汤合蠲饮汤加减。

5. 自身免疫性肝病

中医辨证论治：①早期肝郁脾虚证，表现为轻度的消化道症状、疲倦、乏力，肝区疼痛。治宜疏肝健脾，方用逍遥散加减。②中期黄疸湿热内蕴证。治宜清热利湿，利胆退黄，方用茵陈蒿汤、茵陈五苓散、小柴胡汤加减。③日久必伤及脏腑，变证多见，气阴两虚、肝肾阴虚、脉络瘀阻证，分别予参灵颐肝汤、滋水清肝饮、膈下逐瘀汤加减。

6. 自身免疫性胃炎

中医辨证论治：①疾病潜伏期，邪潜少阴，正气尚充。治宜健脾益肾，填精养正法，方用四君子汤合四逆散。②疾病发作期，邪盛正亏，气阴两虚。治宜滋肝益胃，调气养阴，方用一贯煎加减。③疾病进展期，痰瘀内停，络虚络阻。治宜燥湿化痰，祛瘀通络，扶助脾胃，方用黄连温胆汤加减。④疾病后期，痰瘀久居，热郁成毒。治宜健脾养血，散结解毒，方用失笑散和丹参饮加减。

7. 炎症

急性炎症多为阳证、热证、实证，治疗当以祛邪为主，邪去则正安；慢性炎症病势缓慢，缠绵难愈，多为虚实夹杂，虚证为主，治疗当以扶正为主，祛邪为辅，正旺则邪可除，而病自愈。

炎症的发展趋势与基因表达的变化有关，基因表达的变化与细胞环境有着密切的相互作用关系。在炎症环境中，炎症介质、促炎的细胞因子促使产生大量自由基。

中药配伍从微观角度、多个方向调节细胞的生物环境。这些调节细胞生物环境的主要方法和药物有以下几种：

（1）用含植物激素、甾体或类似物的药物调节身体的应激状态，部分阻断炎症介质分子花生四烯酸衍生物的产生。这类药物有甘草、土茯苓、金刚藤、牛膝、知母、浙贝母、半夏、天南星等。

（2）用含环氧化酶和脂氧化酶抑制剂的药物适当阻断炎症介质分子的生成。这类药物有乳香、没药、黄连、黄柏、黄芩、蒲公英、卷柏、车前草、积雪草等。

（3）用富含黄酮和酚类成分的药物抗击氧自由基，调节细胞环境中的氧化－抗氧化状态。这类药物有白花蛇舌草、半枝莲、金钱草、姜黄、郁金、葛根等。

（4）用增强免疫功能的药物促进炎性组织被破坏、吞噬和转移。这些药物有黄芪、党参、太子参、茯苓、猪苓、冬虫夏草等。

（5）用促进血循环、利尿和通便的药物促使被破坏的炎症组织、代谢废物转移和排出体外。这类药物有丹参、当归、红花、山楂、三七、三棱、莪术、陈皮、薏苡仁、赤小豆、车前子、大黄等。

（6）用具有抗菌和抗病毒作用的药物，阻断炎性分子的继续产生和发挥作用。这类药物有金银花、连翘、紫花地丁、板蓝根、猫爪草、车前草、穿心莲、鱼腥草、野菊花、贯众、蒲公英、射干、穿心莲、北豆根等。

上述的一些药物很可能有多重作用，因此，每一个治疗慢性炎症的处方，都可能不同程度地运用了各种类型的药物和各种方法。

（二）临床和实验研究

（1）白虎加桂枝汤具有良好的抗炎作用，可能通过影响湿热痹阻型类风湿关节炎大鼠DNA甲基化ACXT、AHCY、RPL3表达水平，进而控制炎症因子的生成与释放，从而达到改善类风湿关节炎症状的目的。

（2）豨莶草可以通过抑制IgG，抑制T细胞的增殖作用，降低血清和组织中的IL–1β、IL–6、IL–17、MMP–3的表达水平，降低循环免疫复合物，调整机体的免疫功能，抑制局部组织的炎症介质，改善病理反应，从而减轻风湿性关节炎和类风湿关节炎关节的局部炎症反应。

（3）温化蠲痹方（防风、白芥子、威灵仙、僵蚕、全蝎、蜈蚣、白芷、丹参、忍冬藤等）可能通过上调RA患者低表达的甲基化转移酶DNMT1、DNMT3a、DNMT3b，恢复DNA甲基化水平，减少下游IL–8、IL–6等炎性细胞因子分泌。该药同时下调miRNA–146a表达，参与细胞内全新甲基化过程，进而对下游滑膜细胞的mRNA及蛋白水平炎症因子如金属蛋白酶（MMP）、IL–6、IL–17、Bel蛋白的异常产生深远影响，对RA全身自身免疫紊乱导致的各种大分子的免疫复合物及其沉积有着重要的作用。

（4）左归丸可通过降低骨髓间充质干细胞β–catenin基因的甲基化水平，使其向成骨细胞分化，抑制骨髓间充质干细胞向脂肪细胞分化，起到保护软骨的作用。

（5）复方苁蓉益智胶囊（制何首乌、荷叶、肉苁蓉、地龙、漏芦）联合银杏叶提取物治疗阿尔茨海默病，可有效抑制血清 IL-18、IFN-γ 表达，有效提高患者认知功能和日常生活能力，具有较好的临床疗效。

（6）大黄素能够调节自身免疫性甲状腺炎大鼠 T 淋巴细胞之间的平衡，以此来抑制 Th1/Th2 分化，维持细胞及体液免疫正常功能。

（7）丹参提取物能减轻甲状腺功能亢进症模型大鼠的炎症浸润，减轻其心肌损伤程度。

（8）桑色素能下调自身免疫性甲状腺炎大鼠的 TPoAb、TgAb、T_3 和 T_4 水平，下调炎症因子 IL-17、INF-γ 水平，上调炎症因子 IL-4 水平。

（9）夏枯草可通过降低毒性弥漫性甲状腺炎患者自身抗体水平来调节机体的异常免疫功能，减轻机体的炎性反应，改善患者甲状腺功能。

（10）黄芩素对实验性自身免疫性脑脊髓炎小鼠发病具有防治作用，且呈剂量依赖性，剂量越大，效果明显。

（11）表没食子儿茶素没食子酸酯治疗肥胖，通过抑制 FTO，同时上调 YTHDF2，并促进 YTHDF2 识别和降解甲基化 mRNA，进一步抑制细胞周期素 A2 和细胞周期蛋白依赖性激酶 2 蛋白表达，阻断有丝分裂克隆扩增以抑制脂肪生成，从而预防肥胖的发生。

（12）姜黄素（1～2 个月）治疗 2 型糖尿病，可改善蛋白尿，减少促纤维化细胞因子（转化生长因子 -β 和 IL-8），并改善微血管病变。

（三）药物研究

（1）黄芩苷、柚皮苷、柴胡皂苷、五味子乙素、水飞蓟素、青藤碱抑制细胞炎性因子表达；淫羊藿苷抑制软骨细胞损伤和凋亡；葛根素抑制心肌细胞损伤和凋亡；大黄素维持细胞和免疫正常功能；大黄酸、小檗碱诱导巨噬细胞炎性因子产生和释放；雷公藤多苷抑制特异性抗体 IgG 的形成，还可抑制人外周血单核细胞分泌 IL–1、IL–6、IL–8，改善氧化应激状态，抑制自身免疫应答；石榴皮多酚降低血糖、血压，减轻炎性反应；姜黄素抑制肾小球硬化；厚朴酚抑制 T 细胞失衡引起的过度炎症反应；木瓜苷、青藤碱、威灵仙总皂苷都可以抑制自身免疫性疾病的炎性反应；黄芪皂苷甲和黄芪多糖具有增强免疫力的功能，促进浆细胞增生与抗体合成，促进 IL–2 的生成和 IL–2 受体的表达，使 TNF–α 的 mRNA 表达下降以减轻炎性反应，调节免疫功能低下。

（2）益肾蠲痹丸：温补肾阳，益肾壮督，搜风剔邪，蠲痹通络。本品适用于顽痹（类风湿关节炎）。组方：骨碎补、熟地黄、当归、徐长卿、土鳖虫、僵蚕、蜈蚣、全蝎、蜂房、广地龙、乌梢蛇、延胡索、鹿衔草、淫羊藿、寻骨风、老鹳草、鸡血藤、葎草、生地黄、虎杖。

（3）金龙胶囊：破瘀散结，解郁通络。本品适用于癥瘕痞块、癌肿。组方：鲜守宫、鲜金钱白花蛇、鲜蕲蛇。

（4）固本益肠片：健脾温肾，涩肠止泻。本品适用于脾肾阳虚所致的泄泻（炎症性肠病）。组方：党参、炒白术、补骨脂、麸炒山药、黄芪、炮姜、酒当归、炒白芍、醋延胡索、煨木香、地榆炭、煨赤石脂、儿茶、炙甘草。

（5）固肠止泻丸：调和肝脾，涩肠止痛。本品适用于肝脾不和之泻痢腹痛。组方：乌梅、黄连、干姜、木香、罂粟壳、延胡索。

（6）防风通圣丸（麻黄、防风、荆芥、薄荷、连翘、桔梗、川芎、当归、白术、黑山栀、大黄、芒硝、石膏、黄芩、滑石、甘草、白芍）：解表通里，清热解毒。本品适用于腹部皮下脂肪充盈，即以脐部为中心的膨满型（腹型）肥胖，尤其伴有经常便秘并且有高血压倾向的人，还可治疗过敏性皮炎、鼻炎、湿疹、痤疮等慢性炎性疾病。中医学认为，该药有祛除食毒和水毒的作用，可治疗体内有食毒（即广义的肠源性中毒，由于肠内停滞的粪便引起了各种疾病，难以治愈）和水毒（体液分布不均匀时发生的状态，即体内发生水代谢异常的状态，可引起病理的渗出液及异常分泌等）等瘀滞状态。

四、古籍记载

风湿性关节炎属中医学“历节”“痹证”“尪痹”范畴；血管炎属中医学“血痹”范畴；红斑狼疮属中医学“蝴蝶疮”范畴；免疫性肝炎属中医学“胁痛”“黄疸”范畴；免疫性胃肠炎属中医学“胃痛”“痞满”“腹泻”等范畴；肥胖症属“肥人”“膏粱”范畴；免疫功能低下属于中医学“伏邪”范畴。

（1）《素问·刺法论》曰：“正气存内，邪不可干。”

（2）《素问·痹论》曰：“风寒湿三气杂至，合而为痹也。”

（3）《难经·二十九难》曰：“督之为病，脊强而厥。”

（4）《金匮要略·中风历节病脉证并治》论中风历节病，曰："诸肢节疼痛，身体尫羸，脚肿如脱，头眩短气，温温欲吐，桂枝芍药知母汤主之。""病历节，不可屈伸，疼痛，乌头汤主之。"

（5）《诸病源候论·风病诸候上》曰："血痹者，由体虚，邪入于阴经故也。血为阴，邪入于血而痹，故为血痹也。"

（6）《诸病源候论·风病诸候下》曰："历节风之状，短气，自汗出，历节疼痛不可忍，屈伸不得是也。由饮酒腠理开，汗出当风所致也。亦有血气虚，受风邪而得之者。"

（7）《备急千金要方·卷八治诸风方》曰："夫历节风着人，久不治者，令人骨节蹉跌。"

（8）《温病条辨·中焦篇》曰："湿聚热蒸，蕴于经络，寒战热炽，骨骱烦疼，舌色灰滞，面目萎黄，病名湿痹，宣痹汤主之。"

（9）《灵枢·逆顺肥瘦》曰："广肩，腋项肉薄，厚皮而黑色，唇临临然，其血黑以浊，其气涩以迟。"

（10）《伤寒论》论及赤石脂禹余粮汤，曰："伤寒，服汤药，下利不止，心下痞硬。服泻心汤已，复以他药下之，利不止。医以理中与之，利益甚。理中者，理中焦，此利在下焦，赤石脂禹余粮汤主之。"现代常用该方治疗自身免疫性肠炎等。

五、医案

1. 杨震治疗自身免疫性肝炎

王某，女，35岁。患者皮肤瘙痒，反复肝功能异常1年。

患者平素情绪易急躁，右胁有憋胀感，口干，双目干涩，形体偏瘦。舌质红边赤，苔薄白，舌下络脉迂曲，脉沉弦。肝功能：ALT 342U/L，AST 164U/L，白蛋白（ALB）38g/L。肝抗原谱系列：抗核抗体（+），抗可溶性肝抗原抗体（SLA）/肝胰抗原（LP）（+）。上腹部彩超：肝囊肿（17mm×15mm）。无创肝纤维化检查：脂肪含量（CAP）170dB/m，肝脏硬度值（E）14.1kPa，排除病毒性肝炎。西医诊断：自身免疫性肝炎；肝囊肿。中医诊断：积聚（气阴不足）。西医予以保肝、降酶等对症治疗。中医予益气养阴治疗。处方：党参、麦冬、醋五味子、生地黄、紫草、茜草、板蓝根、白芍、当归各15g，蜜百合20g，佛手、枸杞子各10g。

患者服药5剂后复诊，诉胁下憋胀感、口干减轻。

患者继服5剂，复查肝功能：ALT 53U/L，AST 25U/L，白蛋白（ALB）45g/L，继续门诊治疗，效不更方，随诊加减用药。

3个月后复诊，患者诸症消失，复查肝功能正常。

2. 刘喜德治疗干燥综合征

沈某，女，39岁。患者口干，眼干，眼痒，潮热盗汗，夜寐不安，纳食及小便可，大便干结，每天1次，舌质暗，少苔，脉细数。抗SSB抗体（+），唇腺活检示淋巴细胞浸润。西医诊断：干燥综合征。中医诊断：燥痹（肺胃阴虚型）。治法：滋阴化毒，宣肺通络。处方：生地黄、玄参、天花粉各15g，葛根30g，北沙参20g，百合、牡丹皮、麦冬各12g，佛手、制玉竹各10g，桔梗6g，甘草5g，水蛭3g。

患者服药7剂后复诊，诉口干、眼干之症明显改善，潮热、盗汗得以缓解，大便可，自觉乏力，舌质暗。苔薄黄，脉弱。上方去桔梗，加太子参。

患者服药14剂后复诊，诉诸症皆有改善。

3. 朱良春治疗干燥综合征

季某，女，40岁。患者口干、目微干涩2年，劳累后明显，吞咽畅，视力下降，关节痛以右髋关节为主，行走如常。纳、眠、便调。苔薄黄，质红，脉细弦。查体：猖獗齿，"4"字征（+）。WBC 3×10^9/L，红细胞计数（RBC）3.6×10^{12}/L，血红蛋白（HGB）110g/L，PLT180×10^9/L，ESR 37mm/h，类风湿因子（RF）104IU/mL，IgG19.8mg/L，IgA4.04mg/L，CRP 3.47mg/L。ENA系列示ANA（+），抗核抗体（+），抗双链脱氧核糖核酸（ds-DNA）（－），抗环瓜氨酸多肽抗体（抗CCP）（－）。X线片示腰椎、骶髂关节退变。西医诊断：干燥综合征。中医诊断：燥痹（肾虚骨痹，经脉痹阻）。治法：补益肝肾，蠲痹通络。处方：①痹通汤（当归10g，鸡血藤30g，威灵仙30g，炙土鳖虫10g，炙僵蚕10g，乌梢蛇10g，地龙10g，蜂房10g，甘草6g），加枸杞子、菊花各15g，青风藤30g，金刚骨50g，生地黄、熟地黄各20g，山茱萸20g，生白芍30g，谷精珠15g，仙鹤草30g，炙牛角鰓30g，油松节30g，川石斛20g。②浓缩益肾蠲痹丸，每次4g，每日3次，口服。③金龙胶囊，每粒0.25g，每次4粒，每日3次，口服。

患者服药30剂后复诊，诉口干、咽痛有所缓解，面部有皮疹，无瘙痒。上方加地肤子30g，白鲜皮30g。

患者服药7剂后复诊，诉近1周全身皮疹，以斑丘疹为主，伴肿胀，初为发热，体温39℃，外院诊为病毒疹，处理后（具体用药不详）面部皮疹基本消退。目前口干、咽痛仍存在，纳可，二便常，眠欠安，苔薄白，舌质红，脉弦。此为风热郁肌肤，暂予以凉血祛风之品。处方：赤芍、白芍各15g，沙苑子15g，紫草15g，地肤子30g，白鲜皮30g，蝉蜕15g，僵蚕12g，徐长卿15g，金银花15g，玄参15g，甘草6g。

患者服药6剂后复诊，诉皮疹消退，诸症缓解。处理同初诊。

后随访，患者病情稳定。

按：治疗燥证，强调甘淡、甘润、清轻，尤其在治疗“燥甚化毒”伤肺、肾之时，甘凉清润甚为适用，凉而不寒，无伤阳气。燥痹乃因虚而致的全身关节疼痛，属津血不充、不荣，用地龙、生地黄，荣通共用，滋阴不腻，气血双调。

4. 赵炳南治疗系统性红斑狼疮

王某，女，45岁。患者3个月前开始不断发热，体温时高时低，无法恢复至正常体温。2个月前，患者面部发现红斑，后经某医院检查，确诊为系统性红斑狼疮，给予泼尼松治疗，稍有控制，但药不能减量，稍减量，症状即加重。目前，患者每日服用泼尼松30mg，仍有低热，自觉全身乏力，手足心发热，自汗，关节酸痛，头晕，舌质淡，苔白腻，脉象沉细无力。检查：体温37.5℃，面部有典型蝶形红斑，肝、脾、心脏无异常，白细胞计数4.8×10^9/L，红细胞沉降率24mm/h。治法：养血补血，凉血解毒。处方：黄芪30g，黄精15g，鸡血藤 30g，秦艽 30g，乌梢蛇 6g，丹参 30g，莲子心 12g，玉竹 9g，白参 6g，白芍 15g，当归 15g，女贞子 30g，熟地黄 30g，川黄连 6g。另可配伍冬虫夏草、漏芦、枸杞子、山茱萸等，随症加减治疗。

患者服药 30 剂后复诊，诉关节疼痛减，低热减退，自汗已止，唯自觉仍有头晕。在上方基础上辨证加茺蔚子 9g，钩藤 9g，川芎 9g。

患者连服上方 7 剂，头晕亦明显减轻。1 个月后复查白细胞计数 6.5×10^9/L，红细胞沉降率 14mm/h。

患者服药 3 个月后，每日服泼尼松 5mg，病情稳定，门诊随诊继续观察。

2 年后，患者已恢复半日工作。

5. 丁樱治疗系统性红斑狼疮

贾某，女，14 岁。患者面部有蝶形红斑 4 年，关节疼痛 4 年。患者光过敏，频发口疮，红细胞沉降率 56mm/h，抗核抗体弱阳性，抗 ds-DNA 抗体阳性。外院给予激素（醋酸泼尼松片，每日 40mg）加免疫抑制药物治疗，症状有所减轻。近 1 年，患者病情加重，又现关节疼痛，遂来就诊。现症见：满月脸，水牛背，面色苍白，双下肢无力，站立困难，膝关节以下麻木疼痛。舌质暗，苔薄白，脉细数。西医诊断：系统性红斑狼疮。中医诊断：痹证（气阴两虚兼血瘀型）。治法：益气养阴，活血通络。处方：黄芪 40g，丹参 15g，延胡索 10g，川芎 10g，赤芍 10g，桑寄生 10g，狗脊 10g，川牛膝 10g，桑枝 10g，菟丝子 10g，党参 10g，茯苓 10g，陈皮 10g，肉苁蓉 6g，甘草 6g。配合服用醋酸泼尼松片，每日 40mg。

患者服药 7 剂后复诊，诉双下肢渐感有力，膝关节以下麻木疼痛。舌质暗，苔薄白，脉细数。在上方基础上加清热利湿之品，合四妙丸之意，加苍术 10g，薏苡仁 15g。继续配合服用醋酸泼尼松片，每日 40mg。

患者服药 14 剂后复诊，诸症悉减，诉偶有乏力、腰酸，双下肢站立过久时自觉酸胀。查红细胞沉降率降至 10mm/h。嘱继续服用上方，配合服用醋酸泼尼松片，每日 40mg。

患者服药 14 剂后复诊，诉乏力、腰酸等症状基本消失，病情较为稳定。故前方去党参、茯苓、桑枝、苍术等祛湿活络之品，黄芪加至 45g，并加太子参益气养阴，加川续断、当归、通草、鸡血藤以助活血化瘀之力。醋酸泼尼松片减为每日 35mg。

之后患者长期服用治本中药方，醋酸泼尼松片每 2 个月减 5mg，减至每日 10mg 时维持药量。随访 2 年，患者病情稳定。

6. 焦树德治疗强直性脊柱炎

李某，男，14 岁。患者 1 个月前曾有腹泻病史，后出现右髋部、腰骶部困痛，伴晨僵。患者每日下午 2 时体温升高，最高达 38.4℃，不怕冷，夜间睡觉时喜将肢体置于被子外面，但时间稍长疼痛加重。患者曾在西安某医院查 ESR 120mm/h，风湿三项（–），人白细胞抗原 B27（HLA–B27）（+）。骨盆 X 线片示骶髂关节边缘模糊，关节间隙加宽。外院诊断为强直性脊柱炎，给予醋氯芬酸片等口服，症状未能缓解。现患者拒绝服用西药。查体：双侧骶髂关节压痛（+），叩击痛（+），双侧“4”字征（+），骨盆分离、挤压试验（+），髋关节活动受限，双侧膝关节红肿疼痛，右侧较重。枕壁距离正常。低热，大便干。舌质淡，苔薄黄，脉细数。中医诊断：尪痹（肾虚标热证）。治法：补肾清热，祛湿通络。处方：生地黄20g，桑寄生20g，桑枝30g，地骨皮12g，酒浸黄柏12g（另包），知母12g，川续断15g，骨碎补15g，白芍15g，威灵仙12g，羌活9g，独活9g，忍冬藤30g，桂枝9g，红花9g，僵蚕12g，木瓜5g，土鳖虫9g，丹参20g，甘草20g，生薏苡仁30g，络石藤20g，银柴胡12g。

患者住院治疗7日后，自觉关节困痛症状有所好转，午后低热症状减轻，发热，体温最高37.5℃，晨僵消失。嘱出院，继续坚持原方治疗。

患者服药30剂后复诊，诉疼痛明显好转，体温正常，午后潮热消失，但出现腹部发凉感、畏风，纳差。舌质淡，苔白，舌边、尖红，脉浮。减少银柴胡、黄柏、地骨皮、知母用量，同时加用穿山甲（现用替代品）、山茱萸等份（研末），以活血补肾。

患者服上药30剂后复诊，诉腹部发凉、畏风感消失。改为七厘散每日3g，温黄酒送服，长期坚持服用。

患者服七厘散60日后复诊，诉诸症消失。ESR 20mm/h，HLA-B27（+）。查体：双侧骶髂关节压痛（—），叩击痛（—），双侧“4”字征（—），骨盆分离、挤压试验（—），髋关节活动正常。

按：治疗本病时，平衡补肾与清虚热的关系甚为重要。该病以肾虚受寒为本，从阳化热为标。因此，在清虚热药的应用上，中病即止。

7. 诸葛丽治疗自身免疫性胃炎

患者，女，40 岁，因“胃脘胀满隐痛 2 月余”前来就诊。刻下：胃脘胀满，偶胃脘隐痛，月经前明显，无反酸、烧心及口干、口苦，偶有嗳气，偶晨起咽部有痰，易咳出。舌暗边齿痕，苔薄白，脉滑。胃镜病理：胃体息肉重度萎缩，重度肠上皮化生；窦小弯慢性炎症，灶性肠上皮化生；（体小弯）慢性萎缩，未见典型胃体腺。血清学检查：抗胃壁细胞抗体（PCA）（+）（1 ∶ 1000），胃泌素 –17 63.978pmol/L，胃蛋白酶原Ⅰ 1.929ng/mL（↓），胃蛋白酶原Ⅱ 9.323ng/mL，胃蛋白酶原Ⅰ与胃蛋白酶原Ⅱ的比值（PGR）0.21（↓）。西医诊断：自身免疫性胃炎。中医诊断：胃痞（脾肾阳虚，肝郁气滞，痰瘀阻络）。治法：健脾温肾，疏肝理气，化痰通络。处方：党参 15g，茯苓 20g，炒白术 15g，醋柴胡 10g，炒白芍 20g，当归尾 20g，法半夏 15g，浙贝母 15g，淫羊藿 6g，仙茅 3g，蛇床子 3g，盐黄柏 30g，盐知母 20g，川续断 30g，桑寄生 30g，醋莪术 15g，莱菔子 20g，砂仁 6g（后下），怀山药 20g，盐益智仁 20g。

患者服药 7 剂后复诊，诉胃脘隐痛基本消失，偶有嗳气，余无明显不适，后守方加减共服药 6 个月。

患者服药 6 个月后复诊，诉胃脘部无明显不适，纳眠可，二便调。舌暗红，微齿痕，苔薄白。复查胃镜及相关血清学指标：胃镜病理示胃体后壁、胃体小弯轻中度肠上皮化生；胃体大弯轻度慢性炎症。血清学检查：胃泌素 -17 41.109pmol/L，胃蛋白酶原Ⅰ 6.621ng/mL（↓），胃蛋白酶原Ⅱ 5.998ng/mL，PGR1.1（↓）。故守方继服，治以健固脾肾、祛瘀化痰，进一步畅通胃络而促气血运行，恢复胃黏膜腺体。病证结合，精准分期，则疾病向愈。

第十章　补体 C1q 检测与中医

一、化验检测及临床意义

（一）化验检测

补体系统是人类免疫系统中的天然防御系统，当补体经典途径成分 C1r、C1s 和 C1q 缺乏时，人体会处于免疫缺陷状态，从而导致感染、自身免疫性疾病及恶性肿瘤的患病风险增加。

C1q 升高提示体内免疫产物增多。免疫产物在血液中循环流动，过多后会沉积在血管壁上，之后会变成一种黏附物质，从而堵塞血管，刺激周围神经，导致机体免疫应答加强。

C1q 升高：见于骨髓炎、类风湿关节炎、系统性红斑狼疮（SLE）、血管炎、硬皮病、痛风、活动性过敏性紫癜、冠状动脉粥样硬化性心脏病、糖尿病肾病等。

C1q 降低：见于活动性混合性结缔组织病、补体 C1q 缺乏症、恶性肿瘤等。

（二）临床意义

补体由 30 余种膜结合型蛋白质、可溶性蛋白质和补体受体组成。补体 C1 是由 6 个亚单位组成的多聚体分子复合物，C1q 是其中的一个亚基，C1q 与抗原 – 抗体复合物相结合导致其构象改变，在级联激活反应作用下形成膜复合物，最终启动补体经典途径。C1q 在其中充当起始分子的作用。

补体 C1q 在补体经典激活途径起始过程中起识别作用，鉴别经典激活或旁路激活途径缺陷。

被激活的补体 C1q 可与激活剂（免疫复合物）中结合抗原的抗体（IgG 类、IgM 类）的 FC 段结合，形成免疫复合物沉积于人体局部组织，引起局部组织的炎症性免疫反应，如肾小球肾炎、狼疮肾炎、关节肿胀等。

在肾病、免疫复合物疾病（如狼疮肾炎、类风湿关节炎、肾小球肾炎等）的急性期、活动期，常见血清补体 C1q 水平下降；当上述疾病进入缓解期、恢复期时，常见补体 C1q 水平上升。血清补体 C1q 检测可作为各类肾炎、肾小球损伤的实验室鉴别诊断及预后、治疗的评估指标，对狼疮肾炎和膜增殖性肾小球肾炎的诊断和疗效判断有较好的临床应用价值。

测定补体 C1q 可诊断补体先天性 C1q 缺陷，可见于混合免疫缺陷、肾小球肾炎、SLE，以及近年来发现的因 C1q 沉积于肾小球系膜而导致肾脏组织学发生微小病变、系膜增殖及局灶性增殖等的 C1q 肾病等。

二、病理与化验

补体 C1q/ 肿瘤坏死因子相关蛋白（CTRPs）家族除脂联素（APN）外，还有 15 个成员。

补体 C1q/ 肿瘤坏死因子相关蛋白 1（CTRP1）在动脉粥样不稳定斑块的形成及发展中起促进作用。CTRP1 是一种机制敏感的促炎因子，其产生是由炎症细胞因子大量诱导的，而其本身也可介导血管内皮细胞功能障碍，诱导巨噬细胞中炎症细胞因子的产生，促进动脉粥样硬化。

发生心肌梗死后，升高的 CTRP1 能够调控巨噬细胞功能，促使脂蛋白水平下降，使血管内皮因子表达受到抑制，减轻血管内皮损伤，对急性心肌梗死的心肌损伤产生保护作用。

补体 C1q/ 肿瘤坏死因子相关蛋白 3（CTRP3）可抑制 NF-κB 促炎通路。

补体 C1q/ 肿瘤坏死因子相关蛋白 5（CTRP5）升高可作为潜在的慢性阻塞性肺疾病和冠状动脉支架内再狭窄患者的生物学标志物。

APN 可以通过诱发抗炎基因的表达，抑制巨噬细胞产生炎症因子，增加 IL-10 的释放，减轻血管内皮炎症损伤，抑制单核巨噬细胞向泡沫细胞转化及阻止血管平滑肌增殖，从而达到抗动脉粥样硬化的效果。

（一）心血管疾病

冠状动脉粥样硬化性心脏病（CHD）患者冠状动脉粥样硬化的严重程度与血清 CTRP1 浓度呈正比，与 APN 呈反比。CHD 患者血清补体 C1q 的水平显著升高，并且在发生 AMI 时，血清补体 C1q 水平存在一个先升高后下降的动态变化，提示 AMI 患者机体内存在一过性的免疫应答及补体系统激活现象。

小鼠体外实验发现，CTRP1 通过激活心肌细胞中的鞘氨醇 -1- 磷酸（S1P）/cAMP 信号通路，减少心肌细胞凋亡和炎症反应，从而对心肌缺血损伤产生保护作用。

（二）缺血性脑卒中

缺血性脑卒中患者的血清补体 C1q 水平升高，血清补体 C1q 水平与缺血性脑卒中严重程度呈正相关。

（三）系统性红斑狼疮

补体 C1q 也是抑制 $CD8^+$T 细胞过度激活的关键蛋白。若体内补体 C1q 含量减少，则 $CD8^+$T 细胞可因过度激活引发系统性红斑狼疮。

（四）肿瘤

补体 C1q 作为经典途径的始动环节，连接着天然免疫系统和适应性免疫系统，在肿瘤细胞的发展过程中发挥着重要作用。

补体 C1q 在结肠癌、黑色素瘤、肺癌、乳腺癌和胰腺癌等恶性肿瘤的生长中具有重要作用。它可以促进肿瘤细胞的黏附、迁移和增殖，且与补体系统的激活无关，对肾母细胞癌的预后具有重要影响。

补体 C1q 能诱导卵巢癌细胞凋亡。

补体 C1q 在前列腺癌中可能通过激活 WOX1 和破坏细胞黏附而诱导前列腺癌细胞凋亡，提示 C1q 对肿瘤患者有潜在的保护作用。

（五）补体 C1q 缺乏症

补体 C1q 是由源自骨髓的单核细胞产生，同种异体造血干细胞移植手术可治疗补体 C1q 缺乏症。

（六）慢性肝炎

有研究表明，慢性肝炎患者与原发性肝癌患者补体 C1q 的表达均高于肝硬化患者，晚期肝癌患者血清 C1q 水平显著高于早期肝癌与中期肝癌患者。

（七）IgA 肾病（IgAN）

血清补体 C1q 与 IgAN 患者的血清肌酐水平呈负相关，与血清补体免疫球蛋白呈正相关。血清补体 C1q 与各肾脏病理改变之间没有相关性。

血清 C1q 水平在慢性肾脏病（CKD）1 ～ 3 期呈上升趋势，在 CKD4 ～ 5 期逐渐下降；血清 SCr、BUN、CysC 在 CKD1 ～ 5 期呈线性升高。

在膜性肾病患者中，肝肾阴虚证患者的血清 C1q 水平与尿酸水平呈负相关，脾肾阳虚证患者的血清 C1q 水平与血白蛋白水平呈正相关，湿热蕴结证患者血清 C1q 水平与总胆固醇水平呈负相关。

（八）轻度创伤性脑损伤（mTBI）

有研究使用 mTBI 小鼠模型，发现皮质－丘脑系统中补体 C1q 的表达会缓慢增加，且伴随着神经元丢失和慢性炎症的产生，与睡眠纺锤波中断和癫痫活动的出现相关。阻断补体 C1q，这些现象消除，表明补体 C1q 是 mTBI 后续疾病发生的调节因子。

（九）补体 C1q 与衰老

补体 C1q 随年龄增长而不断增加，会导致肌肉萎缩、肌纤维化、神经退行性病变，甚至导致阿尔茨海默病。

三、现代中医学研究与治疗

（一）现代中医学研究

补体 C1q 是机体的“垃圾处理器”，能清除凋亡细胞和细胞碎片。在疾病早期，补体C1q消耗过多，以及补体C1q抗体形成，会造成免疫复合物形成，补体C1q继续减少和缺失，干扰素增加，炎性反应亢进，同时加重自身免疫的病程；补体系统激活后，可增强炎性反应和自身免疫，它们会无差别地攻击炎症区域、肿瘤、自身细胞、组织。疾病恢复后，补体C1q水平逐渐下降。所以，C1q在不同疾病、疾病的不同发展阶段、衰老等进程中起到的作用是不同的，补体C1q水平升高和降低代表的含义也是不同的。

1. 补体C1q降低

补体C1q降低是机体免疫功能低下的表现，免疫功能低下与阳虚体质或久病密切相关。疾病早期，病机多属阳虚。这种情况见于呼吸系统疾病，如慢性咽炎、扁桃体炎、支气管炎等；消化系统疾病，如慢性萎缩性胃炎、胃痛、腹泻等；泌尿生殖系统疾病，如慢性前列腺炎、尿道炎、盆腔炎等；免疫系统疾病，如甲状腺炎、类风湿关节炎、免疫性肾炎等。

这时期从肾、脾入手，从阳虚论治，治宜温阳补肾健脾。

2. 补体C1q逐渐升高

补体C1q逐渐升高是机体发生异常改变、代偿机制正常的表现。这种情况见于呼吸系统疾病，如支气管炎、慢性肺气肿、哮喘等；消化系统疾病，如糜烂性胃炎、胃溃疡、胆结石、胆囊炎等；泌尿生殖系统疾病，如慢性盆腔疼痛综合征、尿道炎、附件炎、盆腔炎等；免疫系统疾病，如甲状腺炎、类风湿关节炎、免疫性肾炎、SLE、活动性过敏性紫癜、克罗恩病等；循环系统疾病，如高血压、冠心病等；代谢性疾病，如高脂血症、糖尿病、高尿酸血症等。

这时期从肾、脾、肝、肺入手，从瘀、痰、风论治，治宜活血化瘀，理气化痰，从而改善微循环，调节微观病理，使机体恢复到正常状态。

3. 补体 C1q 急骤性升高

补体 C1q 急骤性升高见于上述疾病急性发作、代谢异常，或机体遭受损伤时。

这时期邪气盛，正气亦充实，属瘀热互结。治宜凉血清热，活血化瘀。

4. 补体 C1q 升高后下降

补体 C1q 升高后下降是疾病恢复期的表现，多是病理性修复，没有绝对的生理性修复。每一次疾病都会给身体留下损伤的痕迹，只不过是明显与不明显的区别而已。

补体 C1q 升高后下降也可能是疾病进展、预后不良的标志，即邪盛正虚。

这时期从脾肾阳虚、阴虚血瘀论治，治宜补脾益肾或滋阴化瘀。

（二）治未病

治未病是采取预防或治疗手段，防止疾病发生、发展的方法。治未病包含三种意义：一是防患于未然，强调摄生，预防疾病的发生；二是既病之后防其传变，强调早期诊断和早期治疗，及时控制疾病的发展演变；三是防止疾病的复发及治愈后遗症。

从中医学的视角看，补体 C1q 不仅是一个生物分子，还是一种身体功能的体现。它代表机体免疫系统的整体状态，是抵抗疾病的关键因素。临床经常遇到 C1q 轻度升高或下降的情况，此时需要根据患者具体的中医证候表现，来评价其机体免疫和代偿状态，及时发现潜在的健康问题，及时介入中医药治疗，做到治未病。下面介绍几个“治未病”中医方剂。

①《千金翼方》茯苓方，“一年延年，千岁不饥”；②松柏脂“可以通神灵”；③仙方凝灵膏：茯苓、松脂、松仁、柏子仁，可使“身轻目明，老者还少”；④华佗云母丸，“除邪气，安五脏，益子精，明目，下气，坚肌，续绝，补中，疗五劳七伤、虚损少气，止利。久服，轻身延年”。

四、古籍记载

补体 C1q 的变化贯穿疾病发生、发展的每一个阶段，中医学可将其与气血、阴阳、治未病、疾病预后等理论联系起来。

（1）《素问·调经论》曰：“血气者，喜温而恶寒，寒则泣不能流，温则消而去之。”表明了用温性、热性的中药，可以起到活血化瘀的作用。

（2）《素问·脉要精微论》曰：“血之与气并走于上，则为大厥”。大厥相当于现代临床的心脑血管疾病。

（3）《素问·四气调神论》曰：“是故圣人不治已病治未病，不治已乱治未乱，此之谓也。夫病已成而后药之，乱已成而后治之，譬犹渴而穿井，斗而铸锥，不亦晚乎！”

（4）《医学发明·中风有三》曰：“凡人年逾四旬，气衰者，多有此疾。壮岁之时，无有也。若肥盛，则间有之，亦形盛气衰如此。治法和脏腑，通经络，便是治风。”

（5）《类经·不治已病治未病》曰："祸始于微，危因于易，能预此者，谓之治未病，不能预此者，谓之治已病。知命者，其谨于微而已矣。"

（6）《理虚元鉴·卷上·阳虚三夺统于脾》曰："故阳虚之治，虽有填精、益气、补火之别，而以急救中气为最先……悉统于脾也。"

（7）《医学衷中参西录·医方·敦复汤》曰："治下焦元气虚惫，相火衰微，致肾弱不能作强，脾弱不能健运，或腰膝酸疼，或黎明泄泻，一切虚寒诸证。"

（8）《孙真人海上方·远年咳嗽》曰："远年咳嗽最难痊，休要求人枉费钱，但用款冬花作末，烧香一吸便安然。"

（9）《卫生宝鉴·中风论》曰："四白丹，能清肺气，养魄，谓中风者多昏冒，气不清利也。"

五、医案

下面从机体免疫功能低下、机体发生异常改变，但代偿机制尚正常，即治未病和防传变角度摘录2个医案，以供参考。

1. 脑充血案（出自《医学衷中参西录》）

天津于氏妇，年二十二岁，得脑充血头疼证。

证候：头疼甚剧，恒至夜不能眠，心中常觉发热，偶动肝火即发眩晕，胃中饮食恒停滞不消，大便六七日不行，必须服通下药始行。其脉弦细有力而长，左右皆然，每分钟八十至，延医历久无效。

诊断：此因阴分亏损，下焦气化不能固摄，冲气遂挟胃气上逆，而肝脏亦因阴分亏损水不滋木，致所寄之相火妄动，恒助肝气上冲。由斯脏腑之气化有升无降，而自心注脑之血为上升之气化所迫，遂至充塞于脑中血管而作疼作晕也……其月信不调且短少者，因冲为血海，肝为冲任行气，脾胃又为生血之源，诸经皆失其常司，是以月信不调且少也;《内经》谓："血菀于上，使人薄厥。"言为上升之气血逼薄而厥也……

处方：生赭石一两（轧细），怀牛膝一两，生怀地黄一两，大甘枸杞八钱，生怀山药六钱，生杭芍五钱，生龙齿五钱（捣碎），生石决明五钱（捣碎），天冬五钱，生鸡内金二钱（黄色的捣），苏子二钱（炒，捣），茵陈钱半，甘草钱半。

复诊：将药连服四剂，诸病皆见轻，脉象亦稍见柔和。惟大便六日仍未通行……拟将赭石加重，再将余药略为加减以通其大便。

处方：生赭石两半（轧细），怀牛膝一两，天冬一两，黑芝麻八钱（炒，捣），大甘枸杞八钱，生杭芍五钱，生龙齿五钱（捣碎），生石决明五钱（捣碎），苏子三钱（炒，捣），生鸡内金钱半（黄色的捣），甘草钱半，净柿霜五钱。

三诊：将药连服五剂，大便间日一行，诸证皆愈十之八九，月信适来，仍不甚多，脉象仍有弦硬之意，知其真阴犹未充足也。当即原方略为加减，再加滋阴生血之品。

处方：生赭石一两（轧细），怀牛膝八钱，大甘枸杞八钱，龙眼肉六钱，生怀地黄六钱，当归五钱，玄参四钱，沙参四钱，生怀山药四钱，生杭芍四钱，生鸡内金一钱（黄色的捣），甘草二钱，生姜三钱，大枣三枚（掰开）。

效果：将药连服四剂后，心中已分毫不觉热，脉象亦大见和平，大便日行一次，遂去方中玄参、沙参，生赭石改用八钱，生怀山药改用六钱，俾多服数剂以善其后。

2.痰证案（出自《回春录》）

儒医顾听泉，体丰色白，平昔多痰，晨起必喘逆，饱食稍安，颇有气虚之象。季冬感冒，自服疏解未效，迓孟英诊焉。左关弦，寸滑如珠，尺细而干，舌尖甚绛。乃真阴素亏，水不涵木，风阳内炽，搏液成痰，谋虑操持，心阳太扰，肺金受烁，治节不伸。苔虽白而已干，热虽微而睛赤，忌投温燥，宜与轻清。用：元参、石斛、栀子、竹茹、旋覆、蛤壳、贝母、枇杷叶、竹叶、兰叶、莲心为剂，三啜而安。

自谓气虚，遂服党参、枸杞、当归等药，下咽之后，即觉火升气逆，渐至言语支离，溲频自汗，夤夜复迎孟英延医，脉已虚促不调。即投：牡蛎、龟板、鳖甲、女贞、旱莲、元参、甘草、小麦、竹叶、莲心以和心肝之阳，而镇龙雷之奋，一剂而平。继又作劳复感，仍授轻清之法，两剂后，又因怫怒萦思，肝阳复僭，颧红目赤，左耳时聋，夜不成眠，神情烦躁。越日陡然大汗，湿透衣衿。再速孟英图之，脉极弦数而细，仍为阴虚阳越，不可误认阳虚，而妄施桂、附，先令熏以醋炭，扑以蛎粉，随灌以大剂“二至”（丸）、“二冬”、“三甲”、元参、丹参、人参、黄连、童溲而瘳。继与多剂育阴清肝，始得痊愈。

第十一章 同型半胱氨酸检测与中医

一、化验检测及临床意义

空腹同型半胱氨酸（Hcy）的正常值为 5 ～ 15μmol/L。Hcy 的升高程度可分为轻度、中度、重度，其空腹状态下的水平分别为 15 ～ 30μmol/L、31 ～ 100μmol/L、大于 100μmol/L。

过高的 Hcy 可以直接或间接导致血管内皮细胞损伤，促进血管平滑肌细胞增殖，影响低密度脂蛋白的氧化，增强血小板功能，促进血栓形成。遗传因素或后天因素均可以使同型半胱氨酸升高，如果 Hcy ＞ 15μmol/L，即称为高同型半胱氨酸血症（HHcy）。作为糖尿病、吸烟和高脂血症之外的又一心血管疾病独立危险因素，HHcy 不仅与疾病的发生、发展及受累血管的病变程度密切相关，还会增加疾病的死亡率。

Hcy 还可以刺激气道平滑肌细胞和气道成纤维细胞增殖，刺激气道成纤维细胞胶原合成和分泌，参与呼吸系统疾病的气道重塑。

我们体内的同型半胱氨酸的水平被称为 H 值（H score），H 值可以更准确地预测患心脏病或中风的风险，而且相比基因检测，能更好地预测患阿尔茨海默病的风险。事实上，H 值可以帮助预报50余种疾病风险，包括所有会导致早亡的疾病。它甚至可以告知你的衰老速度。H值还可以反映B族维生素的营养状况、免疫系统功能和大脑情况等。因此，高同型半胱氨酸是人类的重要健康指标。

维生素B_6、维生素B_{12}、叶酸参与同型半胱氨酸向蛋氨酸的转化，具有降低同型半胱氨酸含量和降低慢性病的作用。有研究表明，每日口服叶酸0.8～5mg，一般在3个月后，Hcy指标会明显下降。指标恢复正常后，可以调整剂量至每日0.4mg。

二、病理与化验

（一）高血压

Hcy水平与血压水平呈正相关，Hcy水平升高后可促进体内氧化应激反应的发生，抑制一氧化氮控制的血管舒张，影响人体血管平滑肌细胞正常增殖，造成血管内皮细胞功能异常，导致血压升高。

2016年发布的《H型高血压诊断与治疗专家共识》认为，H型高血压指Hcy ≥ 10μmol/L的高血压。每天口服0.8mg叶酸可以有效降低H型高血压患者的Hcy水平。

（二）心血管疾病

Hcy是人体含硫氨基酸的重要代谢产物，为心血管疾病的独立危险因子。

（三）动脉硬化

颈动脉硬化的发生率及斑块大小随Hcy升高而增加。

（四）认知功能障碍

H 值升高会导致人体产生认知功能障碍，严重的会导致阿尔茨海默病（AD）、精神分裂症等。

（五）阿尔茨海默病（AD）

HHcy 可影响机体微循环，减少脑灌注，使机体氧气、葡萄糖运输发生障碍，影响神经元、神经递质功能稳定，形成以 β 淀粉样蛋白（Aβ）沉积、神经纤维缠结（NFT）、老年斑为特征的神经病变。Hcy 水平越高，罹患 AD 的风险越大。

（六）泌尿系结石

高水平的半胱氨酸聚集在尿液中，会导致肾脏和尿道结石。

（七）癌症

有研究表明，敲除胰腺癌小鼠控制半胱氨酸输入的基因，以切断其对这种癌症的半胱氨酸供应后，胰腺肿瘤生长速度减缓。

三、现代中医学研究与治疗

（一）现代中医学研究

1. 仅有 Hcy 升高而无症状

若仅有 Hcy 升高，并没有其他症状、体征支持诊断，属于中医学“未病”“交病”范畴。这样的化验检测结果异常、无临床症状的情况有很多，比如补体 C1q 异常、尿微量蛋白升高、肝功能异常、血脂异常、未产生症状的肺结节、甲状腺结节、糖尿病、高血压、动脉粥样硬化、胃肠息肉、慢性萎缩性胃炎等。

广义的治未病可以概括为围疾病期的治疗，包括未病先防、既病防变、瘥后防复。《素问·四气调神大论》曰："夫病已成而后药之，譬犹渴而穿井，斗而铸锥，不亦晚乎？"《丹溪心法·不治已病治未病》曰："与其救疗于有病之后，不若摄养于无疾之先，盖疾成而后药者，徒劳而已。是故已病而不治，所以为医家之法，未病而先治，所以明摄生之理。夫如是则思患而预防之者，何患之有哉？"《类经·针刺类》曰："救其萌芽，治之早也；救其已成，治之迟也。早者易，功收万全；迟者难，反因病以败其形。"

2. 固本培元

新安医学的重要治法之一就是固本培元。该法对各种疾病，尤其老年性疾病的防治起着至关重要的作用。固本培元理论始于汪机倡导的"参芪双补说"，即以参芪补脾胃，调营卫气血，达到扶正祛邪的目的。该学说经后世一众新安医家传承，确立了以培补元气为核心，以扶正祛邪为目的的治法。

在固本培元理论的指导下，通过健脾益肾，化痰祛瘀，与西药联合用用的治疗方法，可降低 Hcy 水平。

3. 肺结节

HHcy 在心血管系统以外的疾病中的意义亦受到高度重视，如神经管缺陷、2 型糖尿病、甲状腺功能减退症、慢性肾功能不全等。吸烟者的 Hcy 水平较不吸烟者高。由于吸烟是慢性阻塞性肺疾病（COPD）的主要危险因素之一，故考虑 HHcy 在 COPD、肺结节、肺纤维化等呼吸系统疾病中可能有一定的作用。Hcy 调节肾上腺髓质素（ADM）的生成，ADM 具有扩张肺血管、松弛气道平滑肌、拮抗内皮素 1 刺激导致的气道平滑肌细胞增殖等广泛生物学效应。

肺结节属于中医学“肺积”范畴。肺结节的病机关键是郁，即气机失调。肺结节的影像学表现为直径≤ 3cm 的局灶性、类圆形、密度增高的实性或亚实性肺部阴影，可为孤立性或多发性，不伴肺不张、肺门淋巴结肿大和胸腔积液。

若发现肺结节，要同时检测肿瘤标志物：胃泌素释放肽前体（pro-GRP）、神经特异性烯醇化酶（NSE）、癌胚抗原（CEA）、细胞角蛋白片段 19、鳞状细胞癌抗原（SCC）。

肺结节的中医辨证论治如下。

（1）痰郁：痰浊壅塞，肺失清肃。症见咳嗽、胸闷、痰浊黏稠，舌苔滑腻，舌质暗淡，脉象弦滑。治宜清肃痰浊，通络散结，选甘桔汤、温胆汤、贝母瓜蒌散加减。组方：竹茹、枳壳、橘络、桔梗、杏仁、浙贝母、瓜蒌皮、远志、郁金、三七粉、皂角刺、生藕节、荸荠、甘草。

（2）气郁：肝郁不达，气机逆乱。症见胸胁不适、间断干咳、情绪烦躁、女性月经不调、大便时秘、口舌干苦，舌红苔薄，脉弦。治宜调达木郁，活血散结，选栀子豉汤、越鞠丸加减。组方：炒栀子、淡豆豉、香附、川芎、郁金、神曲、杏仁、桃仁、皂角刺、枳实、生藕节、竹茹。

（3）本虚标实：治宜益气养阴，固本培元，清肃肺气，活血散结。组方：生黄芪、仙鹤草、山药、麦冬、桔梗、墨旱莲、熟女贞子、橘络、远志、郁金、三七粉、皂角刺、生藕节、竹茹、猫爪草、杏仁、桃仁、甘草。

（二）临床和实验研究

1. 痰浊、血瘀

有研究显示，HHcy 与痰浊、血瘀密切相关，病位在脾、肾、心脉等，痰瘀互阻是 HHcy 的病机关键，临床以化痰降浊、活血化瘀为治疗法则。

2. 高血压

有研究表明，建瓴汤可以降低 Hcy 水平，改善血管内皮功能，抑制 RAAS，改善胰岛素抵抗，调控血脂血糖，调节神经系统，保护靶器官，对肝阳上亢型高血压有治疗作用。

3. 阿尔茨海默病

阿尔茨海默病有平台期、波动期和下滑期三期演变的特点。平台期以智能缺损为主，一般无行为损害，多见虚证。波动期智能缺损较重，常伴情志异常，多为虚实夹杂，痰瘀胶结，病情时轻时重。下滑期常因外感六淫、情志过极，或卒中等因素，见智能丧失殆尽。下滑期属于正虚邪盛，此时证候由虚转实，病情由波动转为恶化。

4. 慢性萎缩性胃炎

有研究表明，胃络瘀血证、胃阴不足证患者 Hcy 水平高于脾胃虚寒证、肝胃气滞证和脾胃湿热证患者。此外，胃络瘀血证患者血清中的维生素 B_6 含量最低，脾胃虚寒证患者血清中的维生素 B_{12} 含量最低，肝胃气滞证患者血清中的叶酸含量显著低于胃络瘀血证患者。

胃络瘀血证患者 Hcy 水平显著升高，维生素 B_6 含量降低，维生素 B_{12}、叶酸轻度缺乏；胃阴不足证、脾胃虚寒证患者 Hcy 呈中水平升高，维生素 B_6 含量为中等水平，维生素 B_{12} 明显缺乏，叶酸中等缺乏；肝胃气滞证、脾胃湿热证患者 Hcy 呈低水平升高，维生素 B_6 含量升高，维生素 B_{12} 含量为中等水平，叶酸明显缺乏。

维生素 B_{12} 通常来源于食物，在保证正常饮食的情况下，健康人一般不会缺乏维生素 B_{12}。不过对于长期吃素、胃部恶性肿瘤及胃切除后内因子缺乏的人，会继发维生素 B_{12} 摄入和吸收不足。此外，对于糖尿病患者，长期口服二甲双胍会影响维生素 B_{12} 吸收。高同型半胱氨酸症患者在日常的饮食中要适当增加绿叶素的摄入，绿叶素含有丰富的叶酸，同时也要增加肉类、贝壳类食物，补充维生素 B_{12}，有利于降低同型半胱氨酸。

通常通过抽血检测维生素 B_{12} 的含量，血清维生素 $B_{12} < 73.8$pmol/mL，提示维生素 B_{12} 缺乏，需要适当补充维生素 B_{12}，可通过肌内注射维生素 B_{12} 注射液或口服甲钴胺片，并配合饮食以改善症状。补充维生素 B_{12} 时应注意补钾，防止低钾血症。

5. 脓毒症

有研究根据《脓毒症中西医结合诊治专家共识》中的脓毒症中医辨证要点，对脓毒症患者进行辨证分型，分为热证、瘀证、虚证，3 类患者的 Hcy 水平分别为轻度升高、中度升高、显著升高。

6. 慢性肾脏病

有研究发现，慢性肾脏病本虚证（脾肾气虚证、脾肾阳虚证）患者较本虚兼邪实证患者，反映肾小球滤过率的指标，如Hcy、血清肌酐、尿酸、尿素氮、胱抑素C等明显升高；本虚兼邪实证患者低蛋白血症及高脂血症的症状更为突出；而本虚证患者之间，脾肾阳虚证患者较脾肾气虚证患者，肾脏损伤更为严重。2012年，中国中西医结合学会肾脏疾病专业委员会指出，脾肾阳虚证患者多为CKD 4～5期，脾肾气虚证患者多为CKD 3～5期。由此可见，生化指标在CKD微观辨证方面有一定的指导价值。

7. 急性脑梗死

中经Ⅱ号方（法半夏、白术、天麻、胆南星各10g，酒大黄5g，丹参30g，香附15g）可降低Hcy水平，能有效改善急性脑梗死神经功能缺损症状，提高患者日常生活能力。

8. 缺血性中风恢复期

补阳还五汤可降低Hcy水平，并同时降低血脂，改善血黏度，具有保护血管内皮细胞、延缓动脉粥样硬化形成的作用，对缺血性中风恢复期气虚血瘀证的治疗有显著效果。

9. 慢性脑供血不足

《中医诊断与鉴别诊断学》将慢性脑供血不足分为阴阳两虚、肝肾阴虚、肝阳化风、气虚血瘀、痰浊内阻、肾虚血瘀6型。有研究显示，此6型患者的Hcy水平均高于健康人群。其中，肾虚血瘀型血清Hcy水平＞气虚血瘀型、痰浊内阻型＞肝阳化风型。

（三）药物研究

（1）远志：主要成分有远志皂苷、糖酯类、𠮿酮类等，有促进体力和智力、抗痴呆、脑保护、镇静、抗惊厥的作用，还有抗氧化、抗衰老、抗突变、抗癌、中枢降压等作用。《神农本草经》谓："益智慧，耳目聪明，不忘，强志，倍力。"

（2）石菖蒲：主要成分有萜类、芳香族化合物、糖类、氨基酸、脂肪酸、无机元素等，有抗抑郁、镇静、抗惊厥、益智、抗衰老、降脂、平喘、促进肠蠕动等作用。古人把石菖蒲化痰开窍、祛风除湿、消食醒脾、芳香辟秽的作用升华为"清气出风尘以外，灵机在水石之间"。古人称其为静品、寿品。《抱朴子内篇·仙药》曰："韩终服菖蒲十三年，身生毛，日视书万言，皆诵之。"

（3）茯神：含多糖、三萜、树胶、蛋白质和脂肪酸，还有麦角甾醇、胆碱、腺嘌呤、卵磷脂、组氨酸、茯苓聚糖分解酶、蛋白酶及无机元素等。《名医别录》曰："疗风眩、风虚、五劳、口干，止惊悸、多恚怒、善忘，开心益智，养精神。"

（4）丹参：主要含丹参酮Ⅰ、丹参酮ⅡA、丹参酮ⅡB、丹参酮Ⅲ、隐丹参酮、异丹参酮、丹参素、丹参酸甲、丹参酸乙、丹参酸丙、原儿茶酸、原儿茶醛等。丹参能扩张冠状动脉，增加冠状动脉血流量，改善心肌缺血，促进心肌缺血或损伤的恢复，改善微循环，降脂，抑制动脉粥样硬化斑块的形成；保护肝细胞损伤，抗肝纤维化；能促进骨折和皮肤切口的愈合；能保护胃黏膜，抗胃溃疡；对中枢神经有镇静和镇痛作用；能改善肾功能，保护缺血性肾损伤。此外，丹参还有抗炎、抗过敏作用，对多种致病菌有不同程度的抑制作用。

丹参清血中之火，养血安神，活血调经，祛瘀止痛，凉血消痈。《妇人明理论》曰："以丹参一物，而有四物之功。补血生血，功过归、地，调血敛血，力堪芍药，逐瘀生新，性倍芎䓖。"

（5）朱砂根：主要含三萜皂苷类、黄酮类、挥发油、香豆素等成分。三萜皂苷类成分是朱砂根中重要的药效活性成分之一，具有显著的抗肿瘤、抗人体免疫缺陷病毒等作用。黄酮类成分通过核因子-κB（NF-κB）、丝裂原活化蛋白激酶（MAPK）等信号通路影响TNF-α、TNF-β、IL-1、IL-6、IL-1β、IL-10、IFN-γ等炎症因子的表达，产生抗炎作用，治疗结肠炎、急性肺损伤、支气管炎、结核病、关节炎，以及降低炎性疼痛，发挥抗肿瘤、抗氧化、抗心血管疾病、免疫调节等作用。挥发油成分主要是高级脂肪酸，具有抗衰老、醒神护脑作用。香豆素成分中的岩白菜素有抗氧化、抗炎及抑制胆碱酯酶活性的作用，均有助于减轻认知障碍，从而预防阿尔茨海默病、帕金森病及相关神经退行性疾病。

四、古籍记载

表现为同型半胱氨酸升高的病证常属于中医学"眩晕""健忘""交病""未病"范畴。

（1）《医学衷中参西录·论脑充血证可预防及其证误名中风之由》论及建瓴汤，曰："其脉弦硬而长，或寸盛尺虚，或大于常脉数倍，而毫无缓和之意；其头目时常眩晕，或觉脑中昏愦，多健忘，或常觉疼，或耳聋目胀；胃中时觉有气上冲，阻塞饮食不能下行，或有气起自下焦，上行作呃逆；心中常觉烦躁不宁，或心中时发热，或睡梦中神魂飘荡；或舌胀、言语不利；或口眼歪斜，或半身似有麻木不遂；或行动脚踏不稳，时欲眩仆；或自觉头重脚轻，脚底如踏棉絮。”张锡纯选用建瓴汤。组方：生怀山药、怀牛膝、生赭石、生龙骨、生牡蛎、生怀地黄、生杭芍、柏子仁。磨取铁锈浓水以之煎药。若大便不实者，去赭石，加建莲子；若畏凉者，以熟地黄易生地黄。

张锡纯认为，脑充血之说倡自西人，即《黄帝内经》之所谓厥证，主张“脑充血证之起点，多由于肝气肝火妄动”。

（2）《备急千金要方·好忘第七》曰：“孔子大圣智枕中方，龟甲、龙骨、远志、菖蒲……常服令人大聪。”

（3）《赤水玄珠·健忘门》曰：“状元丸，教子弟第一方。菖蒲（去毛）、远志（甘草水煮，去心）各一两，白茯神（去木皮）、巴戟天（水煮，去心）五钱，人参、地骨皮（去心）各三钱。”

（4）《养生类要·前集》曰：“安神定志丸，清心肺，补脾肾，安神定志，消痰去热。台阁勤政劳心，灯窗读书刻苦，皆宜服之，累用奇效。”组方：人参、白茯苓、白茯神、远志、白术、石菖蒲、酸枣仁、麦门冬、牛黄、辰砂、龙眼肉。

（5）《校注妇人良方·卷六》曰：“天王补心丹，宁心保神，益血固精，壮力强志，令人不忘。清三焦，化痰涎，祛烦热，除惊悸，疗咽干，育养心神。”组方：人参、茯苓、玄参、丹参、桔梗、远志、当归、五味子、麦冬、天冬、柏子仁、酸枣仁、生地黄。

（6）《卫生宝鉴》曰：“二丹丸，治健忘，养神，定志，和血，内以安神，外华腠理。”组方：丹参、天冬、熟地黄、甘草、麦冬、白茯苓、人参、远志、朱砂、石菖蒲。

（7）《百一选方·卷之一》曰：“归神丹，治一切惊忧思虑，或梦思恍惚，作事多忘……续添颗块朱砂二两，猪心二个，灯心草三两。上将猪心切开，入朱砂、灯心在内，麻线系合，于银石器内煮一伏时出，不用猪心及灯心，只将朱砂研极细，用真茯神末二两，酒煮薄糊，和朱砂为丸，如桐子大。每服九丸至十五丸，加至二十一丸。用去心麦门冬煎汤下。”

五、病案

1. 张杰治疗肺结节

患者，女，58岁，2020年8月12日初诊。患者诉咽痒、咳嗽，查胸部CT提示左肺下叶有2枚小结节，大小约6.9mm×5.5mm、4.9mm×4.0mm。舌苔薄黄，舌红，脉沉。西医诊断：肺结节。中医诊断：咳嗽（痰饮内停，瘀积于肺）。处方：泽漆30g，石见穿20g，紫菀30g，姜半夏20g，黄芩15g，丹参30g，生黄芪30g，桂枝20g，茯苓30g，前胡20g，黑玄参30g，浙贝母15g，夏枯草30g，干姜10g，金荞麦15g，猫爪草15g，薏苡仁30g。

患者服药14剂后复诊，诉咳嗽依然，前方加炙麻黄10g，杏仁10g，蝉蜕10g，僵蚕10g，白前20g。

患者服药14剂后复诊，诉诸症皆轻，觉胸闷。复查胸部

CT提示原左肺结节已消失。处方：炙麻黄10g，杏仁10g，干姜10g，细辛5g，五味子10g，泽漆30g，黄芩15g，姜半夏15g，石见穿20g，紫菀30g，白前20g，红参6g，生黄芪30g，炒白术15g，桂枝15g。14剂。

患者服药14剂后，诸症消失。

2. 牛兴东治疗胃息肉

患者，女，60岁。主诉：胃脘胀反复发作3年余，加重1个月。现症见：胃脘顶胀，伴消瘦，反酸，口干，欲饮水，怕冷不甚，舌苔薄白，舌质暗红，脉沉滑。患者既往行胃底多发息肉氩离子凝固术（APC术）3次，有胆结石病史。电子胃镜示慢性浅表性萎缩性胃炎。病理诊断：胃底腺息肉，黏膜组织轻度慢性炎。西医诊断：胃息肉。中医诊断：胃脘胀（脾胃虚损，痰浊内蕴，胆失疏泄）。治法：益气活血，化浊解毒。处方：炙黄芪20g，党参15g，炒白术15g，莪术10g，丹参15g，土鳖虫10g，九香虫10g，山慈菇15g，半枝莲20g，鸡内金10g，金钱草20g，醋郁金15g，炙甘草10g。

患者服药1个月后复诊，诉胃脘部顶胀、反酸等症状消失。舌苔薄白，舌紫暗，脉沉涩。守上方加红花15g，丹参30g。

患者继续服用上方1个月。随访2年，症状未复发。

3. 刘祖贻温肾活血法治疗阿尔茨海默病

患者，男，54岁。患者5年前无明显诱因出现神疲乏力，头晕眼花，休息后可缓解，当时未予注意，而后症状逐渐加重，并逐渐出现行动迟缓，脾气暴躁，懒言少语，表情呆板，齿落发脱。患者曾就近于某诊所行中药治疗（具体不详），效果不显。近半年来，患者记忆力减退，言行举止异常，吐字不清，喃喃不休，二便不能自理，遂就诊于某省级医院，查脑 CT 示轻度脑萎缩，诊断为阿尔茨海默病，住院期间予以营养神经、改善脑循环等对症支持治疗，效果不著，遂至我院就诊。刻下症见：表情呆板，运动迟缓，吐字不清，喃喃自语，答非所问，不欲饮食，白天思睡，夜间吵闹，二便不能自理，夜尿频多。舌暗淡，苔白腻，脉细弱。西医诊断：阿尔茨海默病。中医诊断：痴呆（肾虚血瘀）。治以温肾活血通络，方用温肾健脑通络汤加减。处方：鹿角霜 10g，巴戟天 10g，熟地黄 15g，枸杞子 12g，菟丝子 10g，五味子 10g，当归 10g，紫丹参 10g，白术 10g，黄芪 15g，川芎 7g，山茱萸 10g。

患者服药 15 剂后复诊，呼之能应，思维较前清楚，能够与人进行简单交流，口中多涎，不食而不知饥，小便频多。舌淡暗，苔白腻，脉细弱。初诊以温肾活血为主而取效，示辨证合理，然目前脾虚之证突显，故应酌加健脾养胃之品。故上方去川芎、五味子，加谷芽 30g，鸡内金 15g，山楂 10g，益智仁 12g。

患者服药 15 剂后复诊，反应较前灵活，思维清楚，能正常与人进行交流，饮食增加，口涎较前减少，大便可自理，夜尿稍多。上方再加人参、茯苓等健脾之品。

患者守方加减服百余剂，诸症基本消失。1 年后复访，患者生活大部分能自理，病情稳定。

第十二章　白蛋白检测与中医

一、化验检测及临床意义

1. 白蛋白（ALB）

ALB由肝实质细胞合成，其在血浆中的半衰期为15～19天。ALB在血浆蛋白中含量最多，占血浆总蛋白的40%～60%。

参考值：成人35～55g/L。白蛋白小于20g/L时，血浆胶体渗透压降低，可表现为水肿。

ALB升高：较为少见。如发生严重脱水和休克等时，可因血液浓缩而致ALB相对性升高。

ALB降低：有以下几种情况。

（1）急性白蛋白降低：①发生急性大量出血或严重灼伤时，血浆大量丢失。②肝细胞损害，常见于亚急性重症肝炎、慢性中度以上持续性肝炎、肝硬化、肝癌等。

（2）慢性白蛋白降低：①由于肝脏合成白蛋白障碍，导致腹水形成，白蛋白丢失；②肾脏疾病患者，白蛋白可随尿液丢失。

（3）营养不良：摄入不足或消化吸收不良。

（4）消耗增加：结核、甲亢、恶性肿瘤等疾病导致白蛋白降低。

（5）妊娠：尤其是妊娠晚期女性，对蛋白质的需求量增加，同时伴有血浆容量升高，白蛋白水平明显下降，但分娩后白蛋白水平可迅速恢复正常。

白蛋白减少常伴有γ球蛋白的增加，白蛋白含量与有功能的肝细胞数量呈正比。如ALB水平持续下降，提示肝细胞坏死进行性加重，预后不良；如治疗后ALB水平上升，提示肝细胞再生，说明治疗有效。

2. 球蛋白（GLB）

球蛋白由机体免疫器官制造，大部分在肝细胞外生成，与人体的免疫功能有关系。球蛋白偏高说明免疫功能亢进，偏低说明免疫功能不足。

球蛋白的正常值为20～30g/L。当机体受到外来病毒侵袭时，免疫系统对抗外来病毒，从而导致球蛋白水平升高。球蛋白可分为α_1、α_2、β和γ 4种类型。

（1）当肝脏发生炎症时，α_1球蛋白水平会升高，此时表示病情较轻。

（2）β球蛋白水平在胆汁淤积性肝病发生时，多半会升高。

（3）γ球蛋白水平几乎在所有的肝胆类疾病发生时都会升高，若γ球蛋白水平持续升高而没有其他原因解释时，往往意味着病情恶化，已经转为慢性肝炎或肝硬化；发生重症肝炎时，γ球蛋白水平可能会明显升高。

（4）α_2球蛋白水平可以反映肝炎的严重程度，在病毒性肝炎的早期，α_2 球蛋白水平多数保持正常，随着病情的发展，之后会逐渐升高。发生肝癌、胆汁淤积、高脂血症时，α_2 球蛋白水平都会随之升高。

二、病理与化验

（一）炎症与营养

1. ALB 与炎症

炎症是人体抵御外界伤害的一种自然反应。当身体受到损伤或发生感染时，炎症细胞会释放出多种生物活性物质，引发炎症反应，目的是清除有害物质，促进伤口愈合。然而，过度的炎症反应可能导致组织损伤，引发一系列疾病。

在炎症发展过程中，ALB 扮演着重要的角色。一方面，ALB 可以抑制炎症反应的扩大，减轻组织损伤；另一方面，炎症反应又能调节 ALB 的合成和分解，以适应身体对 ALB 的需求变化。

在系统性炎症反应状态下，血管通透性增强，ALB 外移，同时肝脏 ALBmRNA 表达被抑制，ALB 分解增加，导致低蛋白血症。

但是，目前并没有明确证据表明，ALB 对于救治和改善危重症患者病情和预后方面具有明显作用。

2. ALB 与营养

低蛋白血症一般作为反映机体炎症程度的指标，而不主要作为营养指标。判断营养不良有多种指标，如血红蛋白、淋巴细胞、白蛋白、总胆固醇、体重下降、肌肉容量等，白蛋白只是其中的一种。

在氮代谢发生障碍时，ALB 仅能作为机体内的氮源发挥生理性营养作用。而对氮代谢正常的人来说，补充 ALB 与吃普通高蛋白食品的效果并无差别，且弊大于利。给 ALB 含量正常的人输注外源性白蛋白，反而会抑制机体自身 ALB 的合成，加速分解，并使循环负荷加重，可能导致血钠升高等不良反应。

人体仅能利用白蛋白降解生成的氨基酸，而白蛋白的半衰期约为 21 天，所以当日输入的 ALB 还不能发挥营养作用，利用率低。且 ALB 的分解产物氨基酸种类并不全面，缺乏色氨酸等合成其他蛋白质的氨基酸。因此，ALB 的营养价值没有那么高。

营养不良的根本原因是机体氮和热量摄取不足或利用障碍。所以，对于营养不良的患者，应提供足量、合理搭配的能量（脂肪乳剂与葡萄糖）和营养底物（平衡型氨基酸制剂）。

3. ALB 与维持血浆渗透压

ALB 被誉为人体内的“黄金救援力量”，是维持血浆渗透压和机体组织液生成的重要蛋白质。它能够结合并运输多种物质，包括激素、药物、离子和营养物质等，以维持体内环境稳定。此外，白蛋白还具有抗氧化、抗炎和抗细胞凋亡等重要功能。

但是，ALB 不是补充血容量的首选药物。循证医学证据表明，在外科患者中，对于病死率、并发症发生率等结局指标，不同种类的胶体液并未显示出明显差异，而烧伤患者输注白蛋白还可能增加病死率。

4. ALB 的适应证

ALB 不用于改善营养不良，其适应证限于以下几种情况：①大面积烧伤 24 小时后；②急性创伤性休克；③成人急性呼吸窘迫综合征；④血液透析的辅助治疗；⑤低蛋白血症的防治；⑥肝硬化及肾病引起的水肿或腹水；⑦急性肝功能衰竭伴肝昏迷；⑧脑水肿及损伤引起的颅压升高；⑨新生儿高胆红素血症等。

对于 ALB < 25g/L 的患者，由于体内的白蛋白无法完成正常的血管内外液体交换，无法有效地承担药物载体的作用，故也可以使用 ALB 制剂。此外，在某些急性大量失血（> 40% 血容量）的情况下，由于肝脏无法及时合成充足的白蛋白，也可考虑应用 ALB 制剂。

5. ALB 的禁忌证

《人血白蛋白临床应用管理中国专家共识（2024 年）》提出，高血压、急性心脏病、正常血容量及高血容量的心力衰竭、严重贫血及肾功能不全者为 ALB 的禁忌证，且急性胰腺炎等患者不适合使用白蛋白。此外，恶性肿瘤晚期的患者输入白蛋白，还可能会加速肿瘤的增长，对患者身体的恢复不仅没有促进作用，还会加重肝肾负担，使病情恶化。

为提高机体免疫力而输注 ALB 也是禁忌证。参与人体免疫机制形成的是 GLB，而不是 ALB。大剂量输注 ALB，不仅不能提高免疫力，还可能引起机体免疫功能下降。白蛋白制剂中含有某些生物活性物质，如微量内毒素、血管舒缓素、微量

α_1- 酸性糖蛋白等。这些物质可能对人体的免疫功能产生干扰作用。

6. 安全性

输注 ALB 传播乙型病毒性肝炎等传染病的概率较低，但从理论上来说，不能完全否认这种可能性。目前使用的人血白蛋白是在有稳定剂时，经 60℃加温灭活病毒 10 小时。在这种条件下，乙肝病毒、丙肝病毒、人类免疫缺陷病毒等均已丧失传染性，且白蛋白无抗原性，可反复输注。所以，输注白蛋白其实比输注血浆或全血安全很多。

（二）肿瘤预测

ALB/GLB（AGR）是一种新的肿瘤预测指标，对多种肿瘤（结直肠癌、鼻咽癌、肺癌和乳腺癌）、慢性肾脏病、肝脏疾病的预后有一定的预测价值。AGR 是反映炎症、免疫及营养的综合指标。

（三）围手术期预测

ALB 作为术前全身炎症反应、营养不良状态，以及行复杂手术后发生严重并发症和不良结局的预测因素之一，与血红蛋白、中性粒细胞 / 淋巴细胞值（NLR）、预后营养指数（PNI）一起，在临床上用于评估患者的免疫炎症反应及营养状况。ALB 还能够评估肿瘤患者的预后情况。

预后营养指数（PNI）=ALB+5× 淋巴细胞数量（LYM）。

有研究显示，非肌层浸润性膀胱癌（NMIBC），低 AGR 患者术后复发的风险增加 3.52 倍，发生肿瘤进展的风险增加 4.82 倍。

有研究显示，术前AGR和术后低AGR是影响结肠癌预后的独立危险因素。

三、现代中医学研究与治疗

（一）现代中医学研究

1.病毒性肝炎

发生病毒性肝炎等肝脏疾病时，肝细胞损伤，蛋白质代谢功能障碍，引起ALB合成量减少，而抗原的刺激使γ球蛋白增多，在血浆总蛋白量可无明显改变的情况下出现ALB/GLB比例倒置。

2.肝硬化

随着肝硬化病情的进展，患者初期多表现为水浊停滞，正气尚存，与之相应的血清腹水白蛋白梯度（SAAG）较低，提示门静脉高压及肝功能损害程度均较轻。此时患者经过行气利水等药物治疗，容易取效；病情进一步发展，患者由单纯的水液代谢失常发展为脏腑气血瘀滞，虚实错杂，SAAG逐渐升高，提示门静脉高压及肝功能损害程度加重；病情进一步发展，伤及脾肾阳气，SAAG较高，此时尚可采用温补脾肾等方法，勉强取效；当发展至肝肾阴虚阶段，SAAG达到最高水平，提示门静脉高压及肝功能减退均达到较重程度，易出现肝肾综合征、肝性脑病等并发症。从中医学角度分析，鼓胀日久，阳损及阴，或湿热伤阴，或反复出血、大量利尿、重亡津液，致肝血肾阴耗损。对于此类患者，治疗掣肘，滋阴则碍湿，利湿又伤阴，预后较差。

3. 慢性肾脏病

慢性肾脏病患者多伴低蛋白血症和下肢水肿。鲫鱼具有利湿消肿、和中补虚、温胃进食、补中益气的功效，多食用鲫鱼可减轻水肿的症状。鲫鱼富含优质蛋白，能提高血浆蛋白。鲤鱼汤还能够治疗血友病、慢性胃炎、下乳、菌痢、水肿、甲亢等疾病。

土茯苓鲫鱼汤（鲫鱼、瘦肉、姜、土茯苓、赤小豆、粉葛）：可以补益元气，调理脾胃，降低胆固醇，延缓衰老，增强人体免疫力，治疗营养不良、神疲乏力、体弱多病等，适用于慢性肾脏病和营养不良导致的低蛋白水肿。

4. 因虚致瘀

低白蛋白血症会导致高凝状态。一方面，ALB 是构成血浆胶体渗透压的主要成分，当 ALB 水平下降时，血液中的水分就会渗出血管，血液变稠，流速减慢，血液与血管内皮之间产生的剪切力增加，血管内皮细胞受到损伤，导致血栓形成。另一方面，ALB 本身还具有结合凝血因子的作用，ALB 的减少必然导致凝血系统中的多种因子异常，从而导致高凝状态。

中医学认为，津液为血液的组成成分，有助于血液的流畅，津液充沛，血始能行，津亏则不足以载血，血行涩滞，则易形成血瘀。从中医学角度看，白蛋白属于津液的重要组成部分，白蛋白不足会导致血瘀。造成阴津不足的原因有热病、久病、重病，《临证指南医案》曰："大凡经主气，络主血，久病血瘀。"邪热炽盛（急性重症、炎症）最易造成络脉损伤而出血，阴液随之耗伤，所谓"离经之血为血瘀"。

津能化气，津液不足也是导致气虚的重要原因。《灵枢·本神》曰："阴虚则无气。"气虚无力行血或阳虚无力推动血行，易致血瘀。养阴药物多含黏液质，并有多种糖类、氨基酸、维生素、水电解质、微量元素等营养物质，故不但可以直接补充热伤阴血过程中各种营养物质的消耗，而且能纠正津伤耗血所致的电解质紊乱，从而有效地补充血容量，改变机体瘀滞的状态。

有研究在比较清热解毒、活血化瘀、理气及滋养阴液药物对体外血栓形成的抑制作用时发现，对血栓形成抑制作用最强的是生地黄、玄参、麦冬，其次才是活血化瘀、理气及清热解毒之品。

（二）临床和实验研究

（1）有研究显示，ALB/GLB 逐渐下降能够间接反映肝纤维化程度。

（2）有研究显示，肝硬化患者 ALB 不足、ALB/GLB 倒置，相当于中医学肝血虚、肝阴不足之证。治以滋阴养血，佐以疏肝，选用一贯煎加减治疗，改善 ALB/GLB 值。

（3）有研究显示，肝硬化中医证型与 SAAG 存在相关性，不同证型的 SAAG 值，肝肾阴虚证＞脾肾阳虚证，肝脾血瘀证＞寒湿困脾证，湿热蕴结证＞气滞湿阻证。SAAG 随 Child-Pugh 肝功能评分的增加逐渐升高。

（4）有研究显示，AGR ≥ 1.2 为狼疮肾炎患者肾功能保护性影响因素；AGR 与血红蛋白水平呈正相关。

（5）有研究显示，大肠癌脾肾亏虚证患者与湿热下迫证患者的 ALB 含量有显著差异，脾肾亏虚证患者要明显减低。

（6）有研究显示，黑鲫鱼汤联合西药治疗鼓胀，能提升 ALB 水平，消退腹水，降低门静脉高压，改善患者营养指标。

（7）有研究显示，龟鹿二仙胶加减治疗肝硬化低蛋白血症，在提高临床综合疗效、改善患者 ALB 水平及各项中医证候方面有较好效果。

（三）药物研究

（1）党参：党参提取物在抑制炎症反应、调节血细胞生长发育等方面具有显著作用。党参多糖作为党参的核心活性成分，能有效调节 T 细胞免疫失衡，阻断 NF-κB 信号通路的传导，进而抑制 IL-6、TNF-α 等炎症因子的释放，同时增强 IL-10 的抗炎作用，减轻炎症反应，提高毛细血管渗透压，改善微循环。

（2）黄芪：作为补气良药，黄芪在治疗低蛋白血症中效果显著，因其具有补脾益气与利尿消肿之功，尤宜于气虚水肿的老年患者。黄芪甲苷、黄芪多糖是黄芪的主要活性成分，二者呈剂量依赖性抑制 IL-1β 诱导的相关炎症因子的产生与 NF-κB 信号转导通路的激活，从而减轻机体炎症反应的程度。此外，黄芪多糖能全面持续提升全血细胞功能，提高网织红细胞及巨核细胞的数值。同时，它还能促进造血细胞因子的分泌，激发造血系统功能，治疗低蛋白血症。

（3）当归：当归中含量最高的成分藁本内酯可以通过抑制 NF-κB 和抑制 MAPK 信号通路调节实现抗炎作用，能减轻应激状态下的炎症反应，提高毛细血管渗透压，减少白蛋白渗漏。

（4）鲤鱼：鲤鱼中蛋白含量高，属于优质蛋白质，易于人体吸收消化，易于提高机体蛋白质合成。有研究表明，治疗肾性水肿，可应用健脾补肾法配合食疗方黄芪鲤鱼汤，能明显改善低蛋白血症和水肿。黄芪鲤鱼汤原料：生黄芪 30g，赤小豆 30g，芡实 20g，冬瓜皮 30g，薏苡仁 30g，车前子 30g，白术 12g，砂仁 10g，生姜 10g，葱少许，鲤鱼 1 尾（约 250g）。煎服法：以上中药剂量为 1 次量，中药布包，与鱼同煎，不加盐，煎沸后以文火炖之，以 30 分钟为宜，饮汤食鱼，根据患者的食欲酌情食用，每周 1 ～ 2 次。

四、古籍记载

白蛋白在中医学理论中被认为是津液的重要组成部分，它具有调节水液平衡、滋润肌肤等作用。中医辨证低蛋白血症属“气虚”“阴虚”“血虚”“肾虚”病机范畴，很多具有益气健脾、滋阴补肾、养血安神功效的中药可起到改善白蛋白水平的作用，如人参、黄芪、当归、鲫鱼等，临床可选用四物汤、八珍汤等。

对于炎症，中医学一般从六邪致病角度论述；对营养不良，中医学从“荣养”角度论述，即指机体摄取、消化、吸收和利用食物或养料，以维持正常生命活动的过程。

（1）《诸病源候论·虚劳病诸候上》曰：“虚劳损血，不能荣养于筋，致使筋气极虚。”津液不足，不能濡养机体，故虚羸而病生。

（2）《备急千金要方·水肿》曰："泽漆汤，治水气，通身洪肿，四肢无力，或从消渴，或从黄疸支饮，内虚不足，营卫不通，气不消化，实皮肤中，喘息不安，腹中响响胀满，眼不得视。泽漆根十两，鲤鱼五斤，赤小豆二升，生姜八两，茯苓三两，人参、麦门冬、甘草各二两。"

（3）《景岳全书·结腦三朝治款》曰："盖中气虚则不能营养肌肉，使之成实，亦或致溃烂也。"说明脾胃气虚，致使水谷精微物质运化受阻，肌肉失于滋养。

（4）《儒门事亲·诸杂方药》曰："天真丸，补虚损。佛袈裟（男用女，女用男，以新水四担，洗尽血水，以酒煮烂为泥），威灵仙一两，当归半两，缩砂一两，莲子肉二两（炒熟），干地黄一两（酒浸），广茂半两，甘草二两，牡丹皮一两，牛膝一两（酒浸），木香半两，白术一两，白茯苓一两。上为细末，与君主同捣，罗为细末，酒浸蒸饼为丸，如桐子大。每服三五十丸，日三服。"

（5）《儒门事亲·新刻〈儒门事亲〉序》曰："盖补泻之不可偏废，犹裘葛之不可一施也。"

（6）《圣济总录·补益诸疾》曰："论曰：血气者，人之神，所以荣养于一身，而肾为之本，若本脏充实，则精与神相感，血与气通流，内有所守，病安从来，或乖将慎，本脏虚损，则气血从之，动辄生疾，故有因虚而为风，因虚而成积，或耳目不能聪明，或腰膝不能轻利，或为痼冷，或为诸劳。"该书还记载了羊蜜方、羊脏方、羊骨粥方、猪肾粥方等治虚劳方。

（7）《严氏济生方·补真丸》曰："大抵不进饮食，以脾胃之药治之多不效者……真阳衰虚，坎火不温，不能上蒸脾土，冲和失布，中州不运，是致饮食不进，胸膈痞塞，或不食而胀满，或已食而不消，大便溏泄，此皆真火衰虚，不能蒸蕴脾土而然。古人云：补肾不如补脾。余谓：补脾不若补肾，肾气若壮，丹田之火上蒸脾土，脾土温和，中焦自治，皆进食矣。"补真丸组成：炒胡芦巴、炮附子、阳起石、炮川乌、菟丝子、沉香、肉豆蔻、肉苁蓉、五味子、鹿茸、川巴戟、钟乳粉。上为细末，用羊腰子两对，治如食法，葱、椒、酒煮烂，入酒糊杵和丸如梧桐子。

五、医案

1. 营养不良案（出自《格致余论》）

罗先生治一病僧，黄瘦倦怠。罗公诊其病因，乃蜀人。出家时其母在堂，及游浙右经七年，忽一日念母之心不可遏，欲归无腰缠，徒而朝夕西望而泣，以是得病，时僧二十五岁。罗令其隔壁泊宿，每日以牛肉、猪肚甘肥等，煮糜烂与之。几经半月余，且时以慰谕之言劳之。又曰：我与钞十锭作路费，我不望报，但欲救汝之死命尔。察其形稍苏，与桃仁承气，一日三帖下之，皆是血块痰积方止，次日只与熟菜稀粥将息。又半月，其人遂如故。又半月余，与钞十锭遂行。因大悟攻击之法，必其人充实，禀质本壮乃可行也。否则邪去而正气伤，小病必重，重病必死。

按：该医案讲述治疗疾病要顾及患者的营养状态，在改善患者营养状态后，再行攻伐治疗，才能够取得较好的效果。

2. 寒劳症案（出自《不居集》）

予（吴澄）治厚村一妇人，病咳嗽吐痰，或时带红，恶寒发热，月事不至。诸医皆认为瘵，投以滋阴止嗽之剂，其病益甚。予细察其脉，浮弦而紧。究其因乃因梦泄之后而起。予曰：此寒劳症也。先以建中汤去饴糖，加阿胶、附子。数剂小腹痛减，寒热亦除，月事亦至。再以神珠丹，调治而痊。

按：吴澄认为，虚劳内损之人感寒而致咳嗽吐红，不宜过用滋阴降火之剂，当以甘温调脾之剂如小建中汤加减治疗，脾胃充盛则能托邪外出。脾胃健，则能恢复营养，增强抵御外邪的能力。

3. 腹胀水气案（出自《儒门事亲》）

蹙踘张承应，年几五十，腹如孕妇，面黄食减，欲作水气。或令服黄建中汤及温补之剂，小溲涸闭，从戴人疗焉。戴人曰：建中汤，攻表之药也。古方用之攻里，已误也，今更以此取积，两重误也。先以涌剂吐之，置火于其旁，大汗之；次与猪肾散四钱，以舟车丸引之，下六缶，殊不困，续下两次，约三十余行，腹平软，健啖如昔。常仲明曰：向闻人言，泻五六缶，人岂能任？及闻张承应，渠云诚然。乃知养生与攻疴，本自不同。今人以补剂疗病，宜乎不效。

按：舟车丸临床主要用于急性肾炎、慢性肾炎、腹膜炎、肝硬化或血吸虫病晚期腹水见体实水肿甚者。此腹胀，虚实夹杂，实证为标，以祛邪为先，治法是发汗、泻下、利尿，减腹水，改善肾功能。猪肾散能改善低蛋白血症。

4. 皮持衡治疗慢性肾炎低白蛋白性水肿

熊某，男，34岁。患者经多家医院诊断为慢性肾炎、低蛋白血症。患者于1996年10月在外院接受去纤酶、氮芥及激素冲击治疗，1个月后出现腹部肿胀，故来治疗。现面目、四肢浮肿，按之如泥，腹部胀大，腹围81cm，朝宽暮急，颜面、肌肤晦暗，目眶及天庭黧黑，全身乏力，纳呆，食入饱胀，大便溏薄，小便短少，24小时尿量约500mL，舌暗胖大、尖红，苔薄白，脉沉细弱。查尿蛋白（+++），24小时尿蛋白定量4.04g/L，尿纤维蛋白降解产物＞40mg/L，血浆总蛋白44g/L，白蛋白18.9g/L，球蛋白25g/L，β_2-微球蛋白2.94mg/L。腹水蛋白定量3.8g/L，腹水氯化物98mmol/L，腹水比重1.05，葡萄糖5.6mmol/L，血尿素氮7.1mmol/L。血红蛋白68g/L，红细胞计数2.98×10^{12}/L，血小板计数101×10^{9}/L。中医诊断：水肿（脾肾阳虚，血亏水泛）。处方：黄芪30g，桂枝10g，党参15g，白术10g，猪苓30g，生甘草6g，丹参12g，川芎10g，当归10g，生地黄10g，连翘10g。

患者服药21剂后，颜面及四肢肿消，腹围72cm，尿蛋白（++）。守方去连翘、猪苓，加茯苓20g。

患者继续守方服药3月余，查尿蛋白（+），患者肾功能恢复正常，无明显不适症状。

随访1年，患者病情稳定。

第十三章　糖尿病检测与中医

一、化验检测及临床意义

1. 血糖

血糖测定是糖尿病生物化学检测中最常见的方法。糖尿病患者均有不同程度的空腹或餐后血糖升高。空腹血糖正常值是3.9～6.1mmol/L。

2. 尿糖

健康人群24小时由尿排出的葡萄糖一般少于0.5g，在常规尿葡萄糖检测时为阴性。只有当血糖浓度高于8.9～9.9mmol/L，即超过肾小管重吸收能力时，尿糖试验才为阳性。

肾性尿糖是慢性肾炎、肾病综合征等疾病导致肾脏对糖的重吸收障碍而引起的，但患者血糖及糖耐量曲线基本正常。这需要与糖尿病性尿糖鉴别。

3. 口服葡萄糖耐量试验（OGTT）

OGTT是一种葡萄糖负荷试验，用以了解机体对葡萄糖的调节能力。

4. 糖化血红蛋白（HbA1c）

HbA1c 可以检测糖尿病患者 6～10 周前的平均血糖水平。

5. 糖化白蛋白（GA）

GA 可以检测糖尿病患者近 2 周的平均血糖水平，反映糖尿病治疗的较近期效果。

6. 胰岛素、胰岛素原和 C 肽

这些检查用于评价胰岛素合成及分泌功能。目前认为，糖尿病患者空腹血浆 C 肽≥ 1.9μg/L，口服甲苯磺丁脲后 5 分钟，C 肽增至 20.4μg/L。此类患者 90% 可通过限制食物和用降低血糖的药物控制病情，治疗中不需用胰岛素。若患者空腹 C 肽＜1.9μg/L，则需要用胰岛素治疗。

7. 血、尿酮体及血气分析、渗透压

这些检查用于检测糖尿病患者是否合并有酮症或酮症酸中毒。

8. 血脂或血浆脂蛋白

这些检查用于检测糖尿病患者是否合并有高脂血症。

9. 血清电解质

该检查用于检测糖尿病患者是否有脱水症状。

二、病理与化验

（一）病理及并发症

1. 脂类代谢紊乱

糖尿病发生时，由于胰岛素 / 胰高血糖素值降低，脂肪分解加速，导致大量脂肪酸和甘油进入肝脏。过多的脂肪酸再酯化成甘油三酯，并以极低密度脂蛋白（VLDL）的形式释放入血，造成高极低密度脂蛋白血症（Ⅳ型高脂蛋白血症）。此外，脂蛋白脂肪酶（LPL）活性降低，VLDL 和乳糜微粒（CM）难以从血浆清除，还会出现高乳糜微粒血症。糖尿病患者由于存在高脂血症，所以容易伴发动脉粥样硬化。

糖尿病患者的胆固醇常升高，可能是由于生长素、肾上腺素、去甲肾上腺素增多，这些激素使胆固醇合成的限速酶、羟甲基戊二酰辅酶 A（HMG-CoA）还原酶增加，进而使胆固醇合成增加。

糖尿病发生时，肝合成甘油三酯的速度增加，如果合成的速度大于释放的速度时，则甘油三酯可以在肝内堆积，形成脂肪肝。

2. 酮症

糖尿病发生时，脂类代谢紊乱除能发生高脂血症外，还会造成酮症。1 型糖尿病患者较 2 型糖尿病患者更容易发生酮症。这是因为胰岛素 / 胰高血糖素值降低，脂肪酸合成明显减少，而脂肪组织的脂解速度却大大加速，血中脂肪酸升高，肝内脂肪酸氧化增强，酮体大量生成。当酮体生成量超过肝外组织氧化利用它的能力时，就会发生酮体堆积，出现酮血症和酮尿症，严重时可发展为酮症酸中毒。

3. 周围血管病变

微血管病变是糖尿病患者的严重并发症，其病变主要是肌肉和肾小球等组织的毛细血管基底膜增厚（膜上有大量糖蛋白沉着）及视网膜血管异常。蛋白质糖基化作用增强，是糖尿病患者血管损伤的原因。

4. 心脏病、肾病

随着时间推移，糖尿病可能损害心脏、血管、眼睛、肾脏和神经，糖尿病患者出现健康问题的风险更高，包括心脏病发作、中风和肾衰竭。

（二）治疗

治疗方法参考《中国 2 型糖尿病防治指南（2020 年版）》，具体如下。

（1）生活方式管理和二甲双胍是 2 型糖尿病患者的一线治疗方法。

（2）建议一种降糖药治疗而血糖不达标者，采用 2 种或 3 种不同作用机制的药物联合治疗，也可加用胰岛素治疗。

（3）2 型糖尿病患者在生活方式管理和口服降糖药联合治疗 3 个月后，若 HbA1c 依旧不达标（≥ 7.0%），应尽早开始胰岛素治疗。

（4）对于合并动脉粥样硬化性心血管疾病（ASCVD）或心血管风险高危的 2 型糖尿病患者，不论其 HbA1c 是否达标，只要没有禁忌证，都应在二甲双胍的基础上应用胰高血糖素样肽 –1 受体激动剂（GLP–1RA）或钠葡萄糖共转运蛋白 2 抑制剂（SGLT–2i）。

（5）对于合并慢性肾脏病（CKD）或心力衰竭的 2 型糖尿病患者，不论其 HbA1c 是否达标，只要没有禁忌证，都应在二甲双胍的基础上加用 SGLT–2i。合并 CKD 的 2 型糖尿病患者，如不能使用 SGLT–2i，可考虑选用 GLP–1RA。

（三）进展

当然，现在一些新药物的上市，给糖尿病患者提供了更多更有效的治疗方法及手段，比如作用于新靶点的二肽基肽酶抑制剂（DPP-4i）、GLP-1RA、利拉鲁肽、艾塞那肽（艾塞那肽还有周制剂），还有 SGLT2i、达格列净、恩格列净等。我们应该遵循个体化治疗的原则，根据每位患者病情的特点、胰岛功能情况、生活方式特点及并发症的高危因素、心血管风险等，选择适合于每一位患者的个体化治疗方案。

随着科学的发展，糖尿病的诊治手段不断进步，还出现了一些新的手段和方式，如减重手术治疗糖尿病、半闭环的胰岛素泵等，也可以帮助我们更好地控制血糖。

三、现代中医学研究与治疗

（一）现代中医学研究

中医古代文献中有较多关于糖尿病（消渴）的论述。现代中医学对糖尿病进行了大量的研究，从中医病名、病机、临床辨证、方药等有了较为统一的认识，如辨证方面就有分类辨证（脾瘅、消瘅）、分期辨证（郁、热、虚、损）、三消辨证（上消、中消、下消）、三型辨证（阴虚燥热、气阴两虚、阴阳两虚），而且在改善微观生化方面，也有较多研究。

糖尿病的辨证分型主要参考《国家糖尿病基层中医防治管理指南（2022）》，具体如下。

①热盛津伤。治法：清热生津。处方：白虎加人参汤加减。②肝郁脾虚。治发：疏肝健脾。处方：逍遥散加减。③痰

浊中阻。治法：燥湿化痰。处方：二陈汤合平胃散加减。④湿热蕴结。治法：清热利湿。处方：葛根芩连汤合三仁汤加减。⑤气阴两虚。治法：益气养阴。处方：生脉散合玉液汤加减。

该指南还针对高血压、高脂血症、视网膜病变、周围神经病变、糖尿病肾病等糖尿病并发症，分别辨病、辨证、论治。

（二）临床和实验研究

（1）有研究显示，HbA1c、LDL-C 水平在糖尿病各中医证型间无差异，胆固醇（TC）、甘油三酯（TG）水平，湿热困脾兼血瘀证高于阴虚火旺证、阴阳两虚兼血瘀证。血脂水平与胰岛素抵抗及肥胖关系密切。

（2）有研究显示，糖尿病属实证患者的 HbA1c 水平较糖尿病属虚证、津伤证患者偏高。

（3）有研究显示，糖尿病属阴阳两虚兼血瘀证患者的尿酸（UA）、肌酐（Cr）、尿素氮（BUN）水平高于糖尿病属气阴两虚证、阴虚火旺证、湿热困脾证患者。

（4）有研究显示，2 型糖尿病合并高血压不同中医证型的分布规律为气阴两虚证＞湿热困脾证＞阴虚阳亢证＞阴阳两虚证。

（三）药物研究

1. 糖尿病前期

治未病是中医的特色之一。对生活方式管理不佳的糖尿病前期患者，可服用金芪降糖片（黄连、黄芪、金银花）等。

2. 糖尿病期

中医药在糖尿病的治疗中可以发挥协同降糖、改善症状和体征、提高生活质量的作用。

（1）津力达颗粒（人参、黄精、苍术、苦参、麦冬、地黄、何首乌、山茱萸、茯苓、佩兰、黄连、知母、淫羊藿、丹参、葛根、荔枝核、地骨皮），联合二甲双胍可降低糖化血红蛋白水平，提高β细胞功能指数及胰岛素敏感性，并明显改善口渴、乏力、便秘等症状。口服津力达颗粒联合多种常规降糖治疗方法，均可发挥“增效”作用，进一步降低糖化血红蛋白水平，改善胰岛功能，减轻体重。

（2）参芪降糖颗粒（人参皂苷、五味子、黄芪、山药、地黄、覆盆子、麦冬、茯苓、天花粉、泽泻、枸杞子）、天麦消渴片（五味子、麦冬、天花粉）均能降低糖化血红蛋白，改善气阴两虚证相关症状。

3. 糖尿病并发症

糖尿病的病情演变是一个由实转虚的过程，早期以标实（胰岛素抵抗）为主，而后虚实夹杂（胰岛素抵抗与胰岛细胞损伤并存），日久则转为虚证（胰岛细胞衰竭）。阴阳两虚证多见于糖尿病后期，此时病程长，往往会发生各种并发症。中医药对糖尿病并发症的治疗有很多优势。

（1）渴络欣胶囊（黄芪、女贞子、水蛭、大黄、太子参、枸杞子）能改善早期糖尿病肾病气阴两虚兼血瘀证的临床症状、肾脏功能和微量白蛋白尿。

（2）黄葵胶囊联合常规治疗可降低蛋白尿和血肌酐水平。

（3）芪明颗粒（黄芪、葛根、地黄、枸杞子、决明子、茺蔚子、蒲黄、水蛭）能改善糖尿病视网膜循环，减轻视网膜缺血损伤和黄斑水肿。

（4）复方丹参滴丸能改善非增殖期糖尿病视网膜病变。

（5）木丹颗粒（黄芪、延胡索、三七、赤芍、丹参、川芎、红花、苏木、鸡血藤）能改善糖尿病周围神经病变，减轻患者四肢麻木、疼痛等感觉异常，提高神经传导速度。

四、古籍记载

糖尿病属于中医学“消渴”范畴，中医古籍对糖尿病的并发症也多有记述，包括“疮”“利”“秘”“枯槁”“失血色”“虚乏”等。

（1）《素问·奇病论》曰：“此人必数食甘美而多肥也，肥者令人内热，甘者令人中满，故其气上溢，转为消渴。”

（2）《诸病源候论·消渴候》曰：“五脏六腑，皆有津液。若脏腑因虚实而生热者，热气在内，则津液竭少，故渴也。夫渴数饮，其人必眩，背寒而呕者，因利虚故也。诊其脉，心脉滑甚为善渴。其久病变，或发痈疽，或成水疾。”

（3）《丹溪心法·消渴》曰：“人惟淫欲恣情，酒面无节，酷嗜炙煿糟藏，咸酸酢醢，甘肥腥膻之属，复以丹砂玉石济其私，于是炎火上熏，腑脏生热，燥炽盛，津液干焦，渴饮水浆而不能自禁。”

（4）《丹溪治法心要·消渴》曰：“内伤病退后，燥渴不解，此有余热在肺家，以人参、黄芩、甘草少许同煎，加姜汁冷服，或以茶匙挑药，渐渐服之。虚者，亦可服独参汤。消渴而小便频数，宜生津甘露饮。琼玉膏亦妙。口干舌干，小便赤数，舌上赤裂，地黄饮子。”

（5）《三消论·续方》曰：“治饮水百杯，尚犹未足，小便如油，或如杏色。服此药三五日，小便大出，毒归于下，十日永除根本。此方令子和辨过，云是重剂，可用。悟公师亲验过矣。水银四钱，锡二钱（用水银研成沙子），牡蛎一两，密陀僧一两，知母一两，紫花苦参一两，贝母一两，黄丹半两，栝蒌根半两。上为细末，男子用不生儿猪肚一个，内药。妇人用猪肚一个，麻线缝之，新瓦一合，绳系一两遭，米一升，更用栝蒌根末半斤，却于新汲水煮熟，取出放冷，用砂盆，内研烂，就和为丸，如猪肚丸法用之。”

五、医案

1. 消渴案一（出自《续名医类案》）

黄锦芳治游昼山消渴，六脉微缓而沉，肺脉尤甚，肝脉差起，小便甚多，肌肉消瘦，烦渴不止。此必初病时过服石膏、知母、花粉、蒌仁、贝母、犀角等苦寒之药，伤其肺胃及肾，以致地气不升，天气不降。宜滋阴补气，使漏卮不至下泄。用当归一钱，炙芪四钱，升麻三分，玉竹三钱，桂圆十个，桑螵蛸一钱，龙骨一钱，菟丝二钱，龟板一钱，木瓜四分，炙草三分，使其二气交合，霖雨四布，则病自愈。嘱其日服一剂，禁服苦茶。后病者以洋参代人参，服之甚效。

2. 消渴案二（出自《先醒斋医学广笔记》）

湖州庠友张君时泰，辛酉正月骤发齿痛，十余日而愈，四月间焦劳过多，齿痛大发，医用石膏、知母等药投之，不効。

用刀去齿间紫血，满口痛不可忍，齿俱摇动矣。至六七月间，饮食益多，小便如注，状如膏，肌肉尽削。至十一月身不能起，冬末用黄芪、地黄等药稍能起立，然善食易饥如故，小便如膏亦如故。今年二三月愈甚，亦不服药，齿痛如故，当门二齿脱落，复加口渴昼夜不止，此中下二消证也。予为立后方，服未数剂而瘳。

麦门冬五两，五味子三钱，黄连三钱，芦根五两，黄芪五钱，怀生地黄六钱，天门冬一两。用缫丝汤十碗，煎二碗，不拘时服。丸方于前药中加黄柏三两，牛膝五两，沙参六两，枸杞子四两，五味子六两，蜜丸。常服，遂不复发。

按：缫丝汤，治三焦渴如神。如无缫丝汤，以原蚕茧壳丝煎汤皆可代之，无时饮之，大效。盖此物属火，有阴之用，大能泻膀胱中伏火，引阴水上潮于口而不渴也。

3. 消渴案三（出自《张聿青医案》）

唐（左），消渴略定，的属中焦之气火过盛，荣液亦为煎灼。药既应手，效方续进。

天花粉一钱五分，鲜生地六钱，川雅连三分，黑大豆四钱，肥知母一钱五分，茯神三钱，甜桔梗二钱，枇杷叶（去毛）四片。

又，小溲略少，再踵前法。

按：在没有胰岛素的时代，古代医家治疗中消能取得一定的疗效，但“膈消重症，不能许治”，故亦尝试治疗方药：天花粉、煨石膏、淡天冬、大麦冬、川萆薢、肥知母、云茯苓、淡黄芩、甜桔梗、枇杷叶。渴饮稍退，是“气火劫烁津液，消渴重症，还难许治”。这对于糖尿病重症的转归有一定的预见，比较客观。

4. 肾消案（出自《医旨绪余》）

余族兄双柏，五旬后病此，时师以滋阴降火之剂投之，小便愈多，色清而长，味益甘则渴益甚。屡更医，率认为热，尽用苦寒，轻剂如天花粉、黄连、麦冬、石膏、知母之类，重剂如汞丹之类，不惟不效，反至遍身如癞，精神癯削，脉皆细数。余后至，曰：此东垣所云，消渴未传也。能食者，必发脑疽背疮；不能食者，必传中满鼓胀。今脉细数，而肤皆隐疹，宁免其无疽疡乎？急宜更药，毋用寒凉坏胃也。乃以肾气丸，加桂心、五味子、鹿角胶、益智仁，服之半月。精神沛长，消渴痊除，小便不甜，肤疹俱脱，十年无恙。后以不如意事触之，渴疾复作，诸医又以滋阴剂与之，遂成肿满而毙。呜呼，痛哉！设若守加味肾气丸，未必有是肿满病也。仲景、东垣，实为祖师，千载之下，益使人崇信也。特附于斯，以告同志。

5. 施今墨治疗消渴

满某，男，48岁。患者患消渴病多年，查空腹血糖265mg/dL，尿糖（+++），诊断为糖尿病。现症见：烦渴引饮，小便频数，多食善饥，神倦乏力，大便微结，日渐消瘦，头晕心悸，乱梦纷纭。舌苔薄白，脉数，重按不满。辨证论治：三消具备，气阴两虚，精血不足，治以益气阴、滋肝肾、补心脾。处方：生黄芪30g，党参、麦冬、五味子、桑螵蛸、远志、茯苓各10g，山药18g，乌梅肉4.5g，玄参、绿豆衣、天花粉、山茱萸、生地黄各12g，首乌15g。

患者服药 7 剂后，查空腹血糖 155mg/dL，尿糖（+），继服药以巩固疗效。

6. 赵绍琴治疗中消

田某，女，22 岁。患者患糖尿病半年余，查空腹血糖 280mg/dL。现症见：口渴引饮，多食易饥，一日主食量 3000g 以上，心胸烦热，大便干结，小便黄赤。舌红苔黄干燥，脉弦滑数，按之振指有力。证属胃火炽盛灼津，予釜底抽薪之法。处方：生石膏 100g，知母 20g，麦冬 20g，生地黄 20g，大黄 10g，芒硝 10g，枳实 10g，厚朴 10g。

患者服药 14 剂后复诊，诉大便通畅，食量减少，胸中灼热亦平，火热渐轻，药量减。

患者再服 14 剂后复诊，诉口干，舌红，脉细数，行清解余热、养血育阴之法。处方：生地黄、熟地黄各 15g，天冬、麦冬各 10g，知母、天花粉、五味子、枇杷叶、石斛、女贞子各 10g，竹叶、竹茹各 6g。

患者服药后，病情进一步好转后，以养阴生津法继续调理。

第十四章 脂蛋白代谢检测与中医

一、化验检测及临床意义

（一）化验检测项目

1. 总胆固醇（TC）

TC 的正常值范围在 2.33 ～ 5.17mmol/L。

2. 甘油三酯（TG）

TG 的正常值范围在 0.56 ～ 1.7mmol/L。如果 TG 超过 1.7mmol/L，为甘油三酯升高，是动脉粥样硬化和冠心病发病的危险因素。如果 TG 低于 0.56mmol/L，称为低甘油三酯血症，见于一些脂蛋白缺乏的遗传性疾病或者继发脂质代谢异常，如消化道疾患、内分泌疾病（甲状腺功能亢进症、慢性肾上腺皮质功能不全）、肿瘤晚期及应用肝素等药物时。

3. 高密度脂蛋白胆固醇（HDL-C）

HDL-C 的正常值是大于 1.0mmol/L。

4. 低密度脂蛋白胆固醇（LDL-C）

普通人群的 LDL-C 应≤ 3.4mmol/L，也就是说没有任何心脑血管疾病，没有任何高危因素的人，他们的低密度脂蛋白胆固醇最好降到 3.4mmol/L 以下。

高危人群的 LDL-C 应≤ 2.6mmol/L，也就是说，有高血压、糖尿病、肥胖或低密度脂蛋白胆固醇≥ 4.9mmol/L 的人，他们的低密度脂蛋白胆固醇最好降到 2.6mmol/L 以下。

极高危人群的 LDL-C 应≤ 1.8mmol/L，也就是说，有冠心病、心肌梗死、心绞痛、脑梗死、严重的颈动脉斑块等缺血性心脑血管疾病，以及有心脏支架、心脏搭桥手术史的人，他们的低密度脂蛋白胆固醇最好降到 1.8mmol/L 以下。

5. 脂蛋白 a（Lpa）

健康成人血清中 Lpa 的浓度应＜ 300mg/L。

Lpa 升高：见于缺血性心脑血管疾病、心肌梗死、外科手术、急性创伤和炎症、肾病综合征和尿毒症、除肝癌外的恶性肿瘤等。

Lpa 降低：见于肝脏疾病（因为脂蛋白在肝脏合成）。

6. 载脂蛋白 A1（ApoA1）

ApoA1 参考值：1.20 ～ 1.60g/L。

一般情况下，ApoA1 可以代表高密度脂蛋白（HDL）的水平，与 HDL-C 水平呈明显呈正相关。ApoA1 低于 1.20g/L 的人群比 ApoA1 高于 1.60g/L 的人群更易患冠心病。

7. 载脂蛋白 B（ApoB）

ApoB 参考值：0.80 ～ 1.20g/L。

ApoB 主要代表低密度脂蛋白（LDL）的水平，与 LDL-C 水平呈显著正相关。ApoB 升高是冠心病发病的危险因素。ApoB 高于 1.20g/L 的人群比 ApoB 小于 1.00g/L 的人群更易患冠心病，降低 ApoB 可以减少冠心病发病及促进粥样斑块的消退。

8. 脂质过氧化物（LPO）

LPO易造成组织和细胞氧化损伤。

LPO升高：见于动脉硬化性疾病（脑梗死、心肌梗死）、高脂血症、肝炎、糖尿病、系统性红斑狼疮、恶性肿瘤等。

LPO降低：无临床意义。

9. 胆固醇酯转运蛋白（CETP）

CETP升高：见于冠心病、脑卒中、肾病综合征、糖尿病、周围血管病、长期吸烟。

CETP降低：无临床意义。

10. 卵磷脂胆固醇脂酰基转移酶（LCAT）

LCAT是血浆脂代谢的关键酶。

LCAT升高：见于脂肪肝等。

LCAT减低：见于冠心病、肝炎、肝硬化、尿毒症等。

11. 脂蛋白脂肪酶（LPL）

LPL是TG的脂解酶。

LPL升高：见于肝炎、胰腺炎、肝硬化、胰腺肿瘤等。

LPL降低：见于肥胖、高血压、糖尿病等。

12. 溶血磷脂酸（LPA）

LPA主要来源于血小板和卵巢，在健康人群的血浆中，LPA含量很低，甚至检查不到。

LPA升高：见于缺血性心脑血管疾病、卵巢肿瘤。

（二）临床意义

1. 脂蛋白代谢紊乱

脂代谢紊乱的常见现象是血中 TC 或 TG 升高，或者是各种脂蛋白水平异常升高。脂蛋白代谢紊乱可分为原发性和继发性两大类。原发性脂蛋白代谢紊乱是遗传缺陷所致，如家族性高胆固醇血症。继发性脂蛋白代谢紊乱一般继发于糖尿病、肾病等疾患。

2. 血脂检查的重点人群

血脂检查的重点人群是心血管疾病、代谢综合征患者：①已有冠心病、脑血管病或周围动脉粥样硬化病者；②高血压、糖尿病、肥胖、吸烟者；③有皮肤黄色瘤者；④有家族性高脂血症者。

建议 40 岁以上男性和绝经后的女性应每年进行血脂检查。

二、病理与化验

（一）分型

临床通常将高脂血症分为 4 种。①高胆固醇血症：TC 升高。②高甘油三酯血症：TG 升高。③混合型高脂血症：TC、TG 均升高。④低高密度脂蛋白血症：HDL–C 降低。

世界卫生组织根据血浆脂蛋白（LP）谱的变化，将高脂蛋白血症分为 6 型，在临床诊治疾病过程中有一定的意义。载脂蛋白的基因分型是目前研究脂质代谢及动脉粥样硬化发病机制的重点。

1. Ⅰ型高脂蛋白血症

患者血浆 TG 升高，胆固醇（Ch）正常，CM、VLDL 升高，LDL 及 HDL 均降低。约有 2/3 的患者在 10 岁前发病。大部分患者伴有视网膜脂血症、急性胰腺炎及肝脾肿大。

2. Ⅱ型高脂蛋白血症

（1）Ⅱa 型高脂蛋白血症：又称为家族性高胆固醇血症，血浆 LDL 和 Ch 明显升高，β- 脂蛋白升高，故又称为高 β- 脂蛋白血症。Ⅱa 型高脂蛋白血症常见于纯合子患者。这类患者在青春期即会因动脉粥样硬化而死亡，他们除患冠状动脉硬化外，还会出现黄色瘤和角膜弓等。Ⅱa 型有明显家族史，由 LDL 受体缺陷引起。

（2）Ⅱb 型高脂蛋白血症：又称为高 β- 脂蛋白及高前 β- 脂蛋白血症。在血浆电泳图谱中，除 β- 脂蛋白升高外，前 β- 脂蛋白含量也升高，但二者并不融合。血浆中除 LDL 和 Ch 升高外，VLDL、TG 也升高，所以又称为混合型高脂蛋白血症。

Ⅱb 型高脂蛋白血症与Ⅱa 型高脂蛋白血症的主要区别是前者 LDL 受体活性正常，患者多合并肥胖、糖代谢紊乱及胰岛素分泌异常，易伴发黄色瘤及动脉粥样硬化症。

3. Ⅲ型高脂蛋白血症

Ⅲ型高脂蛋白血症属于家族遗传性高脂蛋白血症，也称为高 β-VLDL 血症。病因为 ApoE 异常，属显性遗传。临床症状常见冠状动脉粥样硬化、外周血管病和黄色瘤等。

4. Ⅳ型高脂蛋白血症

Ⅳ型高脂蛋白血症又称为家族性高甘油三酯血症或高

VLDL 血症，仅血浆 TG 升高，LDL 正常，HDL 降低。

5. Ⅴ型高脂蛋白血症

Ⅴ型高脂蛋白血症属于高 CM 和高前 β- 脂蛋白血症。血清 TG 远远超出正常值，LDC-C 和 HDL-C 低于正常值，Ch 在正常范围，VLDL-C 超出正常范围，VLDL-C/VVLDL-TG 低于 0.3。Ⅴ型高脂蛋白血症常在 20 岁前发病，家族史明显的Ⅴ型者，丘疹状黄色瘤的发病率可高达 30%～50%，并伴有急性胰腺炎及肝脾肿大。载脂蛋白 C2（ApoC2）缺乏、LPL 活性降低、VLDL 生成过多而代谢率降低等原因导致 VLDL 在血内堆积。

6. 高 HDL 血症

血浆 HDL 含量过高导致高 HDL 血症，也属于病理状态。HDL 具有抗动脉粥样硬化的作用，然而血浆 HDL 含量并非越高越好。高 HDL 血症分为原发性和继发性。

（二）病理

1. 动脉粥样硬化

动脉粥样硬化（AS）主要损伤动脉内壁膜，是胆固醇酯大量堆积成粥样硬化斑块，使血管壁纤维化增厚和狭窄的一种病理改变。粥样硬化主要侵犯大动脉和中等动脉，如主动脉、冠状动脉和脑动脉，导致某些脏器的局部组织供血不足，常出现心脑血管疾患，甚至有致命性损害。凡能增加动脉壁内 Ch 内流和沉积的脂蛋白如 LDL、β-VLDL、氧化低密度脂蛋白（OXLDL）等，是导致动脉粥样硬化的因素；凡能促进胆固醇从血管壁外运的脂蛋白如 HDL 等，则具有抗动脉粥样硬化性作用，称为抗动脉粥样硬化性因素。

与AS有关的脂蛋白因素有HDL、VLDL、CM、LDL、OXLDL、低密度脂蛋白受体（LDLR）、LPL等。

2.肥胖

若单纯血脂升高，可能身体并无明显异常表现，有人可见肥胖，有人不见明显肥胖，仅通过化验才可得知血脂升高。肥胖容易导致一些并发症，例如不育不孕，另外也要考虑病理性肥胖如库欣综合征、垂体瘤等。单纯性肥胖可有一定程度的肾上腺皮质功能亢进，继发性肥胖、库欣综合征患者皮质醇明显升高。

（三）药物研究

降低LDL-C是减少心血管事件发生概率的重要方法，现在已研制出了非他汀类调脂药物，如前蛋白转化酶枯草溶菌素9（PCSK9）抑制剂、鱼油制剂及生物制剂靶向调脂药物等，有助于血脂指标的全面达标，降低心血管疾病发生风险，使更多患者获益。

羟甲基戊二酸辅酶A（HMG-CoA）还原酶抑制剂与底物HMG-CoA具有相似的结构片段，抑制剂与HMG-CoA还原酶的亲和力大于底物，能够竞争性抑制HMG-CoA生成甲羟戊酸，降低胆固醇的生成和体内含量，从而显著降低致命性和非致命性心血管疾病事件的发生率。

三、现代中医学研究与治疗

（一）现代中医学研究

中医学认为，高脂血症的病机是脾虚痰瘀互阻，肝、脾、肾三脏之虚为本，痰浊瘀血为标。患者嗜食肥甘厚味，纵饮辛辣酒食，久之脾失健运，酿生痰浊，痰瘀互结，积聚体内，症见心悸、胸闷、脘痞、肢体麻木、形体肥胖、疲乏、头晕等。

血脂异常的单证型有气虚证、阴虚证、阳虚证、血瘀证、痰浊证、气滞证和寒凝证。血脂异常的主要复合证型有痰浊内阻证、脾虚湿盛证、气滞血瘀证和肝肾阴虚证。

中医治法：①痰浊内阻证，治以化痰祛湿，用温胆汤加减；②脾虚湿盛证，治以健脾化痰，用胃苓汤加减；③气滞血瘀证，治以行气活血，用血府逐瘀汤；④肝肾阴虚证，治以补益肝肾，用一贯煎合杞菊地黄丸加减。

（二）临床和实验研究

（1）一项对120例不稳定型心绞痛合并高脂血症患者进行临床观察的研究表明，血脂指标的异常情况与中医证型的关系如下。

心气不足证：LDL–C升高＞TG升高＞TC升高＞HDL–C降低。

气阴两虚证：LDL–C升高＞TG升高＞HDL–C降低＞TC升高。

痰瘀互结证：TG升高＞HDL–C降低＞LDL–C升高＞TC升高。

气虚血瘀证：TG 升高＞LDL-C 升高＞TC 升高＞HDL-C 降低。

心肾阳虚证：HDL-C 降低＞LDL-C 升高＞TG 升高＞TC 升高。

（2）有研究表明，高脂血症患者的身体质量指数（BMI）越高，患湿热蕴结证的概率越高于其他证型。

（3）有研究表明，中药干预高脂血症的相关信号通路主要集中在 PPAR、AMPK、cAMP、adipocytokine、FXR-SHP 及 PI3K-AKT。这一系列信号通路通过调节胆固醇的代谢、脂肪酸合成等生物学过程，参与脂代谢。

（4）有研究表明，荷丹片（荷叶、丹参、山楂、番泻叶、盐补骨脂）不但能有效改善血脂异常，降低患者 TC、TG 和体重，升高 HDL-C，提高 LCAT 的活性，还能够降低患者血清肿瘤坏死因子 α（TNF-α）和白介素 6（IL-6），抑制炎性反应。

（5）有研究表明，荷丹片能通过缓解胰岛素抵抗、调节抗氧化功能等途径，降低非酒精性脂肪性肝病大鼠肝细胞中的脂质蓄积。

（6）有研究表明，丹蒌片（瓜蒌皮、薤白、丹参、川芎、赤芍、郁金、黄芪、葛根、骨碎补、泽泻）会使高脂血症大鼠的 TC、TG、LDL-C 明显降低，HDL-C、HDL-C/LDL-C 升高。

（7）有研究表明，血脂康（红曲）适用于脾虚痰瘀阻滞证患者，可以降低 TC、LDL-C、TG，升高 HDL-C。

（8）有研究表明，脂必泰胶囊（山楂、泽泻、白术、红曲）不仅对高脂血症患者有调脂作用，还具有降低患者血清超敏 C 反应蛋白（hs-CRP）、抑制炎性反应的作用，有助于降低心脑血管疾病的发病率。

（9）有研究表明，脂必泰胶囊可预防大鼠和家兔实验性高脂血症的发生，在降低胆固醇、TG、LDL、载脂蛋白 B（ApoB）的同时，还可以升高高密度脂蛋白、ApoA1，表明其能促进和提高脂质代谢水平。

（10）国外已有关于豆类能降低血胆固醇的报道，以绿豆作用最大。临床及动物实验都表明，绿豆有明显的降血脂作用。豆类膳食之所以能够降血脂，可能是因其所含的植物胆固醇竞争性抑制外源性胆固醇的吸收，增强其排泄能力。

（11）有研究表明，附子多糖能显著降低高胆固醇血症大鼠血清中 TC 和低密度脂蛋白胆固醇水平。

（12）有研究表明，葛根芩连汤能改善混合型高脂血症患者的临床症状和 TG 水平。

（三）药物研究

（1）泽泻：泽泻醇提取物可干扰人体对胆固醇的吸收，从而降低胆固醇和甘油三酯。实验研究表明，泽泻可明显抑制兔主动脉粥样硬化斑块的形成及其血胆固醇的含量，可抑制小鼠肠对胆固醇的吸收及体内胆固醇的合成，有助于胆固醇的运转和排泄，具有干扰胆固醇的吸收、分解和排泄作用。

（2）山楂：用于治疗高脂血症及冠心病已多年。新鲜的山楂果实和叶片中含有多种黄酮苷、二聚黄烷、多聚黄烷等，具有显著的降脂、强心、降压、减肥作用。

（3）灵芝：有较好的降血脂作用。实验研究表明，灵芝能减轻实验性家兔动脉粥样硬化斑块的程度并延缓其形成。

（4）何首乌：含有大黄酸、大黄素、大黄酚、芦荟大黄素等蒽醌类物质，能促进肠道蠕动，减少胆固醇吸收，加快胆固醇排泄，从而起到降低血脂、抗动脉粥样硬化的作用。

（5）决明子：所含的芦荟大黄素、大黄素等有促进肠管运动、抑制胆固醇吸收的作用。

（6）茵陈：所含的香豆素类成分有降脂活性，可降低动物血清胆固醇，减轻主动脉硬化程度。

（7）虎杖：所含的大黄素成分可阻止过多的外源性胆固醇进入体内。

（8）蒲黄：含有谷甾醇、豆甾醇、菜油甾醇等植物甾醇，能抑制肠道吸收外源性胆固醇，从而起到降低血脂的作用。但只有生蒲黄有这种作用。动物实验证明，蒲黄可明显减少胆固醇在肠道的吸收，促进其在粪便中排出，并有防止动脉粥样硬化及降低血清胆固醇的作用。

（9）大蒜：所含的有效成分大蒜精油能阻止动脉脂质增生及胆固醇诱发的β脂蛋白增加和α-脂蛋白下降，还能明显降低主动脉胆固醇含量和主动脉粥样硬化。

（10）姜黄：姜黄醇提取物、挥发油和姜黄素都有降低血胆固醇、甘油三酯和β-脂蛋白的作用，以降甘油三酯效果最显著。

（11）黄芩：所含的有效成分黄芩苷元、汉黄芩苷元、黄芩苷等具有降血脂作用。

（12）红花：主要成分有红花苷、红花醌苷、新红花苷及红花黄素等。取红花适量当茶饮，连饮1个月或更长时间，可明显降低总胆固醇、三酸甘油酯及非酯化脂肪酸的水平。

（13）金银花：主要成分为氯原酸类化合物，如氯原酸和异氯原酸。本品能减少肠内胆固醇吸收，使血浆中胆固醇含量下降。

（14）泽兰：主要成分有三萜类、酚酸类、黄酮类及挥发油等，具有抗动脉粥样硬化的作用。泽兰可降低实验家兔的甘油三酯水平，降低家兔血液黏度、纤维蛋白原含量。泽兰通过改变细胞膜的脂质组成来改变细胞膜的功能，改善红细胞变形能力，并抑制红细胞聚集。泽兰所含的乙酸乙酯能起到抗血栓的作用，能够抑制凝血因子Xa（FXa）。

山楂、荷叶、陈皮、人参、柴胡、川芎、灵芝、刺五加等以降TC为主；黄连、黄芩等以降TG为主；大黄、山楂、何首乌、葛根、三七等能同时降低TC和TG；人参、刺五加、大黄、葛根、泽泻等以升高高密度脂蛋白胆固醇（HDL-C）为主。

（四）几种简易的降脂复方或泡茶饮

①山楂、槐角、决明子。

②葛根、桑寄生、决明子、山楂。

③黄精、玄参、泽泻、夜交藤、山楂。

④首乌、泽泻、决明子、虎杖、山楂。

⑤茶树根、虎杖、丹参、玉竹、何首乌、鸡内金、山楂。

⑥首乌、决明子、金樱子、茵陈、泽泻、山楂、内金。

⑦首乌、葛根、山楂。

⑧葛根、红花、桃仁、郁金、丹参。

⑨灵芝、山楂、决明子、赤芍。

⑩山楂、葛根、丹参、三七、木香。

四、古籍记载

高脂血症属中医学“痰湿”“痰瘀”“血浊”和“血瘀”范畴。

(1)《辨证录·受妊门》曰:“妇人身体肥胖，痰多，不能受孕，湿盛之故耳……治法必须以泻水化痰为主。但不急补脾土，则阳气不旺，湿痰未必去，人先病矣。方用补中益气汤加味治之。人参三钱，当归三钱，黄芪三钱，白术一两，陈皮五分，甘草一钱，柴胡一钱，半夏三钱，升麻四分，茯苓五钱。”

(2)《丹溪心法·妇人》曰:“肥胖饮食过度之人，而经水不调者，乃是湿痰，宜苍术、半夏、滑石、茯苓、白术、香附、川芎、当归。”

(3)《证治准绳·中分》曰:“肥人多中，以气盛于外而歉于内也。肺为气出入之道，人肥者必气急……所以治之必先理气为急，中后气未尽顺，痰未尽降，调理之剂，唯当以藿香正气散和星香散煎服。”

(4)《医学心悟·类中风》曰:“凡人嗜食肥甘，或醇酒奶酪，则湿从内受……湿生痰，痰生热，热生风，故卒然昏倒无知也。”

按：脂代谢紊乱亦导致脑血管疾病(中风)。

(5)《石室秘录·肥治法》曰:“肥治者，治肥人之病也。

肥人多痰，乃气虚也。虚则气不能运行，故痰生之。则治痰焉可仅治痰哉？必须补其气，而后带消其痰为得耳。然而气之补法，又不可纯补脾胃之土，而当兼补其命门之火。盖火能生土，而土自生气，气足而痰自消，不治痰，正所以治痰也。方用人参三两，白术五两，茯苓二两，薏仁五两，芡实五两，熟地八两，山茱萸四两，北五味一两，杜仲三两，肉桂二两，砂仁五钱，益智仁一两，白芥子三两，橘红一两。各为末，蜜为丸。"

（6）《石室秘录·富治法》曰："富治者，膏粱富贵之人也。身披重裘，口食肥甘，其腠理必疏，脾胃必弱。一旦感中邪气，自当补正为先，不可以祛邪为急……使膏粱之子，永无屈死矣。"

五、医案

1. 形肥肌浓外感案（出自《证治准绳》）

丹溪治色目妇人，年近六十，六月内常觉恶寒战栗，喜炎火御绵，多汗如雨，其形肥肌浓，已服附子十余帖，浑身痒甚，两手脉沉涩，重取稍大，知其热甚而血虚也。以四物去川芎，倍地黄，加白术、黄芪、炒黄柏、生甘草、人参，每服一两重。方与一帖，腹大泄，目无视，口无言，知其病势深，而药无反佐之过也。仍用前药，热炒与之。盖借火力为向导，一帖利止，四帖精神回，十帖全安。

按：肥人多虚，易感。

2. 赵绍琴治疗高脂血症

沈某，男，51岁。患者形伟体丰，体重逾90kg，体检时发现血脂极高，服西药降脂效果欠佳，于1990年12月前来就诊。观其面色潮红，油光发亮，舌红苔黄垢厚，脉象弦滑且数，按之有力。甘油三酯高达18.86mmol/L。辨为痰湿瘀阻，久之恐有中风之虞，治宜涤痰活血化瘀之法，用三子养亲汤加味。处方：紫苏子10g，莱菔子10g，白芥子6g，冬瓜子10g，皂角子6g，赤芍10g，丹参10g，茜草10g。

治疗半个月后，患者复查，甘油三酯降为12.64mmol/L，患者信心大增，继服前方加柴胡6g，川楝子6g，焦三仙各10g。

治疗1个月后，患者复查，甘油三酯降为7.56mmol/L。嘱其坚持控制饮食，加强锻炼，以善其后。

3. 沈绍功治疗高脂血症

刘某，男，47岁。患者半年前无明显诱因自觉乏力，右上腹隐痛，西医院检查低密度脂蛋白、甘油三酯升高，B超示中度脂肪肝，口服降脂西药1个月后复查，血脂未降，转氨酶升高，停药，遂求中医治疗。患者平素嗜食油腻，好烟酒，形体肥胖。苔白腻，质淡白，脉弦滑。查低密度脂蛋白3.2mmol/L，胆固醇5.6mmol/L，甘油三酯4.7mmol/L，B超示中度脂肪肝。选用温胆汤治之。处方：竹茹10g，枳壳10g，云苓10g，陈皮10g，石菖蒲10g，郁金10g，苏木10g，赤芍10g，泽泻10g，决明子30g，丹参30g，白扁豆10g，车前草30g，川楝子10g，延胡索10g，鸡血藤10g。

患者服药7剂后，右上腹隐痛明显好转。上方加生山楂20g。

患者再服药14剂，已无明显不适，苔薄白，脉弦细。痰浊已去，脾虚得健，佐入调肾诸药，巩固疗效。改服枸杞子10g，野菊花10g，何首乌10g，生杜仲10g，桑寄生10g，白扁豆10g，泽泻10g，决明子30g，三七粉3g（冲），每晚服1剂。

患者服药8周后，复查血脂降为正常，B超示轻度脂肪肝。

4. 郭维琴治疗急性心肌梗死伴高脂血症

何某，男，53岁。患者12年前发生心肌梗死，之后心前区疼痛反复发作，胸痛彻背。现症见：乏力，气短，背凉，时发胸痛，胸痛彻背，食减，便干，目内眦脂肪斑。心电图示陈旧性下壁、前间壁心肌梗死。化验示TC、TG、LDL–C升高，HDL–C减低。舌胖苔白腻，脉沉弦。辨证：心阳不振，痰湿阻遏，血脉不畅。治法：益气通阳，化湿活血。处方：党参、黄芪、瓜蒌、薤白、川芎、红花、丹参、赤芍、郁金、陈皮、半夏、干姜、何首乌、荜茇、决明子。

患者服药14剂后复诊，诉乏力、胸痛彻背好转，胸痛发作次数减少，大便不干，上方减陈皮、赤芍，加白术、鬼箭羽。

患者服用上方42剂后复诊，诉诸症好转，唯LDL–C略高。

第十五章　胸腹水检测与中医

一、化验检测及临床意义

胸腹水指胸腹腔内的液体积聚，一般分为渗出性胸腹水、漏出性胸腹水和混合性胸腹水。在临床上，胸水，又称胸腔积液，是诊断呼吸、循环系统及结核肿瘤等疾病的重要指标；腹水，又称腹腔积液，是诊断消化系统、肝脏疾病和全身性疾病的重要指标。

胸腹水的生化检测方法是检测胸腹腔积液中各种成分的含量，以此辅助诊断和判断胸腹水的性质、病变部位和程度，便于优化治疗。其中常见的成分包括蛋白质、乳酸脱氢酶（LDH）、肝功能指标、肿瘤标志物、葡萄糖等。

1. 黏蛋白定性试验（李凡他试验）

腹水的蛋白质浓度低于血浆的蛋白质浓度可表明腹水是漏出性的；反之，则说明腹水是渗出性的。

2. 乳酸脱氢酶

乳酸脱氢酶是判断炎性渗出液的可靠指标，尤其是胸膜炎导致的胸水。如乳酸脱氢酶进行性升高，表明胸膜腔炎症加重；如逐渐下降，则说明良性病变可能性大，预后较好。

3. 肝功能指标

肝功能指标包括胆红素、天冬氨酸转氨酶、丙氨酸转氨酶等。比如，大量渗出性腹水是肝脏疾病导致门静脉高压而引起的，肝脏疾病患者在进行腹水检测时，血清丙氨酸转氨酶和血清胆红素浓度往往偏高。

4. 干扰素γ（IFN-γ）、腺苷脱氨酶（ADA）

结核性胸腔积液中的干扰素γ、腺苷脱氨酶会升高，如IFN-γ＞3.7KU/L、ADA＞45U/L提示结核性胸腔积液。

5. 肿瘤标志物

胸腹水中的肿瘤标志物可用于诊断腹部肿瘤病变，比如卵巢癌、胃癌和淋巴瘤等。

当癌胚抗原（CEA）＞20mg/L，胸液与血清CEA之比＞1时，诊断恶性胸液的特异性为92%。多种肿瘤标志物（CA50、CA199、CA125、CYFRA21-1）的检测也可以用于监测病情变化、协助治疗预后和评估疗效等，但临床应用较少。

6. 葡萄糖

漏出液的葡萄糖含量与血糖近似；渗出液中的葡萄糖含量可因分解而减少。恶性胸腔积液中的葡萄糖含量多与血糖水平相近，仅有10%减少，此时表明癌细胞在胸膜广泛转移，患者平均只能存活2个月。类风湿关节炎所致胸腔积液中的葡萄糖水平极低，多为0～10mg/dL。肺炎导致胸腔积液中的葡萄糖水平明显降低，在20mg/dL左右，且随病情进展而进一步下降。

二、病理与化验

（一）病理

腹水常见于慢性充血性右心衰竭、渗出性心包炎、慢性缩窄性心包炎、克山病、肝静脉阻塞综合征、肝小静脉闭塞症、门静脉血栓形成、下腔静脉阻塞综合征、原发性限制型心肌病、肝硬化、肝癌、病毒性肝炎、渗出性结核性腹膜炎、急性胰腺炎并发腹膜炎、肺吸虫性腹膜炎、系统性红斑狼疮并发腹膜炎、胆固醇性腹膜炎、多发性浆膜炎、嗜酸性粒细胞性腹膜炎、腹膜转移癌、腹膜间皮瘤、乳糜性腹水（腹腔乳糜）、腹腔脏器的恶性淋巴瘤、甲状腺功能减退症、梅格斯综合征、胆汁性腹水等。

1. 腹水伴有黄疸

轻度黄疸可见于门脉性肝硬化、顽固性充血性心力衰竭、肝静脉阻塞、小结节肝硬化失代偿期、慢性胰腺炎压迫胆总管等；重度黄疸可见于胆道梗阻、重症急性肝炎、坏死后肝硬化、肝癌或肝脏转移癌。

2. 腹水伴有肝肿大

腹水伴有肝肿大必须考虑肝硬化、肝癌、充血性心力衰竭、缩窄性心包炎、重症肝炎、下腔静脉或肝静脉阻塞等。肝硬化、重症肝炎的腹水多伴有轻度肝肿大，后者可在腹水出现后呈进行性缩小。

3. 腹水伴有脾肿大

腹水伴有脾肿大常见于肝硬化、门静脉阻塞、慢性门静脉血栓形成、慢性肝静脉阻塞、恶性淋巴瘤等。

4. 腹水伴有腹壁静脉曲张

腹水伴有腹壁静脉曲张以肝硬化，门静脉、下腔静脉、肝静脉阻塞为多见。侧胸壁静脉曲张显著，且下腹壁静脉血流方向自下而上者，多为下腔静脉阻塞的诊断依据。下腹壁静脉血流方向向下者，则多为门静脉阻塞。门静脉阻塞或肝静脉阻塞时，腹部血流方向正常，即在脐水平以上者向上，在脐水平以下者向下。

5. 腹水伴有腹部肿块

腹水伴有腹部肿块应考虑结核性腹膜炎、腹腔恶性肿瘤、腹部结核、淋巴瘤、胰腺假性囊肿等。女性患者还需要注意梅格斯综合征的可能。西医学认为，梅格斯综合征患者在手术切除肿瘤后，胸腹水能够自行消失。

癌性胸水多为渗出液，引起癌性胸水的恶性肿瘤以肺癌居多，形成机制大抵与肿瘤血管生成及通透性升高、免疫微环境相关。

癌性腹水系腹膜广泛转移，多提示恶性肿瘤晚期，生存期短，与多种细胞因子、水钠潴留、内分泌失调及血浆胶体渗透压改变、淋巴回流受阻等相关。

6. 腹水伴有恶病质

腹水伴有恶病质多提示癌症晚期、营养缺乏、结核病等。

7. 乳糜漏

某些较严重的乳糜漏病例如静脉营养无效，使用生长抑素可取得明显治疗效果。这可能是因为生长抑素与乳糜产生和淋巴系统腔内压力密切相关。

（二）化验检测

1. 漏出性腹水

漏出性腹水为非炎症性，见于充血性心力衰竭、肝硬化、肾病综合征、下腔静脉阻塞等疾病，外观多清晰透亮或微浑，淡黄色，一般不自凝。

化验指标：pH 值 > 7.4，蛋白质定量 < 25g/L，腹水蛋白 / 血清蛋白 < 0.5，相对密度 < 1.015，黏蛋白定性试验（李凡他试验）为阴性，清蛋白梯度 > 11g/L，细胞检测总数 < 100×10^6/L，有核细胞以淋巴细胞和间皮细胞为主，无肿瘤细胞。

2. 渗出性腹水

渗出性腹水为炎症性，见于细菌感染、化学物质刺激、外伤、恶性肿瘤（如转移性肺癌、乳腺癌、淋巴瘤等）等疾病，外观多浑浊，呈黄色、红色或乳白色，常自行凝固。

化验指标：pH 值 < 7.4，蛋白质定量 > 30g/L，腹水蛋白 / 血清蛋白 > 0.5，相对密度 > 1.018，黏蛋白定性试验结果为阳性，清蛋白梯度 < 11g/L，细胞检测总数 > 500×10^6/L，急性炎症以中性粒细胞为主，慢性炎症或恶性积液以淋巴细胞为主，可有肿瘤细胞。

3. 乳糜漏

乳糜定性试验结果阳性即可确诊乳糜漏。颈淋巴结清扫术后引流物中的甘油三酯量约为 0.40mmol/L。一般认为，如果引流液中甘油三酯的含量 > 1.13mmol/L 或乳糜微粒的含量 >

4%，应诊断为乳糜漏。

三、现代中医学研究与治疗

（一）现代中医学研究

1. 肝硬化腹水

（1）《肝硬化腹水中医诊疗专家共识意见（2017）》（以下简称《意见》）中提到，肝硬化腹水是一种常见的慢性进行性、弥漫性肝病终末期阶段的并发症，可由病毒性肝炎、酒精性肝炎、胆汁淤积性肝病、自身免疫性肝炎、药物性肝炎、非酒精性脂肪性肝炎、血吸虫病等引起。当腹腔内出现过多游离液体（＞50mL）时称为腹水。

该《意见》对肝硬化腹水的中医辨证分型如下。

①气滞水停证，选柴胡疏肝散合胃苓汤加减；②脾虚水停证，选四君子汤合实脾饮加减；③脾肾阳虚水停证，选附子理中丸合五苓散加减；④血瘀水停证，选调营饮或膈下逐瘀汤加减；⑤湿热水停证，选中满分消丸合茵陈蒿汤加减；⑥肝肾阴虚水停证，选一贯煎合猪苓汤加减。

（2）刘渡舟教授认为，肝硬化早期，证属气分证；中晚期肝硬化出现脾功能亢进，证属肾阳虚证；肝硬化出现肝功能异常升高，证属阴虚证；肝硬化出现腹水者，证属血分证。

（3）王雪京教授认为，胸水的中医常见证候有3种，即络脉瘀阻证、气血不足证、阳虚水泛证。

①络脉瘀阻证：胸水多由结核性胸膜炎或其他原因引起，经治疗后胸水量减少甚或完全吸收，但因存在胸膜粘连或增

厚，会引起胸胁肋部疼痛不适，可选用复元活血汤加减。

②气血不足证：见于慢性脓胸，选用八珍汤合阳和汤加减。

③阳虚水泛证：见于急、慢性肾功能不全，选用真武汤或苓桂术甘汤加减。

2. 鼓胀

鼓胀的治疗以利水为先，同时配伍行气降气药物，气行则水行。急则治标，攻下逐水；缓则益气养阴，健脾利水。

3. 乳糜漏

湿伤气分是乳糜漏的主要病机，乳糜试验阳性可定性诊断。治法：温肾固元，化湿泄浊。

4. 渗出液和漏出液

渗出液和漏出液的形成与体内水湿代谢失衡有关。水湿是人体内正常的液体，但当其代谢失调时，水湿会积聚并形成湿邪。湿邪是中医学理论中的一种病理因素，可以导致身体各种不适症状。

渗出液和漏出液在中医学中通常被分为寒性和热性两种类型。寒性胸腹水通常呈现出清澈、稀薄的特点，而热性胸腹水则呈现出浑浊、浓稠的特点。《素问·至真要大论》曰："诸转反戾，水液混浊，皆属于热。"这两种类型的渗出液都可能伴随着胀满、疼痛、瘙痒或其他不适症状。

中医学对渗出液和漏出液的治疗侧重于调理气血和祛除湿邪。如中医学的"分液论治"，胸腹水根据性质可分为漏出液和渗出液。漏出液的病机为气虚血瘀，阳虚水停，治疗宜益气温阳，利水逐饮；渗出液的病机为邪毒或热毒损伤气阴，治疗以清热凉血解毒为主，佐以益气养阴。

（二）临床和实验研究

（1）一项针对111例结核性胸膜炎伴胸水患者的研究表明，饮停胸胁证患者的胸水量多于络气不和证患者。

（2）一项研究应用温肾固元、化湿泄浊法，治疗肾癌根治术后乳糜漏。方药：熟地黄25 g，山药20g，山茱萸15 g，附子10 g，肉桂6g，泽泻15g，茯苓15 g，菟丝子15 g，杜仲15g，枸杞子10g，五味子10g，莲子心10g，萆薢30g，石菖蒲10g，黄柏15g，车前子15g，丹参15 g。结果显示，术后第17天无引流液流出，患者拔管后出院。

（3）关于恶性胸水的治疗，有研究采用泄水逐饮、益气温阳法，使用牡蛎泽泻散加减联合顺铂胸腔灌注。方药：牡蛎30g，盐泽泻30g，天花粉15g，醋商陆15g，海藻10g，葶苈子10g，蜀漆5g，柴胡25g，茯苓30g，干姜10g。结果显示，该方法能有效控制胸水量，改善患者的生存质量及临床症状。

（4）有研究表明，当归芍药散能上调肝硬化腹水大鼠肾脏水通道蛋白2（AQP2）的表达，发挥其利水作用。

（5）健脾活血祛湿方（五爪龙30g，白术30g，白背叶根30g，猪苓15g，田基黄20g，茜草15g，土鳖虫10g，砂仁5g），能提高大鼠肝脏水通道蛋白8（AQP8）mRNA的转录水平表达和AQP8蛋白表达，可明显改善大鼠肝功能，促进腹水的消退。

（三）药物研究

（1）临床中常用益母草活血利水（大剂量60～120g），泽泻通经利水，蝼蛄、蟋蟀温肾利水，庵闾子、楮实子养阴利水，地龙解毒利水，黄芪、防己益气利水等。软坚常用鳖甲、僵蚕、牡蛎等。

（2）葶苈子:《备急千金要方》中记载葶苈末主治大腹水肿、小便不利、胸水。

（3）蝼蛄、马鞭草、鼠尾草:《本草纲目》中记载了蝼蛄、马鞭草、鼠尾草主治大腹水病、胸水。

（4）泽漆:《神农本草经》曰:“泽漆……主皮肤热，大腹水气，四肢面目浮肿，丈夫阴气不足。”用于治疗胸水、腹水。

（5）二丑：利水消肿，泻下通便，治疗腹胀、水肿，适用于渗出液、漏出液、乳糜漏。但其会引起一定的不良反应，增加肾脏排泄负担，过量可导致血尿。

（6）白茅根：与车前草、茯苓皮的配伍使用，可加强主方利水之效。

（7）实脾散：脾肾同治，适用于脾肾阳虚型肝癌晚期腹水、肝硬化腹水。该方重在实脾以制水，行气与利水共行，寓行气于温利之中，令气行则湿化。

（8）疏凿饮子：逐水，主治悬饮及胸腹部水饮停滞。

（9）十枣汤：减缓胸腹水生成的速度，减轻肺部纤维化的程度，减少肿瘤血供以起到抗肿瘤的作用。但该方具有一定的毒性，应用时应注意。

（10）无比山药丸：有研究表明，无比山药丸加减治疗肝硬化脾切除后乳糜漏腹水，能取得较好疗效。

（11）真武汤及四苓散：治疗肝硬化腹水具有良好的效果。

（12）己椒苈黄丸：治疗肝硬化腹水有明显的利尿、减少腹水作用。

（13）泽膝汤：治疗胸腹水可取得明显疗效。处方：泽漆20g（先煎），黄芩10g，桂枝10g，生晒参10g，白前10g，姜半夏10g，生甘草5g，干姜5g，紫菀10g。

（14）甘参胶囊：行气逐水，益气养血。适用于膨胀水湿停聚之脾虚证者、乙肝后肝硬化腹水见上证候者。处方：醋甘遂、大黄、炒牵牛子、槟榔、醋香附、猪苓、醋鳖甲、猪牙皂、红参、黄芪、炒白术、当归、大枣、人工麝香。

（15）消水丹：为近代方，可抑制腹水，促腹水消退。该方内有甘遂与枳实，破气逐水，以祛邪气。此外，方中联合桂枝汤，桂枝护阳；芍药护其阴；生姜健胃，防止呕吐；肥大枣用至20枚之多，以制甘遂之峻，预防脾气、胃液之创伤，具有“十枣汤”之义；去甘草者，以甘草与甘遂相反之故也。本方祛邪而不伤正，保存了正气。

四、古籍记载

中医学没有腹水、胸水之病名。根据其症状，可将腹水归属于中医学“胁痛”“鼓胀”“积聚”“黄疸”“癥瘕”等范畴，将胸水归属于中医学“悬饮”“支饮”范畴。

（1）《素问·至真要大论》曰：“诸湿肿满，皆属于脾。”脾气虚则湿盛、湿滞，健脾则水液运化有力以濡养周身，代谢糟粕。

(2)《伤寒杂病论·辨太阳病脉证并治》曰：“头痛，心下痞硬满，引胁下痛，干呕则短气，汗出不恶寒者，此表解里未和也。十枣汤主之。”十枣汤运用芫花、大戟、甘遂、大枣这四味药物，分消上、中、下三焦，峻下。

(3)《金匮要略·痰饮咳嗽病脉证并治》曰：“饮后水流在胁下，咳唾引痛，谓之悬饮。”

(4)《明医指掌·水肿》云：“利水不须行峻剂，脾能健运自宽舒。”

(5)《丹溪心法·水肿》云：“证虽可下，又当权其轻重，不可过用芫花、大戟、甘遂猛烈之剂，一发不收，吾恐峻决者易，固闭者难，水气复来而无以治之也。”

(6)《严氏济生方·水肿论治》曰：“实脾散，治阴水，先实脾土。厚朴（去皮，姜制，炒）、白术、木瓜（去瓤）、木香（不见火）、草果仁、大腹子、附子（炮，去皮脐）、白茯苓（去皮）、干姜（炮）各一两，甘草（炙）半两。”

(7)《备急千金要方·治五劳六极七伤虚损方》曰：“治诸虚劳百损，无比薯蓣丸方。薯蓣二两，苁蓉四两，五味子六两，菟丝子、杜仲各三两，牛膝、泽泻、干地黄、山茱萸、茯神（一作茯苓）、巴戟天、赤石脂各一两。”

(8)《神农本草经》论及庵闾子，曰：“味苦微寒。主五脏瘀血，腹中水气，胪张，留热，风寒湿痹，身体诸痛。”

(9)《脏腑药式补正》曰：“膏淋之证，小便如油如膏，甚则溺器中黏结稠叠，有如败絮，皆是肾家脂液。”张山雷较为形象地描述了乳糜尿的性状，并将其归为“肾家脂液”。

（10）《备急千金要方·水肿》曰：“泽漆汤，治水气，通身洪肿，四肢无力，或从消渴，或从黄疸支饮，内虚不足，营卫不通，气不消化，实皮肤中，喘息不安，腹中响响胀满，眼不得视。泽漆根十两，鲤鱼五斤，赤小豆二升，生姜八两，茯苓三两，人参、麦门冬、甘草各二两。”

（11）《圣济总录·三焦病》曰：“治三焦病久，欲成水，腹胀不消，小水不利，徒都子补气丸方。海蛤、牵牛子、赤茯苓（去黑皮）、防己、犀角（镑）、诃黎勒（去核）、苦葶苈（纸上炒，伴）、生干地黄（焙细研）各一两。”

（12）《傅青主男科·水臌》曰：“此症满身皆水，按之如泥者，是若不急治，水流四肢，不得从膀胱出，则为死症矣，方用决流汤。黑丑、甘草各二钱，肉桂三分，车前一两……一剂水流斗余，二剂全愈，断勿与三剂也，与三剂反杀之矣……再用六君子汤补脾可也，忌食盐，犯之则不救矣。”

五、医案

1. 鼓胀案一（出自《格致余论》）

陈氏，年四十余，性嗜酒。大便时见血，于春间患胀，色黑而腹大，其形如鬼，诊其脉，数而涩，重似弱。以四物汤加黄连、黄芩、木通、白术、陈皮、厚朴、生甘草，作汤与之，近一年而安。

按：酒精性肝硬化腹水伴消化道出血，可参考上案以治血虚、补血为主。补血药中加白术以益气，黄连、陈皮、厚朴清郁热，散结气，行湿滞。

2. 鼓胀案二（出自《徐批叶天士晚年方案真本》）

吴（荡口，四十六岁），面黄白，消瘦无神，腹大脐突，足冷肿重，自言如着囊沙，曾经因胀攻下，下必伤阳而满胀如故，乃浊阴锢闭，真阳大伤，见症是不治之条。用药究理，暖以通阳泄浊。

生炒附子、椒目炒黄、干姜、炒小茴、车前子。

徐评：伤阳，伤足太阴脾、足少阴肾也。故用生附、椒目、炒姜，以温通脾肾之阳，小茴以温太阳之腑，再加车前以利水也。

3. 朱良春治疗肝硬化腹水

李某，男，43岁。患者有肝硬化病史10余年，未予治疗，近2年反复出现腹水。患者就诊时面色萎黄，腹部膨隆，腹胀，移动性浊音阳性，双下肢水肿，纳一般，夜寐欠佳，小便黄，大便溏。舌淡红，苔薄白，脉细。查体：腹围94cm，肝肋下未及，脾肋下8cm，脐疝，双下肢凹陷性水肿。白细胞计数$2.04\times10^9/L$，血小板计数$29\times10^9/L$，血红蛋白79g/L。拟疏肝健脾、利水渗湿、补血治疗。处方：蛇舌草30g，虎杖20g，黄芪30g，当归12g，郁金20g，楮实子30g，庵闾子30g，丹参20g，淫羊藿15g，泽兰30g，泽泻30g，油松节30g，牛角鳃30g，白术30g，山药20g，枸杞子15g，鸡血藤40g。

4. 李玉奇治疗肝炎肝硬化腹水

朱某，男，48岁。患者曾确诊为慢性乙肝、肝硬化腹水伴脾肿大，自诉腹胀明显，查体有明显腹水，经中西医治疗，腹水时消时长，反复无常，尿频而短，身体逐渐瘦弱，食少纳呆，大便偏溏，午后低热，干呕欲吐，失眠，口干渴又不欲饮。经余四诊所见：面垢无华，神态憔悴，身体瘦弱，舌质淡，苔灰白而厚腻，腹胀如鼓。脉来弦实有力，沉取而涩。治法：柔肝软坚，渗利存阴，用柔肝醒脾汤。处方：黄芪 50g，昆布 25g，海藻 25g，知母 25g，土茯苓 20g，桃仁 15g，鳖甲 25g，当归 40g，生地黄 20g，墨旱莲 20g，黄柏 10g，王瓜皮 40g，茯苓 20g，常山 10g，槟榔 20g，党参 20g，苍术 20g，鸡内金 15g，柴胡 10g。

水煎服，以此为主方，随症加减。

患者连服药 3 个月，脾肿大明显好转，腹水已全消，精神状态良好，体重渐增，食欲大增。疾病发展到这个阶段，诊为本虚而标实，不宜再施以峻下或利尿之剂；至于偏虚偏实，或阴虚阳虚都难辨认确切，故大戟、芫花、桂枝、附子、桃仁、红花应禁用。

5. 赵文霞治疗乳糜性腹水

患者，男，51 岁。患者间断腹部胀大 20 年，加重半月余，诊断为乙肝肝硬化并腹水。患者 14 年前因黑便行脾切除术，西医给予降低门静脉压力、护肝、利尿、补充白蛋白治疗，乳糜性腹水无改善。入院症见：腹部胀大，右胁肋部不适，乏力，口干苦，纳差，进食后恶心干呕，大便干，小便量少，色黄，日尿量约 500mL。舌体大，质红，苔黄腻，脉弦滑。入院后完善相关检查。肝功能：白蛋白 34.9g/L，天冬氨酸转氨酶 45.9U/L，胆碱酯酶 2.0KU/L。肾功能、电解质、凝血功能、二便常规正常。腹水常规：腹水浑浊，底部有红色沉淀，李凡他试验阳性，白细胞计数 90×10^9/L，单核细胞比率 40%，多核细胞比率 60%。西医诊断：肝炎后肝硬化乙型失代偿期（门静脉高压、腹水）、乳糜性腹水。中医诊断：鼓胀（湿热蕴结）。中医治法：清热利湿，行气利水。选用茵陈蒿汤加减。处方：茵陈 30g，炒栀子 15g，大黄 10g，太子参 15g，白术 30g，茯苓 15g，大腹皮 30g，白茅根 30g，玉米须 30g，桔梗 10g，甘草 6g，水红花子 15g，炒鸡内金 15g。西医治疗给以补充白蛋白、利尿治疗。

患者服药 7 剂后复诊，尿量增加，日尿量 1000mL 左右，但腹胀症状、腹水及乳糜性腹水无改善，右胁不适，畏寒肢冷，腰膝酸软，周身乏力，纳差，大便质稀，小便量少。舌体大，舌苔薄白腻，脉沉细。辨证为脾肾亏虚，治法为补脾益肾，益气固摄，配化瘀利水之品。方以无比山药丸加减。处方：山药 25g，熟地黄 20g，泽泻 15g，茯苓 15g，肉苁蓉 15g，巴戟天 10g，五味子 12g，牛膝 15g，杜仲 15g，猪苓 15g，大腹皮 30g，炒枳壳 12g，厚朴 15g，白茅根 30g，水红花子 30g，烫水蛭 3g，萆薢 15g。西医治疗以奥曲肽降低门静脉压力，以及补充白蛋白、利水治疗。

患者服药 21 剂后，尿量为 2500 ～ 3000mL/d，腹胀缓解，腹水消退，腹水变清澈。

患者出院 2 周后门诊复诊，复查彩超提示为微量腹水。

6. 李国勤治疗悬饮

患者，女，78 岁。患者间断咳嗽 3 年余，加重 2 天。患者既往有间质性肺病、冠心病、肾功能不全病史。入院症见：患者呈痴呆状，家属代诉患者咳嗽，咳痰，色白质黏，不易咳出，偶可闻及喉间痰鸣，偶有喘息，表情淡漠不语，肢体活动不利，嗜睡，小便量少，大便干。舌红苔少，脉沉细。肺部CT检查示结合临床病史符合慢性支气管炎、纤维化伴双肺炎性改变，双肺可疑肺水肿；心影明显增大，冠状动脉钙化，双侧胸腔积液，双侧胸膜局部增厚。胸腔彩超示双侧胸腔均可见液区，右侧最深为75mm，左侧为70mm。心房利尿钠肽（BNP）1435ng/L。西医诊断：冠心病、心力衰竭、双侧胸腔积液、肾功能不全、间质性肺病。中医诊断：悬饮。辨证：心阳不振，水气凌心，痰瘀互结。治法：温补心阳，化气行水，化痰活血。处方：生黄芪30g，当归20g，附子15g，太子参20g，石斛20g，葶苈子20g，大枣20g，商陆10g，川椒10g，防己12g，瓜蒌15g，郁金12g，制大黄10g，阿胶12g，竹茹15g，桔梗15g。

患者服药7剂后，咳嗽喘息症状减轻，痰量减少。

患者继服前方7剂，复查BNP320ng/L，胸腔彩超示双侧胸腔未见明确积液。

中篇

尿液化验检测与中医

第一章　尿液检测及临床意义

一、尿液检测及临床意义

1. 尿蛋白（PRO）

正常尿液中，尿蛋白的含量很少，尿蛋白阳性见于急慢性肾炎、肾盂肾炎、肾结核、肾肿瘤、肾病综合征、心脏疾病、糖尿病、高血压、以蛋白尿为特征的甲状腺疾病等。

2. 尿白细胞

正常尿液中基本不含白细胞。尿白细胞阳性提示有泌尿生殖系感染，也可见于急性间质性肾炎、狼疮肾炎、肾小球肾炎等。

3. 尿红细胞

正常尿液中基本不含红细胞。尿红细胞阳性提示肾小球肾炎、结核、肿瘤、结石等。多形性红细胞多来源于肾小球，均一性红细胞多来源于肾盂、输尿管、膀胱。

4. 尿 pH 值

尿 pH 值是尿液的酸碱度值，平均为 6.0，即正常尿液呈现弱酸性。肾炎、肾结核常见酸性尿，I 型肾小管碱中毒可见碱性尿。

5. 尿微量清蛋白（MAU）

2 型糖尿病患者尿 MAU 阳性，意味着肾脏出现病理改变。尿 MAU 是肾损伤的早期敏感指标，在糖尿病合并高血压、心血管并发症、神经并发症等出现之前，即可发现尿 MAU 升高。

6. 尿 α_1 微球蛋白（α_1-MG）

尿 α_1-MG 是肾损伤的早期敏感指标。尿 α_1 微球蛋白升高提示重度肾功能损害。

7. 尿 α_2 巨球蛋白（α_2-MG）

尿 α_2-MG 不能经肾小球滤过。尿 α_2-MG 一旦出现，说明肾小球屏障被破坏。

8. 尿 β_2 微球蛋白（β_2-MG）

尿 β_2-MG 能自由通过肾小球滤过膜，被近端肾小管完全吸收，不被远端肾小管吸收。尿 β_2-MG 升高见于近端肾小管损害、自身免疫性疾病、恶性肿瘤、糖尿病肾病、肾移植排斥等。

（1）尿蛋白 / 尿 β_2-MG 值用于鉴别肾小球和肾小管病变：单纯肾小球疾病，尿蛋白 / 尿 β_2-MG 值＞300；单纯肾小管病变，比值＜10；混合性病变，比值介于两者之间。

（2）尿 β_2-MG 可用来鉴别上下尿路感染：上尿路感染，尿 β_2-MG 水平升高；下尿路感染，尿 β_2-MG 水平基本正常。

9. 尿本 - 周蛋白（BJP）

尿 BJP 也称 γ 微球蛋白，主要用来筛查多发性骨髓瘤、肾淀粉样变、慢性肾盂肾炎。恶性淋巴瘤等也可出现尿 BJP

阳性。

10. 尿亚硝酸盐（NIT）

尿 NIT 阳性见于大肠埃希菌引起的尿路感染。

11. 尿转铁蛋白（TRF）

尿 TRF 是功能性肾小球屏障损伤的标志物，临床上主要用于肾病、肝脏等疾病的辅助诊断。尿 TRF 升高可以帮助发现肾早期损伤。

12. 尿 N- 乙酰 -β-D- 氨基葡萄糖苷酶（NAG）

尿 NAG 主要来自近端肾小管上皮细胞，不能通过肾小球。当肾脏病变时，该酶释放于尿中。尿 NAG 活性测定对反映肾脏实质病变，尤其是急性损伤和活动期病变更敏感，是微血管病变的敏感指标，主要用于早期肾损伤的监测和病情观察。

13. 尿视黄醇结合蛋白（RBP）

尿 RBP 能自由通过肾小球滤过膜，被近端肾小管完全吸收和降解，是反映肾小管损伤的早期指标，能早期发现肾小管的功能损害，并能灵敏反映近端肾小管的损害程度，还可作为肝功能早期损害和监护治疗的指标。

14. 尿肌酐

尿肌酐经肾小球滤过后不被肾小球重吸收，通过肾小球排泄。在肾病早期，血肌酐通常不升高，直至有肾脏实质损害才升高。

15. 尿胱抑素 C

尿胱抑素 C 能自由通过肾小球和滤过膜，在近端小管几乎完全被重吸收。尿胱抑素 C 也能够反映肾小管的损伤程度。

16. 尿胆原（RO）

尿 RO 可用来鉴别是否存在梗阻性黄疸。尿 RO 阳性见于溶血性黄疸、肝病等；尿 RO 阴性见于梗阻性黄疸。

17. 尿胆红素（Bil）

尿 Bil 阳性见于胆石症、胆道肿瘤、胆道蛔虫症、胰头癌等引起的梗阻性黄疸，以及肝癌、肝硬化、急慢性肝炎、肝细胞坏死等导致的肝细胞性黄疸。

18. 尿海藻糖酶

尿海藻糖酶是一种产生于近端肾小管和小肠黏膜上皮细胞的一种胞外酶。尿中的海藻糖酶主要来自近端肾小管上皮细胞。其活性可作为近端肾小管上皮细胞刷状缘损害的早期、灵敏和特异的标志物。

二、病理生理

尿液检查异常可提示多种疾病，例如尿路感染、结石、肿瘤、肾小球肾炎、肾功能衰竭、肾病综合征、IgA 肾病、糖尿病肾病、高血压肾病、肾性血尿的鉴别。

第二章 尿路感染

一、尿液常规及相关检测

尿路感染时，尿化验检测示白细胞计数升高；结合 β_2-MG，可鉴别上、下尿路感染。95% 以上的尿路感染是由单一细菌引起的。其中 90% 的门诊患者和 50% 左右的住院患者，细菌培养示病原菌为大肠埃希菌。

二、病理生理

1. 尿路梗阻

各种原因引起的尿路梗阻，如肾及输尿管结石、尿道狭窄、泌尿道肿瘤、前列腺肥大等，均可引起尿液潴留，使细菌容易繁殖而产生感染。

2. 泌尿系统畸形或功能异常

肾发育不全、多囊肾、海绵肾、蹄铁形肾、双肾盂或双输尿管畸形及巨大输尿管等，均易使局部组织对细菌的抵抗力降低。膀胱输尿管反流使尿液由膀胱反流到肾盂，因而增加了患病机会。神经源性膀胱的排尿功能失常，导致尿潴留和细菌感染。

3. 尿道插管及器械检查

据统计，一次导尿后持续性菌尿的发生率为 1% ～ 2%；留置导尿管 4 天以上，持续性菌尿发生率为 90% 以上，并有致严重肾盂肾炎和革兰阴性菌败血症的风险。

4. 女性尿路解剖生理特点

女性尿道长度仅 3 ～ 5cm，直而宽，尿道括约肌弱，细菌易沿尿道口上升至膀胱，同时尿道口与肛门接近，为细菌侵入尿道提供了条件。尿道周围的局部刺激，月经期外阴部受细菌污染，阴道炎、宫颈炎等妇科疾患，妊娠期、产后及性生活时的性激素变化，均可引起阴道、尿道黏膜改变而利于致病菌入侵。故成年女性尿路感染的发生率高于男性 8 ～ 10 倍。

5. 机体抵抗力减弱

全身疾病如糖尿病、高血压、慢性肾脏疾病，以及慢性腹泻、长期使用肾上腺皮质激素等，会使机体抵抗力下降，尿路感染的发生率明显升高。

临床中，若能准确判断病变部位和可能导致感染的因素、常见致病菌等，就能对症用药。

三、现代中医学研究与治疗

从西医学来看，尿路感染除必要的抗生素治疗外，还应多方求因。从中医学角度看，尿路感染属中医学“淋证”“热淋”等范畴，同时伴癃闭、便秘、口疮、囊痈等病证。尿路感染的中医病机是下焦湿热。中医药治疗强调整体观念，辨证论治，应谨守扶正祛邪、虚实兼顾、标本同治的原则，治疗以清热利湿，在疾病的不同阶段辅以补中益肾，滋阴通淋，同时疏理气血，清除余邪。

尿路感染在临床常见膀胱湿热证和小肠湿热证，就其临床症状而言，除具备尿道刺激征和湿热内阻证候外，前者还有肾之经气不利的腰痛和邪正相争的寒热症状；后者还有消化功能紊乱的大便溏泻和湿热循小肠经脉之候，如嗌痛、颔肿、耳聋、颊肿及心热上攻的口舌糜烂。

膀胱湿热证：选用八正散加减。

小肠实热证：小肠主液，小肠的分清泌浊功能会使水液不断排入膀胱，保证小便的正常排泄。若心经实火下移小肠，则小便热涩灼痛；邪热灼伤血络，则尿血鲜红，舌红苔黄，脉数，为里热炽盛，热在心营，下移小肠证。方药选用导赤散、清心莲子饮等。

四、古籍记载

（1）《诸病源候论·淋病诸候》曰：“诸淋者，由肾虚膀胱热故也。”

（2）《诸病源候论·血病诸候》曰：“心主于血，与小肠合。若心家有热，结于小肠，故小便血也。”

（3）《太平惠民和剂局方·治积热》曰：“八正散，治大人、小儿心经邪热，一切蕴毒，咽干口燥，大渴引饮，心忪面热，烦躁不宁，目赤睛疼，唇焦鼻衄，口舌生疮，咽喉肿痛。又治小便赤涩，或癃闭不通，及热淋、血淋，并宜服之。”

（4）《临证指南医案·淋浊》曰：“心热下遗于小肠，则为淋浊。用药以苦先入心，而小肠火腑，非苦不通也……人参、黄柏、川连、生地、茯苓、茯神、丹参、桔梗、石菖蒲。”

五、医案

淋、秘案（出自《王氏医案绎注》）

褚校书患汛愆寒热，医以为损，辄投温补，驯致腹胀不饥，带淋便秘，溲涩而痛。孟英诊脉，弦劲而数，乃热伏厥阴。误治而肺亦壅塞也。予清肃开上之剂，用当归龙荟丸，两服寒热不作而知饥。旬日诸恙悉安。（辨热伏厥阴在脉弦劲数，溲涩而疼，辨误治肺亦壅塞，在腹胀不饥，带淋便秘）。鲜芦根二两，生冬瓜子四钱，姜炒枯芩三钱，炒枳实一钱半，姜枇叶（刷，包）三钱，金银花一两五钱，鲜石斛（先煎）一两，青果（杵）一个，元参片五钱，石菖蒲（次入）二钱，药送龙荟丸三钱。

第三章　泌尿系结石

一、尿液常规及相关检测

机体代谢异常与结石成分紧密相关。代谢评估是复杂性泌尿系结石病因诊断和防治体系中的重要措施，故对于泌尿系结石，除尿液常规检查外，还应检查代谢相关项目。

1. 骨桥蛋白（OPN）

OPN能促进草酸钙晶体成核，与肾结石的发生、发展呈正相关。

2. 三叶因子1（TFF1）

TFF1抑制草酸钙晶体生长及聚集，与肾结石形成呈负相关。

3. 24小时尿液表皮生长因子（EGF）

高尿草酸症患者是肾结石高发人群，其尿液EGF水平较健康人群显著升高。

4. 血清褪黑素及尿液6-羟基硫酸褪黑素

褪黑素主要由松果体、视网膜及皮肤产生，其亦广泛存在于人体的许多组织内，如肾脏、肾上腺、血小板、内皮细胞等。草酸钙刺激肾小管上皮细胞产生的活性氧族可介导肾小管上皮细胞自噬过度激活，继而加剧细胞炎症因子的释放，最终加重肾脏损伤，增加肾内成石风险。褪黑素在抑制或调节体内的氧化应激、炎症、细胞自噬等反应中发挥着重要作用。

二、病理生理

在临床中，应根据结石成分，关注结石相应的成因，做相关的化验检测。

1. 草酸钙结石

对于草酸钙结石，尿液分析主要侧重于尿量、尿钙和尿草酸；血液分析关注肾功能情况和钾、钠、钙等电解质情况。

2. 磷酸钙结石

对于磷酸钙结石，尿液分析侧重于尿量、尿 pH 值、尿钙及枸橼酸；血液分析需更多关注甲状旁腺激素与血 pH 值、血碳酸氢根、血氯等。

3. 尿酸和尿酸铵结石

对于尿酸和尿酸铵结石，尿液分析侧重于尿量、尿 pH 值、尿比重、尿酸，尿酸铵结石还需做尿培养；血液分析需重点关注血尿酸情况。

4. 感染性结石

对于感染性结石，尿液分析需要反复查尿 pH 值，并做尿细菌培养；血液分析重点关注肾功能。

5. 胱氨酸结石

对于胱氨酸结石，尿液分析重点关注尿胱氨酸和尿 pH 值；血液分析重点关注肾功能。

6. 家族性遗传性低血镁高钙尿与肾钙质沉着症

家族性遗传性低血镁高钙尿与肾钙质沉着症是一种以低血镁、高钙尿、肾钙质沉着、早期易发生进展性肾功能不全为特征的肾小管常染色体隐性遗传病。

7. 三聚氰胺、头孢曲松形成的结石

2014 年，欧洲泌尿外科协会（EAU）发布的指南明确指出，含有高复发风险因素的结石病除要进行广泛性评估外，还需要进行特殊评估，以进一步对尿结石的代谢病因进行分型。这些特殊评估包括：① 1g 钙负荷试验。②氯化铵负荷试验。③碳酸氢钠负荷试验。近端型肾小管性酸中毒者＞ 15%；远端型肾小管性酸中毒者＜ 5%。

三、现代中医学研究与治疗

1. 单药

肾结石的形成与许多慢性代谢性疾病密切相关，如肥胖症、糖尿病、高血压、冠心病、高脂血症等，而这些疾病又与肠道微生物的代谢活动有关。肠道微生物群的生态失调，增加了代谢性疾病的易感性。因此，肠道微生物可能是肾结石发病机制的重要因素。预防结石的产甲酸草酸杆菌、双歧杆菌、乳酸杆菌减少，促结石形成的铜绿假单胞菌和大肠埃希菌增多，均会导致结石发生。

（1）海金沙煎剂对金黄色葡萄球菌、铜绿假单胞菌、伤寒杆菌等有抑制作用。

（2）金钱草具有溶石功效，可能的机制是使一水草酸钙晶体变成二水草酸钙晶体，晶体可能更易脱落，随尿液排出。金钱草总黄酮抑制肾小管上皮细胞的过度自噬和凋亡，减少肾小管上皮细胞的损伤，抑制结石形成。

（3）车前草提取液可以降低尿草酸的浓度，使尿中钙含量显著性下降，达到预防和治疗结石的目的。

（4）石韦含皂苷、蒽醌类、黄酮类、绵马三萜、异芒果素等，对金黄色葡萄球菌、变形杆菌、大肠埃希菌有不同程度的抑制作用。

2. 辨证施治

对于石淋，中医学主要采用清热疏通和补肾两法。清热通利膀胱湿热，药用广金钱草、石韦、海金沙、萹蓄、车前子等；补肾，药用核桃仁、九香虫、胡芦巴、淫羊藿、补骨脂等。

对于肾绞痛，可使用鸡矢藤、枳壳、木香、白芍、甘草等有缓急止痛之功的药物。现代中医学研究认为，这些药物有解痉，对抗乙酰胆碱，进而松弛输尿管平滑肌的作用。

乌药“上入脾肺，下通膀胱与肾”，与金钱草配伍，可解痉排石，可用于治疗肾及膀胱结石所致的绞痛。

临床中可根据结石部位选择相应药物。输尿管下段结石，酌加沉香、乌药、川楝子理气导滞；输尿管中段结石，酌加川芎、川牛膝、枳实活血导滞；输尿管上段结石，酌加赤芍、王不留行、皂角刺、丹参散瘀导滞，促使结石排出。

下焦湿热重者，酌加金银花、蒲公英、野菊花清热解毒。

四、古籍记载

（1）《诸病源候论·石淋候》曰："石淋者，淋而出石也。肾主水，水结则化为石，故肾客沙石。肾虚为热所乘，热则成淋。其病之状，小便则茎里痛，尿不能卒出，痛引少腹，膀胱里急，沙石从小便道出。甚者塞痛，令闷绝。"

（2）《诸病源候论·诸淋病候》曰："诸淋者，由肾虚膀胱热故也。"

（3）《外台秘要·劳淋方》曰："《古今录验》疗石淋、劳淋、热淋，小便不利，胞中满急痛，石韦散方。通草二两，石韦二两（去毛），王不留行一两，滑石二两，甘草炙、当归各二两，白术、瞿麦、芍药、葵子各三两。"

（4）《金匮翼·诸淋》曰："夫散热利小便，只能治热淋、血淋而已。其膏、石、沙淋，必须开郁行气，破血滋阴方可也。"

五、医案

1. 林天东治疗石淋（输尿管结石）

李某，男，38岁。患者因左、中下腹牵引左腰部疼痛、尿频急、血尿、恶心1天就诊。舌质淡红，苔薄黄腻，脉弦滑。B超示左输尿管中段结石9mm×6mm，左肾积水20mm。血常规示白细胞（WBC）计数9.8×10^9/L，中性粒细胞（NEU）计数6.4×10^9/L。尿常规示尿隐血（++），白细胞（+）。西医诊断：左输尿管结石并左肾积水。中医诊断：石淋（膀胱湿热下注，肾气不足）。治法：补肾通利排石。处方：胡桃仁、鸡矢藤、金钱草各30g，葛根20g，车前子、海金沙各20g，石韦、萹蓄、川牛膝、枳实各15g，九香虫、淫羊藿、川芎、甘草各10g。

患者服药7剂后复诊，诉精神改善，疼痛已缓解，饮食正常，小便频急，小便时有欲大便感。舌质淡红，苔薄腻，脉弦滑。B超示左输尿管下段膀胱入口处结石9mm×6mm，左肾积水6mm，血、尿常规正常。在前方基础上减川芎，加乌药、川楝子各15g，理气导滞，促进结石排出，并嘱患者药后40分钟多运动，多喝水。

患者服药7剂后复诊，诉运动后排下1枚结石，约8mm×6mm，次日B超复查示双肾、输尿管、膀胱、前列腺未见异常，饮食、二便自调。

2. 吴佩衡扶阳治疗石淋（肾结石）

黄某，男，44岁。患者因腰痛数年而住某医院治疗，X线片示右肾肾盂有10粒结石影像，小如花椒，大至蚕豆，诊断为肾结石。患者因身体虚弱不能耐受外科手术，遂求中医治疗。刻诊：腰痛已久，时有所发，痛如绞作，延及腰腹，下引宗筋，痛甚则神怯而畏寒肢冷，小腹胀痛，小便短涩，饮食欠佳，精神缺乏。舌苔白滑而厚腻，脉沉迟无力。辨证为肾脏寒极，寒湿不化，内结成石，以温肾扶阳温化之法主之，投以四逆汤加味。处方：附片60g，干姜40g，桂枝30g，茯苓30g，上肉桂10g（研末，泡水兑入），杜仲10g，北细辛6g，甘草6g。

患者服药11剂后，经尿道相继排出结石4粒，其中1粒较大者，排出时嵌于尿道口，尿线中断，其痛非常，经用镊子夹出。复查X线片示尚余6粒结石，但影像均较前为小，原大如蚕豆者已不复见。肾寒日久，腰尚冷痛，继以扶阳温化主之。处方：附片100g，干姜50g，北细辛6g，薏苡仁30g，桂枝30g，狗脊10g，上肉桂10g（研末，泡水兑入），甘草10g。

因服药有效，患者信心不移，连服不断，病情大减，食增神健，体质大为好转。患者前后相继服药数十剂，腰痛已不复作，开始恢复工作，再以上方加减，数月后，最后一粒结石亦随尿排出。

按：对于肾结石治疗，多用金钱草、海金沙、石韦之类的利水通淋药物。现选择一种体质辨证“治人兼治石”治疗肾结石的案例，从扶阳入手，用大剂四逆汤加味，可供临床参考。

第四章　前列腺炎和精囊炎

一、尿液常规及相关检测

前列腺炎和精囊炎的相关化验检测包括尿液、前列腺液、精液常规化验及细菌培养。

二、病理生理

前列腺炎是由多种复杂原因引起的，主要病因可能有病原体感染、排尿功能障碍、精神心理因素、神经内分泌因素、免疫反应异常、氧化应激学说、下尿路上皮功能障碍等。前列腺炎是以尿道刺激征和慢性盆腔疼痛为主要临床表现的前列腺疾病。

精囊炎是男性常见感染性疾病之一，常与前列腺炎同时发生，发病年龄多在 20 ～ 40 岁，以血精为主要临床表现，但有急性和慢性之分。该病精液常规检查可见大量红细胞、白细胞，精液细菌培养为阳性。

三、现代中医学研究与治疗

中医学认为，前列腺炎、精囊炎属中医学“精浊”“血精”“淫病”范畴，因症状较多，病机复杂，严重时还可能引起男性不育。前列腺炎、精囊炎的常见病理因素有热、瘀、虚、寒、风、气等，治疗方法各有不同，现介绍几种治疗前列腺炎、精囊炎的中药及方剂。

1. 丹参追风汤

组成：当归、川芎、红花、丹参、延胡索、黄柏、白芍、白术。该方清热，活血化瘀，可以加快炎症部位的恢复。

2. 六味地黄丸合牛磺酸

六味地黄丸有滋阴补肾的作用，可以缓解前列腺炎引起的尿频、尿急等症状。牛磺酸则可促进泌尿系统的修复。二者合用有协同作用，可以提高治疗效果。

3. 清热解毒汤

组成：银翘、黄芩、连翘、板蓝根、山楂、藿香、荆芥、桂枝。该方清热解毒，可以缓解炎症症状，促进病情康复。

4. 汉防己口服液

组成：汉防己、浙贝母、葛根、黄连、黄酮、甘草等。该药清凉解毒，可以缓解前列腺炎引起的尿急、尿频等症状。

5. 槟榔

槟榔温阳化气，行血消肿，止痛解毒，对于因细菌感染导致的精囊炎有一定的疗效。

6. 蚕豆皮

蚕豆皮清热解毒，消肿利尿，对于精囊炎伴有尿频、尿急等症状有一定的缓解作用。

7. 茯苓、桂枝和白术

茯苓、桂枝和白术能调肝和脾胃，从而改善精囊炎的病理状态，增强机体免疫力和抵抗力。

8. 吴茱萸

吴茱萸温经散寒，可治疗厥阴经疼痛，对于龟头冷痛有良好效果。

总之，中医的治疗方法注重个体化，根据患者的具体情况制订个性化方案。

中医药治疗前列腺炎、精囊炎通常需要 1 ～ 2 个月的时间，患者一定要放松心情，避免过度劳累，同时建立良好的生活习惯，保持规律的生活作息，这样才能达到最佳治疗效果。

四、古籍记载

（1）《丹溪心法 · 赤白浊》曰："人之五脏六腑，俱各有精，然肾为藏精之府，而听命于心，贵乎水火升降，精气内持。若调摄失宜，思虑不节，嗜欲过度，水火不交，精元失守，由是而为赤白浊之患。赤浊是心虚有热，因思虑得之；白浊肾虚有寒，过于淫欲而得之。其状漩白如油，光彩不定，漩脚澄下，凝如膏糊。治法：赤者当清心调气，白者温补下元，又须清上，使水火既济，阴阳协和，精气自固矣。"

（2）《医学心悟 · 赤白浊》曰："浊之因有二种，一由肾虚败精流注，一由湿热渗入膀胱。肾气虚，补肾之中必兼利水。兼肾经由二窍，溺窍开，则精窍闭也。湿热者，导湿之中必兼理脾。盖土旺则能胜湿，且土坚凝则水自澄清也。补肾，菟丝子丸主之。导湿，萆薢分清饮主之。或问：浊有赤者何也？答曰：此浊液流多，不及变化也。又或心火盛，亦见赤色。宜加入莲子心、灯心、丹参等药，则愈矣。”

（3）《三因极一病证方论·淋证治》曰：“生附散，治冷淋，小便秘涩，数起不通，窍中疼痛，憎寒凛凛，多因饮水过度，或为寒泣，心虚志耗，皆有此证。附子（去皮脐，生用）、滑石各半两，瞿麦、木通各三分，半夏（汤洗七次）三分。”

（4）《伤寒论·辨少阴病脉证并治》曰：“少阴病，吐利，手足逆冷，烦躁欲死者，吴茱萸汤主之。”

（5）《景岳全书·血证》曰：“精道之血，必自精宫血海而出于命门……即是命门之病，而治之之法亦与水道者不同。盖水道之血宜利，精道之血不宜利……若果三焦火盛者，惟宜清火凉血为主，以生地、芍药、丹皮、地骨、茜根、栀子、槐花及芩、连、知、柏之类主之，或约阴丸、约阴煎俱可用。若肾阴不足而精血不固者，宜养阴养血为主，以左归饮，或人参固本丸之类主之。若肾虚不禁，或病久精血滑泄者，宜固涩为主，以秘元煎、苓术菟丝丸、金樱膏、玉锁丹、金锁思仙丹之类主之。或续断乌梅之属，亦所宜用。若心气不定，精神外驰，以致水火相残，精血失守者，宜养心安神为主，以人参丸、天王补心丹、王荆公妙香散之类主之。若脾肺气虚下陷，不能摄血而下者，宜归脾汤、人参养营汤、补中益气汤、举元煎之类主之。”

（6）《先醒斋医学广笔记·虚弱》曰：“治溺有余沥，精不固。菟丝子半斤（净），牛膝（与何首乌同蒸）半斤（净），柏子仁（去油者，酒蒸，另研如泥）十二两，杜仲四两（净）麦门冬（去心）六两，枸杞六两，北五味六两，血鹿角一斤，鹿茸（去毛，酥炙）六两，车前子（米泔浸）四两，白茯苓（多用人乳拌晒）四两，大何首乌（赤白各半，蒸如法）一斤，没石子三两。细末，炼蜜丸如梧子。每服五钱，空腹白汤吞。”

五、医案

1. 血精案（出自《辨证录》）

因人不慎于酒色，欲泄不泄，受惊而成之者。精本欲泄，因惊而缩，入则精已离宫，不能仍反于肾中，而小肠又因受惊，不得直泄其水，则水积而火生，于是热极而煎熬，将所留之精化血而出于小便之外，其实乃肾经之精，而非小便之血也。治法宜解其小肠之火，然而解火而不利其水，则水壅而火仍不得出，精血又何从而外泄哉。方用水火两通丹。

车前子三钱，茯苓五钱，木通一钱，栀子三钱，黄柏一钱，当归五钱，白芍一两，萹蓄一钱，生地一两。

水煎服。一剂而涩痛除，二剂而溺血止，三剂痊愈，不必用四剂也。

2. 吴茱萸汤治阴寒下降、小便清长（出自《赵守真治验回忆录》）

刘翁镜人，年古稀，体矍铄，有颅痛癖，时吐清涎，每届天候转变，遂发头痛，而以颠顶为烈，服温药则愈。近因家务烦劳，头痛较增，咳剧涎多，不热不渴，畏寒特甚，杂服诸药罔效。昨来迎诊，切脉细滑，舌润无苔，口淡乏味，证同上述。若从其头痛吐涎畏寒等象观测，由于阳气不振，浊阴引动肝气上逆之所致。正如《伤寒论》所谓：“干呕，吐涎沫，头痛者，吴茱萸汤主之。”且其年高体胖，嗜酒增湿，胃寒失化，水泛成痰，外表虽健，而内则虚寒痰凝也。治以吴茱萸汤温中补虚，降逆行痰，颇为适合病情。党参八钱，吴茱萸二钱，生姜五钱，大枣五枚。

连进三帖，头痛、吐涎渐减，而小便清长，较昔为多，此缘阴寒下降，阳气上升，中焦得运，决渎复常耳。药既见效，原方再进四帖，诸症尽失。改用六君子汤加干姜、砂仁温脾益气，善后调理。

3. 李海松治疗前列腺炎

陈某，男，44 岁。患者因会阴、小腹部坠胀疼痛 2 年，伴尿频、尿等待、排尿困难而就诊。刻下：肛门坠胀疼痛，憋尿后加重，矢气后好转，尿频，20 分钟 1 次，尿等待，排尿困难，纳可寐差，夜尿 4 ～ 5 次，大便正常。西医诊断：慢性前列腺炎。中医诊断：精浊（气滞血瘀）。治法：活血化瘀，疏肝解郁。方药：丹参 20g，炒王不留行 20g，白芍 30g，炙甘草 10g，醋延胡索 15g，炒川楝子 10g，醋青皮 10g，北柴胡 10g，黄芪 30g，白果 12g，木香 10g，五味子 15g，乌药 10g，茯苓 10g，槟榔 10g，升麻 6g，合欢皮 15g，烫水蛭 6g。

患者服药 14 剂后复诊，诉尿较前畅，尿频好转，夜尿 2 ～ 3 次，坠胀减轻。舌淡红，苔薄白，脉弦细。予前方酌加补肾安神之品：巴戟天 15g，山茱萸 15g，远志 10g，防风 6g，首乌藤 30g。

电话随访，患者服药14剂后，诸症消失，病告痊愈。

4. 何迎春清利湿热治疗血精

王某，男，56岁。主诉：精液带血2月余。现病史：患者2个月前因大量饮酒（具体饮酒量不详）后出现精液颜色鲜红，伴排尿不适，会阴部坠痛，于某医院就诊，查精液镜检提示红细胞（+++），超声提示前列腺偏大伴多发结石，射精管囊肿。刻下：精液颜色鲜红，排尿不适，会阴部坠痛，乏力，舌红苔黄腻。西医诊断：前列腺炎。中医诊断：血精（湿热下注）。治法：清利湿热。选用五苓散合三妙散加减。处方：茯苓30g，桂枝15g，麸炒白术15g，泽泻30g，车前子20g（包煎），萆薢12g，乌药10g，炒麦芽20g，苍术6g，炒黄柏10g，川牛膝10g，白茅根20g，仙鹤草20g，石菖蒲12g。

患者服药14剂后复诊，诉仍有会阴部坠痛感，查见舌红苔黄腻，改用龙胆泻肝汤加减。黄芩10g，北柴胡10g，生地黄12g，炒车前子15g（包煎），泽泻20g，当归15g，炙甘草6g，焦栀子12g，莪术20g，桑白皮12g，苍术6g，龙胆10g，丹参20g，香橼皮15g。

患者服药14剂后复诊，诉精液呈淡褐色，会阴部坠痛感仍存在，加升麻20g。

患者服药14剂后复诊，诉精液淡褐色较前变浅，会阴部坠痛感不明显，加仙鹤草20g。

患者服药7剂后复诊，诉精液颜色恢复正常，无明显会阴部坠痛感，舌红苔薄白。予五苓散合四妙散加减以巩固治疗。

第五章　前列腺增生和前列腺癌

一、尿液常规及相关检测

前列腺增生（BPH）做尿常规及细菌培养检测。前列腺癌（PCa）除做上述检测外，还应进行下列检测。

1. 尿液外泌体 miR-375

外泌体广泛存在于血液、尿液、唾液、精液等各种体液中，来源于尿液的外泌体 miR-375 在前列腺癌中异常表达，可作为前列腺癌非侵入性分子的诊断标志物。

2. 新型前列腺癌抗原 3

新型前列腺癌抗原 3 最初命名为 differential display3（DD3），现多称为 PCA3。与良性前列腺增生症作为对照，它在几乎所有的前列腺癌组织中都显著上调。研究证实，PCA3 基因在前列腺癌组织中的表达水平是与其相邻的正常前列腺组织中的 10 ～ 100 倍。其在人体的其他正常组织中都不表达，且在前列腺炎和前列腺增生组织中，其表达也处于较低水平。当有少量的前列腺组织恶变时，PCA3 基因即可过量表达，并能随癌细胞排放进入血液、前列腺按摩液、精液及尿液。它们可稳定存在于这些体液中并能够被精确检测。这表明 PCA3 基因是 PCa

的特异性标志基因。

3. 谷胱甘肽 S 转移酶 Pl（GSTPl）

GSTPl 基因的突变在早期前列腺癌中最为常见，而在正常人体或良性前列腺疾病中却很少见。对 PCa 患者的尿液 GSTPlDNA 甲基化水平进行测定，可以极大地提高对早期 PCa 的诊断正确率。

二、病理生理

（一）前列腺增生

前列腺增生的危害性在于引起下尿路梗阻后所产生的病理、生理改变。其病理改变个体差异性很大，而且也不都呈进行性发展。一部分病变发展至一定程度即不再发展。所以，即便出现轻度梗阻症状也并非均需手术。

药物及手术治疗：① 5α- 还原酶抑制剂适用于治疗前列腺体积增大，同时伴中、重度下尿路症状的 BPH 患者。② α_1- 受体阻滞剂适用于有中、重度下尿路症状的 BPH 患者。③其他药物包括 M 受体拮抗剂、植物制剂、中药等。④手术治疗，如经尿道前列腺电切术（TURP）。

（二）前列腺癌

95% 以上的前列腺癌是发生于前列腺腺体组织的腺癌。另一种重要的前列腺癌类型是神经内分泌癌或称为小细胞未分化癌。这种类型的前列腺癌一般较早出现转移和播散，但并不分泌前列腺特异抗原（PSA）。

如果前列腺的肿瘤局部进行性增大，压迫尿道，可出现排尿障碍，表现为进行性排尿困难（尿流变细、尿流偏歪、尿流分叉或尿程延长）、尿频、尿急、尿痛、尿意不尽感等，严重时有尿滴沥，甚至发生尿潴留。这些症状与前列腺增生的症状相似，容易误诊和漏诊，延误疾病的早期诊断和早期治疗。

前列腺癌晚期患者，可出现疲劳、体重减轻、全身疼痛等症状，患者日渐虚弱，消瘦乏力，有进行性贫血，最终全身衰竭出现恶病质。

当前列腺癌转移到骨时，可引起转移部位骨痛、病理性骨折，侵犯脊髓而致瘫痪。当淋巴结转移，压迫血管，阻塞下肢淋巴回流时，会出现下肢和阴囊肿胀的症状。

药物及手术治疗：①前列腺癌根治术；②体外适型放射治疗（EBRT）；③放射性粒子种植治疗（近距离放疗）：④前列腺癌内分泌治疗；⑤化疗，用于对内分泌治疗抵抗的转移性前列腺癌患者；⑥核素治疗。

三、现代中医学研究与治疗

1. 鸦胆子

有研究表明，鸦胆子的提取物鸦胆子油乳联合内分泌治疗中晚期前列腺癌的效果，优于单纯内分泌治疗。

2. 土贝母

有研究表明，土贝母苷甲呈剂量依赖性，能明显抑制人前列腺癌细胞 PC-3 细胞的增殖，具有一定的抗前列腺癌作用。

3. 常春藤

有研究表明，常春藤皂苷元能显著抑制人前列腺癌细胞

DU-145 迁移和侵袭，促进细胞凋亡。

4. 补骨脂

有研究表明，补骨脂酚可以下调人前列腺癌细胞 LNCaP 中睾酮诱导的 PSA 的表达，并且抑制睾酮对 LNCaP 细胞增殖的促进作用。

5. 雷公藤

有研究表明，雷公藤甲素、丹参酮Ⅱ A、厚朴酚能够抑制 LNCaP 内雄激素受体的 mRNA 和蛋白表达，抑制 PSA 的表达。

6. 前列消癥汤

组成：黄芪 20g，生薏苡仁 30g，莪术 10g，土贝母 10g，白花蛇舌草 20g 等。该方能抑制 PC-3 的干细胞迁移能力。

7. 扶正化积癃闭汤

组成：黄芪 30g，刘寄奴 20g，山茱萸 15g，怀牛膝 15g，败酱草 30g。该方可有效改善良性前列腺增生的临床症状，并改善膀胱逼尿肌收缩功能。

8. 抗前列腺癌 I 号方

组成：桂枝、附子、熟地黄、黄精、河白草、片姜黄、重楼、莪术、怀牛膝、生甘草等。该方能够在体内和体外实验中诱导前列腺肿瘤细胞凋亡。

四、古籍记载

在中医古籍中，前列腺增生、前列腺癌属于“癃闭”“淋证”范畴。

（1）《灵枢·本输》曰："三焦者，足少阳太阴之所将……入络膀胱，约下焦，实则闭癃，虚则遗溺，遗溺则补之，闭癃则泻之。"

（2）《灵枢·口问》曰："中气不足，溲便为之变。"

（3）《素问·灵兰秘典论》曰："膀胱者，州都之官，津液藏焉，气化则能出矣。"

（4）《素问·宣明五气论》："膀胱不利癃，不约为遗溺。"

（5）《素问·气厥论》曰："胞移热于膀胱，则癃溺血。"

（6）《医宗必读·小便闭癃》曰："若使肺燥不能生水，则气化不及州都。"

（7）《医宗金鉴·小便淋闭》曰："产后热邪挟瘀血流渗胞中，多令人小便淋闭。"

（8）《圣济总录·小便不通》曰："治小便不通，脐下急痛，胀闷欲绝，盐熨方。盐二升。"

（9）《证治汇补·癃闭》曰："一身之气关于肺，肺清则气行，肺浊则气壅，故小便不通，由肺气不能宣布者居多，宜清金降气为主，并参他症治之。"

五、医案

1. 癃闭案（出自《吴鞠通医案》）

龚，五十八岁，先是大小便俱闭，自用大黄八钱，大便虽通而小便点滴全无，续用五苓，仍不通，诊其六脉弦紧，病因肝郁而成，开阴络法。

降香末三钱，归须三钱，两头尖三钱，琥珀三分，丹皮三钱，韭白汁三匙（冲），麝香五厘（同研冲）。

一帖而通，二帖而畅。

2. 淋闭（出自《名医类案》）

滑伯仁治一妇，病难于小溲，中满喘渴，一医投以瞿麦、栀、苓诸滑利药而秘益甚……所谓水出高源者也，膻中之气不化，则水液不行，病因于气，徒行水无益也，法当治上焦。乃制朱雀汤（朱雀汤：雄雀肉一只，赤小豆一合，人参一两，赤茯苓一两，大枣肉一两，小麦一两，紫石英一两，紫苑五钱，远志五钱，丹参五钱，甘草三钱，和匀为粉末，每服三钱，水煎，食远温服。河间朱雀丸：茯神二两，沉香五钱，朱砂五钱，参汤下），倍以枳、桔，煎用长流水，一饮而溲，再饮气平，数服病已。

按：此案虽治妇人，但治上焦通利小便之法可应用于男性癃闭患者，辨证要点在“中满喘渴”。

3. 刘文峰温肾化瘀、理气祛湿治疗前列腺增生

安某，男，67岁。患者尿频伴尿等待时间过长约3个月。刻诊：排尿无力，尿频，夜尿4～5次，尿等待时间极长，有时点滴难出，头部有昏沉感，腰膝酸软，下肢乏力，平素性格易着急，纳少，夜寐极差，尿浊，大便不成形，1日行1～2次。舌暗红，苔白腻，脉弦滑。西医诊断：良性前列腺增生。中医诊断：癃闭（肾虚气滞、湿瘀互结）。治以温肾化瘀，理气祛湿。方药：生黄芪、山茱萸、覆盆子、补骨脂、泽兰、益智仁、枳壳、泽泻各20g，菟丝子、金樱子、王不留行、虎杖各30g，桃仁、鬼箭羽、乌药、甘草各10g，桂枝4g，白芥子

8g。

患者服药14剂后复诊，诉尿等待时间由原来10余分钟缩减到2～3分钟，夜尿减少到1～2次。上方加用牡蛎、龙骨各30g以重镇安神，有助于缓解情绪焦虑。

患者服药14剂后复诊，诉尿等待时间明显改善，已缩减到15秒，夜尿1次，睡眠质量提高，腰酸、下肢乏力明显减轻，情绪明显好转。上方去牡蛎、龙骨，继服1个月以巩固疗效。

4. 周天寒疏肝散结治疗前列腺增生

任某，男，83岁，2017年初诊。患者患小便不通利已3年，近数月来日趋严重，膀胱胀痛，每次排尿滴沥不畅，难以排出，往往需经1～2小时才能排净，甚感苦恼。医院诊断为老年性前列腺肥大。用疏肝散结方：柴胡、当归、丹参、赤芍、海浮石（先煎）、海藻、昆布、夏枯草、玄参各15g，生牡蛎30g（先煎），川贝粉3g（分冲），牛膝10g，肾精子5粒（桂圆肉包吞）。

患者服药5剂后觉前列腺部位有活动感，排尿通畅爽快。

5. 崔云提壶揭盖治疗前列腺增生

患者，男，56岁。患者小便不畅、夜尿频、尿后余沥1年余，夜尿3～4次，加重伴小腹胀满2日。西医诊断：前列腺增生。中医诊断：癃闭（肺气郁闭，湿热蕴结）。治拟开郁宣肺，清热利尿，方用清肺饮合四逆散化裁。组方：黄芩15g，桑白皮10g，麦冬15g，车前子10g，山栀子10g，云茯苓15g，桔梗6g，炙紫菀15g，柴胡6g，生白芍30g，枳实10g，生甘草 6g，生大黄 10g（后下）。

患者服药 14 剂后复诊，诉排尿较前明显通畅，小腹胀满感减轻，大便日行 1 次。患者面色红润，舌体偏红，苔薄腻微黄，脉弦滑。前方去山栀子、生大黄，加当归 15g，浙贝母 15g。

患者服药 14 剂后复诊，诉夜尿无或 1 次，排尿顺畅，尿后少许余沥，无明显小腹胀满感。

前列腺增生的中医辨证施治方法一旦建立，后续药物变化基本不大，通过以上医案可以找寻到一定规律。前列腺癌病情复杂，治疗病程较长，治疗期间多根据病情的不同阶段和表现，采用相应的治法，包括活血化瘀散结、补肾化气、疏肝解郁、补脾养血等，可根据现代中药学理论加用针对前列腺癌的中药。

第六章　膀胱癌

一、尿液常规及相关检测

1. 核基质蛋白 22（NMP22）

作为一种核有丝分裂器蛋白，NMP22 在细胞分裂间期含量很少。膀胱癌发生时，大量肿瘤细胞凋亡，并将 NMP22 释放入尿，可使其水平升高 25 倍。膀胱癌患者尿中 NMP22 水平升高，与肿瘤的分级、分期不相关。

2. 染色体荧光原位杂交（FISH）

FISH 是用荧光标记的核酸探针和中期或间期细胞 DNA 杂交，检测 DNA 序列及其变化的方法。其具有快速、无创性、敏感度高和特异度强等优点。

FISH 的一个重要特征就是能比膀胱镜更早发现膀胱癌。FISH 存在的问题是在 Ta 期、Tis 期，肿瘤相对敏感度较低。

3. 尿液 DNA 甲基化检测

甲基化检测模型的整体准确性为 86.7%，敏感性在 90.0% 以上，优于临床常用的脱落细胞学或 FISH 检测，尤其适合极早期影像看不清或扁平病灶的膀胱癌，或者怀疑上尿路肾盂输尿管肿瘤的患者。同时，膀胱癌手术后需要定期进行膀胱镜检查的患者也能使用，以达到减少膀胱镜检查次数的目的，减少患者的痛苦。

二、病理生理

膀胱癌目前的主要治疗手段是手术联合免疫或化疗的方法。临床用中药既可提高疗效，又可以降低西药在治疗过程中带来的不良反应。中西医结合在防治膀胱癌和改善患者生存质量方面有独特的优势。

三、现代中医学研究与治疗

中医学根据膀胱癌的临床表现，将其归属为“尿血”“溺血”“血淋”等范畴。现代中医学在传统中医学理论基础上，认为该病的发生主要是由于正气虚损，外邪侵袭，引起人体脏腑功能失调，进而产生气滞血瘀、痰湿凝聚等病理过程，最终形成积块。

中药治疗的目的是改善膀胱癌干预后（手术、放化疗等）的不良反应，包括胃肠道反应（恶心呕吐、食欲不振、胃肠道功能障碍等）、化学性膀胱炎、发热、肝肾功能损害、骨髓抑制、免疫功能降低、疼痛、腰酸等。常用的治疗方药为八正散、猪苓汤、五苓散、六味地黄丸、四君子汤、小蓟饮子、丹参饮、复方苦参注射液、消癥汤、参斛汤、复方扶芳藤合剂等。

膀胱癌患者多以血尿为主要症状而就诊。对于急性尿血的治疗，有研究者用猪茯苓汤：仙鹤草 60g，茯苓 20g，猪苓

20g，白术20g，阿胶20g，泽泻20g，滑石20g，桃仁12g，三七粉6g。当患者出现湿热下注证候时，加用生地黄20g，大黄20g。当患者出现寒湿蕴结证候时，加大白术用量，再加桂枝10g。当患者出现瘀毒蕴结证候时，加用五灵脂15g，蒲黄9g。当患者出现气血两亏证候时，加用当归15g，白芍10g。当患者出现肝肾阴虚证候时，加用黄柏9g，知母9g。

四、古籍记载

（1）《三因极一病证方论·尿血证治》曰："病者小便出血，多因心肾气结所致，或因忧劳，房事过度，此乃得之虚寒。故《养生》云：不可专以血得热为淖溢为说，二者皆致血尿，与淋不同，以其不痛，故属尿血，痛则当在血淋门。"

（2）《血证论·尿血》曰："男子血室之血，亦能由此走泄而出，是以血尿之虚证，与女子崩漏之证无异，宜用四物汤加减治之。肝如郁火者，加丹皮、炒栀子、柴胡、阿胶、芥灰。心经血虚火旺者，加黄连、阿胶、血余。脾气虚寒，不能摄血者，四肢清冷，脉微迟，面黯淡，加鱼鳔、黄芪、人参、艾叶、黑姜、甘草、五味治之。房劳伤肾，加鹿胶、海螵蛸、发灰散治之。又有肺虚，不能制节其下，以致尿后渗血者，审系肺阴虚，则兼气逆、痰咳、口渴等证，人参清肺汤主之。若肺阳虚，不能治下，则必有遗溺足冷、水饮喘嗽之证，甘草干姜汤治之。"

五、医案

1. 尿血案（出自《邵兰荪医案》）

安昌茹……又，尿血遇劳即发，脉濡细，舌黄滑，湿热蕴蓄。姑宜凉血、清热、分利……生地四钱，血余炭一钱，川萆薢三钱，淡竹叶钱半，丹皮三钱，茯苓四钱，银花钱半，木通钱半，焦栀子三钱，泽泻三钱，生米仁四钱……又，尿血屡发屡瘥，脉涩数，肺气室痹，胸次痰阻。

2. 赵绍琴治疗尿血（膀胱癌）

秦某，男，60岁。患者2个月前外出旅游，中途出现发热，并伴有尿频、尿痛、尿赤，以尿路感染治疗10余天，尿频、尿痛症减轻，仍血尿时作，低热不退，又改换抗生素、中药等治疗月余，疗效不明显。尿化验检测：尿蛋白（++），大量红细胞，尿隐血（++）。后经膀胱镜检查确诊为膀胱癌，医院建议手术治疗。患者本人与家属先求助中医。刻诊见：身热恶寒，头目不清，急躁，眠不实，胸脘不舒，小便短赤。舌黄苔厚腻，有瘀斑，脉濡滑且数。证属暑湿郁热蕴郁于内，拟先用宣郁化湿方法。方药：藿香10g（后下），佩兰10g（后下），杏仁10g（后下），枇杷叶、荆芥炭、白茅根、芦根各10g，柴胡、炒栀子、石菖蒲、郁金各6g，香附10g，焦麦芽10g。

患者服药10剂后复诊，诉身热恶寒消失，余症减轻，尿蛋白（－），红细胞5～10个/HP（高倍镜视野），尿隐血（+）。舌红苔厚，脉滑数。湿郁渐化，气机渐疏，郁热未解，用凉血化瘀清热之法。方药：荆芥炭10g，柴胡6g，黄芩6g，生地榆

10g，茜草 10g，炒栀子 6g，丹参 10g，蝉蜕 6g，僵蚕 10g，片姜黄 6g，半枝莲 10g，白花蛇舌草 10g，大黄 1g，白茅根、芦根各 10g。

患者服药 20 剂后复诊，诉血尿未作，查尿蛋白（–）。膀胱镜检查示膀胱黏膜白斑，未见其他异常。舌红苔白且干，脉弦滑，按之略数。血分郁热，改用清热凉血、甘寒育阴之法。方药：柴胡 6g，黄芩 6g，川楝子 6g，赤芍 10g，生地榆 10g，丹参 10g，茜草 10g，炒槐花 10g，沙参 10g，麦冬 10g，焦三仙各 10g，白茅根、芦根各 10g，白花蛇舌草 10g，半枝莲 10g。

患者服药 2 月余后复诊，查原病灶区白斑均消失，未见其他异常。仍以前法进退，饮食当慎，防其复发。方药：凤尾草、生地榆、丹参、茜草各 10g，蝉蜕 6g，僵蚕 10g，片姜黄 6g，半枝莲、白花蛇舌草、白茅根、芦根各 10g，焦三仙各 10g，大黄 1g。

按：此病案系膀胱癌，患者平素嗜酒、吸烟，外出旅游正值暑期，湿气盛，气温高，易贪凉，以致暑湿温热之邪与身体湿热之邪交织互结，病势缠绵，表里同病。先治以化湿，后凉血清热，再以甘寒育阴，分层次，有步骤地进行治疗。

第七章 肾小球肾炎和肾小管肾炎

一、尿液常规及相关检测

1. 肾小球损伤、滤过功能降低

肾小球损伤、滤过功能降低的化验检测：血清视黄醇结合蛋白、胱抑素 C、α_1- 微球蛋白、β_2- 微球蛋白升高。

2. 肾小管功能障碍

在肾小管功能障碍患者的尿液中，上述指标升高，提示肾小管重吸收能力下降。肾小管功能障碍的检测标志物还包括：中性粒细胞明胶酶蛋白、肝脂肪酸结合蛋白、肾损伤分子 -1 等。

二、病理生理

肾小球和肾小管的区别在于肾小球具有滤过功能，而肾小管具有重吸收和分泌功能。缺血、感染和中毒可导致肾小管上皮细胞变性和坏死，导致肾功能不全。

肾小球肾炎和肾小管肾炎的区别有病因不同、症状不同、治疗方法不同。

1. 病因不同

肾小球肾炎分为原发性肾小球肾炎和继发性肾小球肾炎。

原发性肾小球肾炎可能与免疫介导的炎症损伤、非免疫非炎症因子、遗传因素等有关；继发性肾小球肾炎可能继发于糖尿病、高血压、感染等。肾小管肾炎也称为间质性肾炎，也分为 2 种类型。第 1 种是急性间质性肾炎，可能由长期使用抗生素、抗结核药物、非甾体抗炎药等引起。第 2 种是慢性间质性肾炎，可能由长期接触肾毒性物质，如环孢素、止痛剂、铅、汞和其他重金属引起，属于外在因素；人体的内在因素，如低钾血症、高钙血症等，也可引起慢性间质性肾炎。

2. 症状不同

肾小球肾炎的症状一般包括血尿、水肿、蛋白尿、高血压等，如果病情严重，可能会出现肾功能不全的症状。肾小管肾炎可能有尿液性质异常的症状，还可能会有尿量异常，如果不及时治疗或治疗不规范，可能会导致肾功能衰竭或肾性贫血。

3. 治疗方法不同

肾小球肾炎患者除饮食调整、卧床休息等一般治疗外，还可接受利尿剂、血小板解聚药等药物治疗。肾小管肾炎患者也可以用环磷酰胺和泼尼松等药物进行治疗。

三、现代中医学研究及治疗

（一）慢性肾小球肾炎（CGN）

慢性肾小球肾炎又称慢性肾炎，是以蛋白尿、血尿、水肿、高血压为基本临床表现的肾小球疾病，部分严重者将发展为慢性肾衰竭。

慢性肾小球肾炎的症状以血尿、蛋白尿、浮肿、恶心、纳差及乏力最为常见。慢性肾小球肾炎早期患者没有明确症状，都是在体检时发现，随着病情进展，由于蛋白尿逐渐增多，开始出现如浮肿、血尿加重等症状。

CGN 的发病机制复杂，与免疫反应、炎症介质、血压升高等关系密切。这些因素可能导致肾小球损伤，从而引起一系列的疾病，如肾炎、糖尿病肾病等。慢性肾小球肾炎多属本虚标实之证，肺、脾、肾三脏虚损为本，湿热、瘀血、风水为标。中药对于慢性肾小球肾炎的治疗具有一定的积极作用。其中，防己黄芪汤为治疗 CGN 的核心方药。

对于慢性肾小球肾炎水肿，多用山药健脾益肾，健脾以渗湿，温肾以利水，二脏同补，水湿同泻。治疗水肿的经典方剂有真武汤、五皮胃苓汤。下面介绍一些临床常用的方剂。

1. 黄芪汤

黄芪汤具有温中益气、开胃健脾的作用，并且可以促进肾脏的代谢过程，从而帮助恢复肾小球的功能。

2. 桂枝茯苓丸

桂枝茯苓丸具有温阳化气、祛湿利水的功效。它可以改善患者的体质状况，促进身体的代谢和药物的吸收，进而达到修复肾小球的目的。

3. 金匮肾气丸

金匮肾气丸补肾益气，散寒温阳，对于肾小球损伤带来的水肿、蛋白尿等症状具有非常显著的疗效。

4. 天麻钩藤饮

天麻钩藤饮可用于治疗慢性肾炎高血压之肝肾阴虚证。

（二）慢性肾小管肾炎

肾小管具有重要的生理功能，包括调节血浆电解质和酸碱平衡，维持血液体积和成分稳定等。肾小管损伤是指肾小管受到某些外部因素的损伤，导致其功能受到影响。常见的肾小管损伤原因包括药物毒性、感染、炎症等。当出现肾小管损伤时，尿 α_1- 微球蛋白、尿 β_2- 微球蛋白、尿视黄醇结合蛋白和 NAG 会升高，尿中出现葡萄糖，但血糖正常。这通常是由肾小管损害导致肾小管重吸收功能障碍，即为肾性糖尿。

慢性肾小管肾炎常为隐匿、慢性或急性起病，因肾间质慢性炎症改变，主要表现为纤维化组织增生、肾小管萎缩，故常有其共同临床表现。中医学诊治慢性肾小管肾炎时，对于气虚证，选用黄芪、党参；肾阳虚证，选用淫羊藿、菟丝子，或加肉苁蓉、鹿角胶；阴阳两虚证，使用芡实、覆盆子、山茱萸。下面介绍一些临床常用的方剂。

1. 防己地黄汤

防己地黄汤清热，利水，补血，可以改善肾小管上皮细胞的功能，减轻炎性反应和水肿症状。

2. 丹参酮注射液

丹参酮注射液是由丹参草根提取的有效成分制成的药物，经常用于治疗肾小管损伤。该药物可以减轻炎性反应，修复受损的肾小管细胞，并具有一定的利尿作用。

3. 桂枝茯苓丸

桂枝茯苓丸温里祛寒，利水除湿。该药物可以促进肾小管的代谢功能恢复正常，改善尿液排泄。医治肾小管损伤，对于尿毒症等肾脏疾病也有一定的治疗作用。

4. 黄芩胶囊

黄芩清热解毒，抗氧化。该药物可以减轻肾小管损伤导致的炎性反应，促进肾小管修复和再生，具有一定的治疗作用。

四、古籍记载

中医学将上述两种疾病归属于外感后的“水肿”“虚劳”等范畴。

（1）《王旭高临证医案》曰:“风邪久恋肺中，寒饮停留胃脘。风能化热，咳久伤阴。积饮生痰，胃阳失布。肺之子，肾也。胃之妻，脾也。肺伤肾亦亏，胃虚脾亦弱。脾弱故便泄，肾亏故左尺脉弦而大也……大熟地（海浮石拌）、麦冬（元米炒）、生苡仁、五味子、陈皮、焦六曲、茯苓、半夏、干姜、紫石英、细辛、沉香。”

（2）《医方集解·疏凿饮子》曰:“此足太阳、手足太阴药也。外而一身尽肿，内而口渴便秘，是上下表里俱病也。羌活、秦艽解表疏风，使湿以风胜，邪由汗出，而升之于上；腹皮、苓皮、姜皮、辛散淡渗，所以行水于皮肤以皮行皮；商陆、槟榔，椒目、赤豆去胀攻坚，所以行水于腹里；木通泻心肺之水，达于小肠，泽泻泻脾肾之水，通于膀胱。上下内外分消其势，亦犹神禹疏江凿河之意也。”

五、医案

1. 赵绍琴治疗腰痛（慢性肾小球肾炎）

邢某，女，38 岁。患者腰痛半年有余，于某医院行尿常规检查，示尿蛋白阳性，持续不降，确诊为慢性肾小球肾炎。西医建议激素治疗，患者惧而未服。后就诊于某中医，令服六味地黄丸 3 个月，查尿蛋白（++），腰痛加剧。现患者一身疲乏，夜寐梦多，腰痛不能自已。脉濡滑且数，舌红苔白而润。辨证为湿邪阻滞，热郁于内。先用清化湿热方法，兼以和络。方药：荆芥 6g，防风 6g，白芷 6g，独活 6g，生地榆 10g，炒槐花 10g，丹参 10g，茜草 10g，白茅根、芦根各 10g，丝瓜络 10g，桑枝 10g，水红花子 10g。

患者服药 14 剂后复诊，诉腰痛减轻，精力日增，每日步行 2 ～ 3 小时，不觉疲劳，饮食增加，是为佳象，然则仍需慎食为要。方药：荆芥 6g，防风 6g，紫苏叶 10g，白芷 6g，生地榆 10g，赤芍 10g，丹参 10g，茜草 10g，焦三仙各 10g，白茅根、芦根各 10g，水红花子 10g。

患者服药 14 剂后复诊，患者腰痛消失，查尿蛋白转阴。

后患者以上方为基础加减治疗半年，尿蛋白保持阴性，腰痛未作，精力日增，未再反复。

2. 赵绍琴治疗尿浊（运动性蛋白尿）

臧某，女，25 岁。近 3 个月来，患者经常发现小便浑浊，排尿时并无异常感觉。经尿常规检查，示尿蛋白（+++）。后患者多次验尿，发现晨尿蛋白阴性，日间常为强阳性。刻诊：夜寐梦多，舌红苔黄且腻，脉濡滑且数。西医诊断：运动性蛋白尿。中医诊断：尿浊（热在血分）。拟清化之法。方药：荆芥6g，防风6g，紫苏叶6g，独活6g，生地榆10g，炒槐花10g，丹参10g，赤芍10g，白茅根、芦根各10g，焦三仙各10g，水红花子10g，大黄1g。并嘱其每日进行运动锻炼，以散步为主，不可依赖卧床。

患者服药7剂后复诊，诸症皆减。

后患者以上方加减治疗3个月，尿蛋白始终保持阴性，遂停药观察，未见复发。

按：一味卧床休息不但无助于肾病的治疗和康复，而且易加剧肾病恶化的发展速度。这是因为慢性肾病病机的一个重要方面是络脉瘀阻，在现代病理学上表现为微血管的痉挛、堵塞等。中医学认为此属血瘀。在长期卧床休息的状态下，气血瘀滞会日趋严重。因此，治疗慢性肾病的一个重要措施就是要求患者坚持以散步为主要形式的运动锻炼，改善肾脏的血液循环，促进肾脏病灶的修复。

3. 郭子光治疗水肿（慢性肾炎）

患者，女，50岁。患者尿中有泡沫，颜面及下肢水肿。西医诊断为慢性肾小球肾炎，治疗效果不理想。刻诊：热象不明显，虚象不突出。辨证：风湿浊邪郁结。方药：薏苡仁20g，防风15g，僵蚕15g，蝉蜕15g，茯苓、石韦、泽泻、车前子、仙鹤草各20g。

患者服药10剂后复诊，浮肿尽消，尿蛋白（++）。上方加茵陈、山药、谷芽调治。

患者服药40剂后，诉症状完全消失，以升降散、玉屏风散、补中益气丸加减调治半年。

第八章　肾病综合征

一、尿液常规及相关检测

1. 尿常规检查

尿常规检查是肾脏疾病的常规检查项目，包括尿蛋白、尿白细胞、尿胆红素、红细胞等指标。尿蛋白是肾病综合征的主要指标，其测定可以明确蛋白尿是否存在及尿蛋白的严重程度。

2. 肾功能检查

肾功能检查包括肾小球滤过率（GFR）和血肌酐（SCr）等指标。GFR 是评估肾脏功能的主要指标，可以反映肾小球滤过功能，而 SCr 则是肾脏排泄废物的代表指标，高 SCr 表明肾脏受损。

3. 免疫学指标

肾病综合征与自身免疫性疾病有关，因此检查免疫学指标可以帮助明确疾病的诊断和治疗。常用的免疫学指标包括补体 3（C3）、补体 4（C4）、抗核抗体（ANA）等。

4. 肾脏活检

肾脏活检是诊断肾病综合征的最可靠方法，可以确定病理类型和病情的严重程度。在活检过程中取出肾脏组织，可通过显微镜检查细胞、组织结构及蛋白质沉积等。

二、病理生理

肾病综合征是指患者以水肿为主要症状并伴有大量蛋白尿、低蛋白血症和高脂血症、高度水肿的临床综合征。水肿是肾病综合征最常见的症状，主要出现在眼睑及双脚，常伴乏力、食欲减退、体重上升、感染及各种血栓相关症状等。

难治性肾病综合征则是经泼尼松标准激素疗程治疗后，由于激素依赖、激素抵抗、部分效应或复发等原因导致症状改善不明显。西医学研究表明，难治性肾病综合征的病理生理基础是肾小球滤过屏障受损和尿液蛋白质漏出，对激素药物的治疗反应较差，也易导致不良预后，引起肾功能恶化。

肾病综合征常见的病理类型有 5 种，即微小病变、系膜增生性肾炎、局灶节段性肾小球硬化、增殖性肾炎、IgA 肾病。其中微小病变为小儿肾病综合征最常见的病理类型。

1. 微小病变

对于此病理类型的患者，在光镜下观察病理组织可发现，肾小球基本正常，偶见上皮细胞肿胀、微量免疫球蛋白和补体 C3 的沉积。

2. 系膜增生性肾炎

对于此病理类型的患者，在光镜下观察病理组织可发现，肾小球系膜细胞增殖，每个系膜区系膜细胞在 3 个以上，可出现间质炎性细胞浸润及纤维化，肾小管萎缩，肾血管一般正常。

3. 局灶节段性肾小球硬化

此病理类型的患者特征为肾小球损害，影响少数肾小球及肾小球的局部。起始于近髓质的肾小球受累，轻者仅累及数个毛细血管袢区，重者波及大部分肾小球，病变呈均匀一致的无细胞或细胞极少的透明变性物质，严重者见球囊粘连。

4. 增殖性肾炎

增殖性肾炎也称系膜毛细血管性肾炎。病理改变以系膜细胞增殖、毛细血管袢增厚及基底膜的双轨为主要特点。

5. IgA 肾病

IgA 肾病组织学表现可分 5 级。Ⅰ级：轻度损害；Ⅱ级：微小病变伴少量节段性增殖；Ⅲ级：局灶节段性肾小球肾炎；Ⅳ级：弥漫性系膜损害伴增殖和硬化；Ⅴ级：弥漫硬化性肾小球肾炎累及 80% 以上的肾小球。

三、现代中医学研究与治疗

肾病综合征是一种罕见但危重的肾脏疾病，目前西医治疗方法主要是使用激素和免疫抑制剂，但由于这些药物的使用存在一定的不良反应和复发率，中医药治疗逐渐受到了广泛的关注和认可。中医治疗肾病综合征的基本法则是清热、补肾、化湿、化瘀通经，其治疗方法也多种多样。

首先是清热解毒。有些患者的肾病综合征是由于感染、药物或其他外部因素引起的，中药可用黄芩、连翘、板蓝根、茯苓、泽泻、车前子、白术、荆芥、桔梗、赤芍、川芎、丹参等。

其次是滋阴补肾。肾病综合征患者肾阴不足，容易出现水肿等症状，方药用六味地黄丸、补肾丸加减等。

再次是化湿利水。中医学认为，湿邪和水液代谢失调是导致肾病综合征的重要原因之一，因此可以使用参苓白术散、泽泻、丹参等进行治疗。

最后是化瘀通经。中医学认为肾主水，肝主疏泄，瘀血容易在经脉中积聚，从而引起血液瘀滞，加重肾病综合征的症状，故方药可使用桃仁、红花、丹参、牛膝、虎骨、玄参、黄柏、鸡血藤、桑白皮、川芎、赤芍、当归等药物。

中医治疗肾病综合征应根据不同证型进行个体化治疗，针对性强。中药治疗具有疗效稳定、不良反应小等优点，而且能全方位调节患者的身体状态，对提高患者的免疫功能和抵抗力，以及促进肾脏的修复有着重要的意义。同时，因为每位患者的情况不同，其治疗方法也不同，必须在合理控制药物使用和治疗周期的基础上，进行周密的中医治疗方案，以达到最佳治疗效果。

四、古籍记载

肾病综合征属于中医学“水肿”“风水”“溢饮”等范畴。

（1）《金匮要略·痰饮咳嗽病脉证并治》曰：“饮水流行，归于四肢，当汗出而不汗出，身体疼重，谓之溢饮。”“膈上病痰，满喘咳吐，发则寒热，背痛腰疼，目泣自出，其人振振身瞤剧，必有伏饮。”

（2）《景岳全书·水肿》曰：“凡水肿等证，乃肺、脾、肾三脏相干之病。盖水为至阴，故其本在肾；水化于气，故其标在肺；水惟畏土，故其制在脾。”

五、医案

1. 张琪治疗肾病综合征

付某，男，33岁。患者反复周身浮肿，诊断为肾病综合征3年余，加重2个月。刻诊见：周身浮肿，恶心呕吐，口舌干燥，腹胀，五心烦热，苔白腻，脉弦滑。中医诊断：水肿（脾湿胃热，湿热中阻，气滞水停）。治法：健脾除胃热，除湿利水。方药：泽泻25g，猪苓、茯苓、白术各20g，干晒参15g，干姜、黄芩、黄连各10g，槟榔、厚朴各20g，枳实、姜黄、砂仁、半夏各15g，知母15g，甘草10g。

患者服药7剂后复诊，诉尿量明显增加，浮肿减轻。

经过半年加减调治，患者痊愈。

2. 祝谌予治疗肾病综合征

杨某，男，18岁。患者全身水肿2年余。患者2年前因水肿伴大量蛋白尿在国外确诊为肾病综合征，间断服用激素治疗，但效果不佳，当时每日口服泼尼松片40mg。查尿常规示尿蛋白（+++），24小时尿蛋白定量≥3g。现双下肢明显浮肿，按之凹陷不起，尿量不少，形弱不禁风，极易感冒，咽痛，全身乏力，腰酸腿软。舌淡胖，舌尖红，有齿痕，脉沉细。辨证：脾肾两亏，水湿内停。治法：补益脾肾，利水消肿。方药：生地黄、熟地黄各10g，五味子10g，怀山药10g，牡丹皮

10g，茯苓 25g，泽泻 10g，生黄芪 30g，防己 10g，白术 10g，炙甘草 5g，苦石莲 15g，车前草 30g，墨旱莲 15g，白花蛇舌草 30g。

患者服用上方加减 30 余剂，自觉体力增加，感冒次数减少，水肿减轻，化验 24 小时尿蛋白定量为 2.3 ～ 3.2g。守方加菟丝子 15g。

患者服上方 45 剂后复诊，诉水肿大减，体力基本恢复，经常于院内花园锻炼。尿常规示尿蛋白（++）。每日口服泼尼松量减为 30mg。

患者治疗 3 个月，前后服药共 90 余剂，现水肿消退，化验 24 小时尿蛋白为微量，每日口服泼尼松量减为 20mg。将原方稍微进行加减，改配丸药，缓图收功。

第九章 IgA 肾病

一、尿检常规及相关检测

发生 IgA 肾病时，查尿常规出现尿隐血或是尿蛋白，有的患者尿蛋白非常多，24 小时尿蛋白定量≥ 3.5g。

二、病理生理

IgA 肾病（IgAN）是最常见的原发性肾小球疾病，占原发性肾小球疾病的 40% ～ 50%。由于 IgAN 的诊断依赖于肾活检病理，故其发病率可能被低估。IgAN 好发于青壮年，多呈慢性进展，20% ～ 40% 的患者在 10 ～ 20 年可逐渐进展至终末期肾病（ESRD）。

临床上一般根据以下指标诊断 IgAN：①上呼吸道感染或扁桃体炎发作或消化道感染后出现肉眼血尿，或尿检示红细胞异常加重；②典型的尿畸形红细胞合并不同程度的蛋白尿；③血清 IgA 值升高。

通常依据临床表现将 IgAN 分为单纯血尿、慢性肾炎综合征、肾病综合征、急性肾损伤（AKI）、急进性肾小球肾炎（RPGN）、肾功能受损（慢性肾衰竭）。

黏膜感染和黏膜免疫功能失调是 IgA 肾病的诱发因素，各种病原微生物是常见的黏膜抗原，其可侵袭任何部位的黏膜，如上呼吸道黏膜、胃肠道黏膜和泌尿道黏膜，通过抗原呈递细胞及膜细胞将抗原转运至 T、B 淋巴细胞，从而引发免疫应答，最终形成免疫复合物，介导组织损伤。

研究表明，肠道黏膜免疫异常在 IgAN 的产生中起着关键作用，耐赋康（Nefecon）是一种局部靶向释放的新型布地奈德剂型，特殊的制备工艺使其能在派尔集合淋巴结集中分布的回肠末端靶向稳定释放布地奈德，从而调节局部肠道黏膜免疫，用于治疗进展性 IgAN。

三、现代中医学研究与治疗

1.《2023IgA 肾病中西医结合诊疗指南》

《2023IgA 肾病中西医结合诊疗指南》（以下简称《指南》）中提到，IgAN 的中医核心病机为正虚邪实。IgAN 急性发作期的中医证型为外感风热证和下焦湿热证；IgAN 慢性持续期的中医证型为肺脾气虚证、气阴两虚证、肝肾阴虚证、脾肾阳虚证；IgAN 兼证为水湿证、风湿证、湿热证、血瘀证、浊毒证。

治疗 IgAN 的目的是延缓疾病进展。较西医常规治疗，中西医结合治疗能显著降低 24 小时尿蛋白定量，减少尿红细胞计数。该《指南》对 IgAN 慢性持续期的治疗提出以下方案。

肺脾气虚证：肾乐胶囊（水蛭、党参、茯苓、当归等）。

气阴两虚证：复方肾华片（黄芪、女贞子、白术、白芍、三棱、莪术、金银花等）或肾炎康复片（西洋参、人参、地黄、杜仲、山药、白花蛇舌草、黑豆、土茯苓、益母草、丹参、泽泻、白茅根、桔梗)。

肝肾阴虚证：滋补肝肾颗粒(由地黄、制黄精、女贞子、茯苓、炒白术、炒白芍、当归、山茱萸、紫花地丁等)。

脾肾阳虚证：益肾化湿颗粒(人参、黄芪、白术、茯苓、泽泻、半夏、羌活、独活、防风、柴胡、黄连、白芍、陈皮、炙甘草、生姜、大枣等)或肾宁合剂(金银花、地榆炭、大蓟、小蓟、白茅根、炒蒲黄、赤芍、棕榈炭清、黄芪、党参、女贞子、墨旱莲)。

该《指南》对于IgAN兼证的治疗提出以下方案。

湿热证合并尿蛋白：黄葵胶囊，或联合肾素-血管紧张素-醛固酮系统抑制剂(RASI)。

湿热夹瘀证：肾炎宁(黄芪、茯苓、党参、白术、女贞子、墨旱莲、生地黄、白茅根、白花蛇舌草、仙鹤草、川芎、三七粉等)。

风湿证：雷公藤多苷或雷公藤多苷联合RASI，或雷公藤多苷联合激素治疗。

风湿热证：正清风痛宁(主要成分为青风藤提取物青藤碱)联合RASI治疗。

2. 临床研究

(1)高血压和蛋白尿是IgAN进展的危险因素。对于尿蛋白＞0.5g/d的IgAN患者，无论是否合并高血压，如无禁忌证，均应使用RASI。RASI能够有效降低蛋白尿和改善肾功能。

(2)有研究表明，单用六月雪30～60g煎服，治IgA肾病高血压头痛有效。

（3）有研究表明，IgA肾病脾肾气虚证患者轻中度蛋白尿发生率最高，其次是镜下血尿；肝肾阴虚证患者镜下血尿发生率最高，其次是肉眼血尿；气阴两虚证患者肉眼血尿发生率最高，其次是轻中度蛋白尿。

四、古籍记载

根据IgAN的发病特点，中医学将其归属于“尿血”“肾风”“水肿”“风水”“伏邪”等范畴。

（1）《素问·风论》曰：“肾风之状，多汗恶风，面痝然浮肿，脊痛不能正立。”

（2）《素问·水热穴论》曰：“肾汗出逢于风，内不得入于脏腑，外不得越于皮肤，客于玄府，行于皮里，传为胕肿，本之于肾，名曰风水。”

（3）《诸病源候论·血病诸候》曰：“风邪入于少阴，则尿血。”

（4）《类证治裁·血症总论》曰：“洒陈六腑者，血也。生化于脾，宣布于肺，统于心，藏于肝，化精于肾，灌输百脉……一有偏伤，或怒劳迫而上升，或阴阳虚而失守，则为吐，为衄，为呕，为咯，为咳血唾血，经所谓阳络伤则血外溢也。或阴虚阳搏，或阳衰阴脱，或湿热下陷，则为崩中，为漏下，为溺血，为便血，为肠风血痢，经所谓阴络伤则血内溢也。”

五、医案

1. 赵绍琴治疗 IgA 肾病

张某，男，30 岁。患者 5 年前患急性肾炎，经住院治疗 2 个月后痊愈出院。出院后 2 周，患者发现尿赤、腰痛，又去医院检查，结果示尿蛋白（+++），尿隐血（+++），尿红细胞 10 ～ 15/HP（高倍镜视野）。患者住院治疗 1 月余，效果不明显，经肾穿刺确诊为 IgA 肾病（系膜增殖型）。之后尿常规化验结果时好时坏，有时出现肉眼血尿，曾多次住院治疗，均未彻底治愈。刻诊见：心烦，梦多，腰痛，尿赤。舌红苔白，脉弦滑且数。尿检验：尿蛋白（++），尿隐血（++），尿红细胞 5 ～ 7/HP（高倍镜视野）。证属肝经郁热，深入血分，络脉瘀阻。治拟清泻肝经郁热，凉血通络止血。方药：柴胡 6g，黄芩 6g，川楝子 6g，荆芥炭 10g，防风 6g，生地榆 10g，丹参 10g，炒槐花 10g，茜草 10g，白茅根、芦根各 10g，小蓟 10g，大黄 1g。

患者服药 14 剂后复诊，诉唯腰痛，查尿蛋白（－），尿隐血（±），改为活血通络、凉血育阴之法。方药：荆芥炭 10g，防风 6g，赤芍 10g，丹参 10g，茜草 10g，生地榆 10g，丝瓜络 10g，桑枝 10g，墨旱莲 10g，女贞子 10g，小蓟 10g，藕节 10g，白茅根、芦根各 20g，大黄 1 克。

患者服药 20 剂后复诊，诉腰痛消失，查尿化验未见异常。

又观察治疗 3 个月，患者未再反复，告痊愈。

2. 王玉林治疗 IgA 肾病

杨某，女，27 岁。患者因尿血、乏力 1 月余就诊，经肾穿刺活检后诊断为 IgA 肾病。刻诊见：乏力，手足冰冷，时感腰酸，经量少色淡，尿道有轻微刺激感，无肉眼血尿，无尿急、尿频、尿痛，患病以来精神、纳眠差，大便可。舌淡边有齿痕，苔薄白腻，脉沉细滑无力。尿常规示尿蛋白（++），尿隐血（+++）；肾功能示血肌酐 253.5μmol/L。西医诊断：IgA 肾病。中医诊断：肾风（脾肾气虚）。治法：健脾益肾，养血活血。方药：黄芪 20g，山茱萸 30g，芡实 15g，六月雪 60g，墨旱莲 15g，马鞭草 10g，仙鹤草 30g，炒杜仲 20g，菟丝子 15g，黄连 6g，香附子 15g。

患者服药 15 剂后复诊，诉上述症状明显减轻，舌淡无齿痕，苔薄白，脉沉细稍滑。尿常规示尿蛋白（+），尿隐血（±）。肾功能示血肌酐 128μmol/L。守方加减，去马鞭草，黄芪改为 30g，仙鹤草改为 15g。

患者服药 15 剂后复诊，查尿常规、肾功能未见异常。

3. 李建民治疗 IgA 肾病

刘某，男，38 岁。患者双下肢水肿 3 年，血肌酐升高 1 年。患者 3 年前感冒后出现双下肢水肿，按之如泥，24 小时尿蛋白定量 4g，在某医院行肾脏组织穿刺，诊断为 IgA 肾病。1 年前，患者出现血肌酐升高，数值波动在 260 ～ 320μmmoL/L，血尿酸波动在 560 ～ 610mmol/L，血压波动在（135 ～ 152）/（80 ～ 95）mmHg，24 小时尿蛋白定量波动在 1.62 ～ 2g，曾于多家医院就诊治疗，效果不明显。刻诊见：双下肢水肿，按之如泥，全身乏力，食欲不振，腰膝酸软无力，大便黏滞不爽，三日一行。舌苔白腻，舌质淡红（中等度），舌尖红，有芒刺，脉细弱。心脏超声提示心包积液（少量）。西医诊断：IgA肾病、慢性肾衰竭、高血压、高尿酸血症。中医诊断：水肿（湿热内结，脾肾气阴两虚）伴水气凌心。治法：调补气阴，清利湿热，活血通络。方药：生黄芪30g，太子参20g，女贞子30g，制首乌30g，僵蚕20g，车前草30g，金钱草20g，白茅根30g，虎杖20g，石韦9g，茯苓30g，桃仁15g，丹参20g，水蛭3g，忍冬藤15g，砂仁3g，山茱萸15g，大黄6g，冬瓜皮30g，大腹皮20g。

患者服药30剂后复诊，诉水肿消失，查血肌酐156μmmol/L，血尿酸364mmol/L，24小时尿蛋白0.98g，心包积液未见，体重减少2.8kg。上方去大黄、金钱草、忍冬藤、冬瓜皮，加用青风藤15g，薏苡仁20g，炒白术9g。

患者服药60剂后复诊，查血肌酐110μmmol/L，血尿酸322mmol/L，24小时尿蛋白0.68g。

下篇

化验检测与中医学理论

第一章 五行理论与疾病

一、五行概念

中医学的五行学说，主要是以五行的特性来分析研究机体的脏腑、经络、生理功能的五行属性及其相互关系，以及阐释它们在病理情况下的相互影响。五脏配五行，当五行之中的任何一行出现有余（太过）而没有另一行的相应制约时，则五行系统结构的协调关系就会被破坏，出现紊乱的反常状态，从而产生严重疾病。

二、肝与五行五脏

（一）肝与肺（木⇌金）

1. 生理病理

（1）木侮金，即木火刑金：肺居上焦，其气肃降；肝居下焦，其气升发。肺与肝之间的关系主要表现在气机升降和气血运行方面。《素问·阴阳应象大论》曰："左右者，阴阳之道路也。"

肝肺的气机升降，实际上是气血的升降。肝藏血，调节全身之血；肺主气，调节一身之气。肺调节全身之气的功能又需要血的濡养，肝向周身各处输送血液又必须依赖气的推动。全身气血的运行，虽赖心所主，但又需肺主治节及肝主疏泄和藏血作用的制约，故两脏对气血的运行也有一定的调节作用。

在病理情况下，肝与肺之间的生理功能失调，主要表现在气机升降失常和气血运行不畅方面，若肝升太过，或肺降不及，则可出现气火上逆，临床出现咳逆上气，甚则咯血，形成土侮金，即肝火犯肺（又名木火刑金）之候；相反，肺失清肃，也可引发肝失疏泄，在咳嗽的同时，出现胸胁胀痛、头晕、头痛、面红目赤。

木火刑金涉及肝火旺盛，因肝主疏泄，肝藏血，故不仅有肺部症状，还往往伴有肝阳上亢、肝阴不足之证候，即现代医学概念中的肾素－血管紧张素系统（RAS）、下丘脑－垂体－卵巢轴紊乱，表现为头晕、头痛、女子崩漏，分别应用柔肝镇逆、滋阴养血的方法。

（2）金克木：若肺脏过盛，则肝受到过分克伐；若肝气过弱，不能耐受肺的正常克制，则出现相对克伐太过。以上都会导致金克木的情况，出现肺火旺、肝气不舒的证候，如心情不畅、抑郁、上火等。

《素问·至真要大论》曰："阳明之复，清气大举，森木苍干，毛虫乃厉；病生胠胁，气归于左，善太息，甚则心痛否满，腹胀而泄，呕吐咳哕，烦心，病在膈中，头痛，甚则入肝，惊骇筋挛。"

2. 疾病与诊断

（1）木侮金：见于支气管扩张、细菌或病毒性上呼吸道感染及肺部感染、自发性气胸、肺结节等。

（2）金克木：见于慢性阻塞性肺疾病（COPD）、肺气肿、肺结核、石棉肺导致肝功能受损等。研究显示，COPD 患者肺损伤的同时，肝脏也有不同程度的损伤，甘胆酸（CG）和 CRP 明显升高。

3. 治疗

肝火犯肺证：方药有木火刑金汤，即黛蛤散（或龙胆泻肝汤）合泻白散（或清金化痰汤）加减；痰随火动，多怒咳烦，声嘶气促，用连贝丸。

肝阳上亢证：症见头目眩晕、胀痛，酌加生龙骨、生牡蛎、代赭石。

肝火伤冲任，迫血旺行之月经过多或崩漏：酌加阿胶、棕榈炭、煅龙骨、煅牡蛎。

（二）肝与脾（木⇌土）

1. 生理病理

（1）肝木克土：肝郁气滞，影响脾胃消化吸收，则为木郁乘土。湿热困脾，引发肝失疏泄，肝阳亢逆，土壅木郁，则为土侮木。《医学衷中参西录》曰："盖人身之气化由中焦而升降，脾土受湿，升降不能自如以敷布其气化，而肝胆之气化遂因之湮瘀。"

（2）脾土侮木：肝硬化是邪毒侵袭、木克土的表现之一，随病情进展，表现出各种复杂的病机。"见肝之病，知肝传脾。"肝病传脾可以理解为在发生肝炎肝硬化后，胃食管静脉曲张的演变过程。其主要病机为正虚邪实，肝、脾、肾三脏虚损，气滞、血瘀、痰结形成，同时伴有土壅木郁。肝木与脾土相乘相侮的关系在疾病发展中可以相互转化。

《医碥》载："木疏土而脾滞以行。"《医宗金鉴》载："肝为木气，全赖土以滋培，水以灌溉。"

2. 疾病与诊断

（1）肝木克土：见于慢性胃炎、胃溃疡、消化不良、结肠炎、克罗恩病、肝炎肝硬化（脾功能亢进贫血）、肝肾综合征（虚实夹杂证，治以疏肝解郁、健脾利湿；虚证多从脾、肾论治）等。

（2）脾土侮木：见于高血压、糖尿病、酒精性脂肪肝、胃食管反流、肥胖症、性早熟、桥本甲状腺炎、肝硬化腹水等。

3. 治疗

（1）肝木克土：逍遥散，配伍枳壳、桔梗、木香、山楂；龙胆泻肝汤、柴胡疏肝散合胃苓汤、痛泻要方。

（2）脾土侮木：解肝煎（半夏、厚朴、砂仁、芍药、紫苏叶、茯苓、陈皮）、柴平汤、当归芍药散等。

（三）肝与肾（木⇌水）

1. 生理病理

肾为肝之母，肝为肾之子，母子相生，水涵木荣。因此，若有一方发生病变，则母病及子、子盗母气之证候随之而生。

肝火太盛，下劫肾阴，会导致肝阴、肾阴皆虚的病理变化。如水虚不能生木，则导致木行不足，水竭木枯，母子俱衰。临床上常见的肾精亏虚，会引起肝精、肝血不足，或肾阴亏虚引起肝阴不足而致肝阳上亢的病变。临床常见肝旺肾虚证、肝肾阴虚证、肝肾不足证。

《医宗必读》云:“东方之木，无虚不可补，补肾即所以补肝；北方之水，无实不可泻，泻肝即所以泻肾。”《石室秘录·脏治法》云:“肾肝同治者，肾水不能滋肝，则肝木抑郁而不舒，必有两胁饱闷之症；肝木不能生肾中之火，则肾水日寒，必有腰脊难于俯仰之症。故补肝必须补肾中之水，补肾中之水，又不可不补肝木。倘补肝而不补肾，则胁痛何以顿除；补肾而不补肝，则腰脊何以立愈。”该书提出这种情况用肾肝同补汤（熟地黄、山茱萸、白芍、当归、柴胡、肉桂）。

2. 疾病与诊断

（1）肝旺肾虚：见于结膜炎、牙龈炎、高血压、眩晕耳鸣、皮肤瘙痒、便秘、性欲旺盛、早泄、子宫肌瘤、儿童多动症等。

（2）肝肾阴虚：见于慢性肝炎、肝硬化、神经衰弱、甲状腺功能亢进症、高血压、糖尿病肾病、围绝经期综合征、中枢或周围神经病变引起的四肢痿弱无力、干眼症、干燥综合征、系统性红斑狼疮等疾病。

（3）肝肾不足：见于男性迟发性性腺功能减退症、骨质疏松、退行性骨关节病、颈椎病、类风湿关节炎、阿尔茨海默病、帕金森病、白癜风等。

3. 治疗

（1）肝旺肾虚：杞菊地黄丸、白芷地黄丸等。

（2）肝肾阴虚：六味地黄丸、左归丸、一贯煎、虎潜丸等。

（3）肝肾不足：右归丸、补血荣筋丸、白驳丸等。

（四）肝与心（木⇌火）

1. 生理病理

心与肝在病理上的相互影响，主要反映在阴血不足和神志不安两个方面，表现为心肝血虚和心肝火旺之候等。

（1）心肝血虚：指由于心肝两脏血亏，表现出心神及所主官窍组织失养为主的血虚证候。本证多因思虑过度，暗耗心血，或失血过多，或脾虚化源不足所致。本证见神志、目、筋、爪甲失养之状，并伴见血虚之象。

（2）心肝火旺：肝木为母，心火为子，肝阳上亢，可发展为心火亢盛。心肝、火旺多同时发生，在泻肝火的同时，可配合清心火药物。

《医学心悟》中治心肝火旺、痰火上扰之癫狂证，用生铁落饮。组成：生铁落（熬）、天冬、麦冬、贝母各9g，胆南星、橘红、远志肉、石菖蒲、连翘、茯苓、茯神各3g，玄参、钩藤、丹参各4.5g，辰砂0.9g。

《脾胃论》云："心火旺能令母实，母者，肝木也，肝木旺则挟火势，无所畏惧而妄行也，故脾胃先受之。或身体沉重，走疰疼痛……或多怒者……或目病而生内障者……或妄见妄闻，起妄心，夜梦亡人，四肢满闭，转筋……或生痿，或生痹，或生厥，或中风，或生恶疮，或作肾痿。"可选用羌活、防风、升麻、柴胡、独活、芍药、甘草、白术、茯苓、猪苓、泽泻、肉桂、藁本、川芎、细辛、蔓荆子、白芷、石膏、黄柏、知母、滑石。

2. 疾病与诊断

（1）心肝血虚：见于心律不齐、冠心病、抑郁症、躁郁症、营养不良、失血、月经不调、失眠、胆心综合征、脉管炎等。

（2）心肝火旺：见于肝炎、甲状腺功能亢进症、痤疮、口舌溃疡、焦虑症等。

3. 治疗

（1）心肝血虚：酸甘宁心汤、四物汤、胶艾汤等。

（2）心肝火旺：天王补心丹、牛黄清心丸，配伍导赤散等。

三、肺与五行五脏

肺主宗气，朝百脉，司呼吸，维护血液循行和呼吸之间的协调平衡。肺不仅与心关系密切，与其他脏器关系同样密切。《素问·咳论》云："五脏六腑皆令人咳，非独肺也。""五脏之久咳，乃移于六腑。""肺咳之状，咳而喘息有音，甚则唾血。心咳之状，咳则心痛，喉中介介如梗状，甚则咽肿喉痹。肝咳之状，咳则两胁下痛，甚则不可以转，转则两胠下满。脾咳之状，可则右胁下痛，阴阴引肩背，甚则不可以动，动则咳剧。肾咳之状，咳则肩背相引而痛，甚则咳涎。""脾咳不已，则胃受之，胃咳之状，咳而呕，呕甚则长虫出。肝咳不已，则胆受之，胆咳之状，咳呕胆汁。肺咳不已，则大肠受之，大肠咳状，咳而遗矢。心咳不已，则小肠受之，小肠咳状，咳而矢气，气与咳俱失。肾咳不已，则膀胱受之，膀胱咳状，咳而遗溺。久咳不已，则三焦受之，三焦咳状，咳而腹满，不欲食饮。”

（一）肺与心（木⇌火）

1. 生理病理

在病理上，肺的宣肃功能失调，可影响心主行血的功能，而致血液运行失常。反之，心的功能失调，导致血行异常时，也会影响肺的宣发和肃降，从而出现心肺亏虚、气虚血瘀之候等。

2. 疾病与诊断

（1）心肺亏虚：见于慢性支气管炎、支气管扩张、肺气肿、肺心病、过敏体质等。

（2）气虚血瘀：心脑血管缺血性疾病、周围血管缺血性疾病、闭经、痛经、不孕等。

3. 治疗

（1）心肺亏虚：四君子汤加黄芪以益气，配伍酸枣仁、远志、柏子仁、五味子等。

（2）气虚血瘀：血府逐瘀汤、桃红四物汤、复方丹参滴丸等。

（二）肺与肾（金⇌水）

1. 生理病理

肺肾之间在病理上的相互影响，主要表现在呼吸异常、水液代谢失调和阴液亏损等方面，出现肺肾阴虚和肺肾气虚等肺肾两虚之候。《医碥》云：“精、髓、血、乳、汗、液、津、涕、泪、溺，皆水也，并属于肾。”因此，这些证候往往需要肺肾同治才能获效，故又有“肺肾同源”“金水同源”之说。

2. 疾病与诊断

（1）肺肾阴虚：见于肺结核、慢性支气管炎、支气管扩张、肺脓肿、慢性咽喉炎、2 型糖尿病、肺心病失代偿期、肺性脑病、酸碱失衡、电解质紊乱、消化道出血、肾损害、肝损害、肺出血 - 肾炎综合征等。

（2）肺肾气虚：慢性支气管合并肺气肿、肺源性心脏病、哮喘、硅肺（肾不纳气）、前列腺增生、前列腺炎等。

3. 治疗

（1）肺肾阴虚：补阴煎（生地黄、麦冬、天冬、北沙参、地骨皮、女贞子、天花粉、甘草）加减；百合固金汤（熟地黄、生地黄、当归身、白芍、甘草、桔梗、玄参、贝母、麦冬、百合）加减。伴有阴虚内热者，可配伍凉血清热之品，如芦根、白茅根、侧柏叶等。

（2）肺肾气虚：保元汤（人参、黄芪、肉桂、生姜、炙甘草）加减、七味都气丸加参附龙牡、金匮肾气丸合参蛤散加减等。

（三）肺与脾（金⇌土）

1. 生理病理

“肺为主气之枢，脾为生气之源。”“脾为生痰之源，肺为贮痰之器。”肺、脾二脏在病理上相互影响，脾土为母，肺金为子，脾胃虚弱，也可累及肺气不足，常表现为脾肺两虚、痰湿阻肺之候。

《石室秘录・正医法》云：“治肺之法，正治甚难，当转治以脾。脾气有养，则土自生金，咳嗽自已……肺经生痈疡，何以治之耶？用玄参一两，生甘草一两，金银花八两，当归二两，水煎服。〔批〕清金消毒汤。加麦冬一两。数品中，惟麦冬乃清肺火之品，余俱入脾、入肝、入心之药，而用之者何也？盖入肝则平木，而不必肺金用力以制之，则肺金得养矣；入脾则脾土能生肺金，而肺金又得养矣；入心经则心火不凌肺金，而肺经又得养矣。"

2. 疾病与诊断

（1）脾肺两虚：见于慢性支气管炎、慢性阻塞性肺疾病、慢性鼻炎、肺结核、反复呼吸道感染、肺纤维化、贫血、消化不良、末梢循环障碍、脏器脱垂、炎症性肠病、肿瘤等。

（2）痰湿阻肺：见于慢性支气管炎等。

3. 治疗

（1）脾肺两虚：归脾汤或参苓白术散、六君子汤，酌加细辛、干姜、五味子等。

（2）痰湿阻肺：参苏宣肺丸等。

四、心与五行五脏

（一）心与脾（火⇌土）

1. 生理病理

心与脾在病理上的相互影响，主要表现在血液的生成和运行功能失调，以及脾胃运化无权和心神不安等，形成心脾两虚之候。

2. 疾病与诊断

心脾两虚：见于贫血、紫癜、功能性子宫出血、心律失常、心肌炎等。

3. 治疗

心脾两虚：归脾汤加减。

（二）心与肾（火⇌水）

1. 生理病理

在病理状态下，心与肾之间的水火、阴阳、精血的动态平衡失调，称为心肾不交，表现为水不济火，肾阴虚于下，而心火亢于上之心肾阴虚，或水气凌心、心肾阳虚之候等。

《中藏经》云："水火通济，上下相寻，人能循此，永不湮沉。"

2. 疾病与诊断

（1）心肾阴虚：见于神经官能症及慢性虚弱患者、精神分裂症、甲状腺功能亢进症、肾上腺疾病、前列腺炎、遗精、焦虑症、围绝经期综合征等。

（2）水气凌心：风湿性心脏病、心功能不全、水钠潴留、肾上腺疾病、水肿等。

（3）心肾阳虚：见于肾功能不全导致的心包积液、心功能不全、甲状腺功能减退症、水肿等。

3. 治疗

（1）心肾不交：《周慎斋遗书》云："欲补心者须实肾，使肾得升；欲补肾者须宁心，使心得降……乃交心肾之法也。"可用天王补心丹、朱雀丸、交泰丸、炙甘草汤等。

（2）水气凌心：苓桂术甘汤或五苓散加减。

（3）心肾阳虚：真武汤。

五、肾与五行五脏

肾与脾（水⇌土）

1. 生理病理

肾为先天之本，脾为后天之本。脾与肾在病理上相互影响，互为因果。如肾阳不足，不能温煦脾阳，致脾阳不振或脾阳久虚，进而损及肾阳，引起肾阳亦虚，二者最终均可导致脾肾阳虚之证。

2. 疾病与诊断

脾肾阳虚：见于慢性肠胃炎、慢性肾炎、前列腺增生、尿潴留、腹水、糖尿病肾病后期、慢性肾功能衰竭、慢性肾上腺皮质功能减退症等。

3. 治疗

（1）脾肾阳虚：附子理中丸、四神丸、二仙汤，酌加巴戟天、肉苁蓉等。

（2）土盛克水：《脾胃论》云："下元土盛克水……故痰涎唾出于口也。下行为阴汗，为外肾冷，为足不任身，为脚下隐痛，或水附木势而上为眼涩，为眵，为冷泪。"可选用干姜、白术、苍术、附子、肉桂、川乌头、茯苓、泽泻、猪苓。

六、五行治法

根据上述五脏疾病病机的描述，笔者在此介绍一些常用的五行治法。

1. 扶土抑木

扶土抑木指通过健脾疏肝治疗脾虚肝气亢逆病证的治疗方法，又称健脾疏肝法，主要适用于脾虚肝郁病证。代表方药：痛泻要方、逍遥散等。

2. 培土制水

培土制水指通过温运脾阳或健脾益气治疗水湿停聚病证的治疗方法，又称健脾利水法，主要运用于脾虚不运，或脾阳虚损，水湿泛滥而致的水肿等病证。代表方药：参苓白术散等。

3. 佐金平木

佐金平木指通过清肃肺气治疗抑制肝火亢盛病证的治疗方法，又称清肺泻肝法，主要适用于肝火亢逆，灼伤肺金，影响肺气清肃的木火刑金病证。代表方药：清燥救肺汤等。

4. 滋水涵木

滋水涵木指通过补肾达到养肝目的的治疗方法，又称滋肾养肝法，治疗水不涵木证。代表方药：杞菊地黄丸、麦味地黄丸、一贯煎。

5. 益火补土

益火补土指温肾阳以补脾土治疗脾肾虚寒证的方法。“火”指命门之火，益火即温肾阳。代表方药：四逆汤、右归丸、肾气丸、四神丸、良附丸等。

6. 泻南补北

泻南补北指通过泻心火、补肾水以交通心肾的治疗方法，又称泻火补肾法、滋阴降火法，主要适用于肾阴不足、心阳偏亢、水火失济、心肾不交等病证。代表方药：交泰丸。

7. 启北畅南

启北畅南指提壶揭盖之法，治疗某些水肿或尿闭之证，当用利尿剂不效时，可参用宣肺之品，以期起到启上通下之功。关于水气病的治疗，有当利小便的证候，必先行发汗而小便始通；又有当用发汗的证候，必兼利小便而始愈。代表方药：苏子降气汤等。

七、化验检测与五行五脏

临床中应当根据脏腑五行辨证进行相关检验，不仅要化验单项，化验血、尿、粪便常规，还要进行相关脏腑的系统检查，加上某系统大项，关注其中某部分检查。将这些检查结果结合起来分析，做出准确的辨证分型，指导临床用药。

（一）脏器相关化验

肝：涉及肝功能、血凝、胆红素、氨基酸代谢、白蛋白、肝炎抗原抗体、性激素、免疫、肾素、血管紧张素、醛固酮等。

肺：涉及感染、免疫、细菌培养等。

脾：涉及血糖、脂蛋白、前白蛋白、胆红素、尿酸、胃肠神经内分泌激素、尿微量蛋白、尿生化等。

肾：涉及肾功能、电解质、尿微量蛋白、尿肌酐、免疫（补体、抗体）、甲状腺功能、甲状旁腺功能、儿茶酚胺、肾上腺功能、骨髓功能、下丘脑垂体性腺轴功能等。

心：涉及心功能、心肌梗死标志物、甲状腺功能、胃肠神经内分泌激素等。

（二）临床研究

现代医学研究发现，在疾病发展过程中，多脏器之间有密切联系。

（1）有研究发现，肺出血－肾炎综合征发生时，肺泡壁毛细血管基膜和肾小球基底膜存在交叉反应抗原，证实了肺脏、肾脏同时损伤的病理基础。

（2）心肾综合征是先发生心功能不全，病情发展后导致肾功能不全。

（3）肺性脑病又称肺心脑综合征，是慢性支气管炎并发肺气肿、肺源性心脏病，以及肺功能衰竭引起的脑组织损害，导致脑循环障碍。

（4）心血管循环系统与肝脏有密切的生理病理关系。慢性心功能不全、缩窄性心包炎、下腔静脉阻塞等肝以上部位的心血管病变，使肝静脉回流受阻，肝脏长期阻塞性充血及缺氧，导致肝细胞坏死和萎缩、纤维组织增生，最终演变为肝硬化，称为淤血性肝硬化，由心脏病引起者，称为心源性肝硬化。

（5）现代医学研究发现，肝、肺、肾有密切的病理生理联系。血管紧张素转换酶（ACE）与血管紧张素转化酶2（ACE2）属于同源基因，两者都与血压有着密切的联系。ACE升高会促使血管收缩，造成血压升高。ACE2升高可以改善血管收缩，保护血管，避免血压升高。

肝脏产生并释放到血流中的血管紧张素原（angiotensinogen）作为起始底物被肾球旁器分泌的肾素（renin）裂解为Ang Ⅰ，

AngⅠ在肺被血管紧张素转换酶（ACE）裂解为AngⅡ，很多病理损伤是由AngⅡ介导的；血管紧张素原被ACE2裂解为Ang1-7，Ang1-7具有保护心脏、舒张血管、抗生长和抗增殖的作用，还可以增强缓激肽的活性。RAS将肺、肝、肾全面联系起来。研究表明，ACE2基因敲除会导致糖尿病小鼠的血压升高、肾小球损伤和肾纤维化。综合分析，中医学中肝与肺（木与金）的相互作用关系，很大一部分是调节ACE和ACE2之间的平衡，抑制AngⅡ高水平导致的机体病理损害。

（6）介绍一项已公布的治疗肺出血－肾炎综合征的中药专利。组成：黄精、芦根、百合、仙鹤草、白茅根、侧柏叶、大蓟、小蓟、地榆、牡丹皮、赤芍、花蕊石、降香、藕节、川芎、姜黄、金银花、连翘、瞿麦、萹蓄、黄芪、丹参、太子参、生薏苡仁、益母草、大血藤、生甘草。

（7）有研究表明，纤溶酶原和凝血因子Ⅻ在肝肾阴虚证候中有显著表达，使肝肾阴虚证能够较好地与肝胆湿热证和肝郁脾虚证进行区别。

（8）原发性胆汁性肝硬化（PBC）患者的高密度脂蛋白、载脂蛋白A1水平显著降低，甘油三酯水平显著升高，提示关于“脾”功能相关检查异常，病情进展，可导致肝脏器质性病变。这符合中医学“土反侮木”理论。

（9）研究显示，尿儿茶酚胺与17-羟皮质类固醇，可以作为反映心肾不交的客观指标。临床常用交泰丸治疗心肾不交证，其中黄连泻心火的药理作用与降低尿儿茶酚胺有关，而肉桂温肾阳的药理作用与提高尿17-羟皮质类固醇有关。

当然，西医学的肺、肾、心、肝、脾、脑、血、骨等与中医学的肺、肾、心、肝、脾、脑、血、骨等的概念不完全相同，不能够简单对应。西医学的脏器是实质存在的器官，而中医学的五脏六腑是根据相应功能提出的概念。在疾病发展过程中，通常是多脏器受累，相互影响。因此，每一种疾病的发生发展都要从整体来看。在这一点上，中医、西医的认知是一样的。

八、古籍记载

关于五脏疾病的古籍记载在上、中两篇中多有提及，此处不再赘述。

九、医案

1. 泻南补北治消渴案（出自《续名医类案·消》）

喻嘉言曰：友人病消渴后，渴少止，反加躁急，足膝痿弱。予主白茯苓丸方，用白茯苓、覆盆子、黄连、栝楼根，萆薢、人参、熟地、元参各一两，石斛、蛇床子各七钱五分，鸡肌胵三十具，微炒为末，蜜丸梧桐子大，食前磁石汤下三十丸，内加犀角。有医曰：肾病而以黄连、犀角治心，毋乃倒乎？予曰：肾者，胃之关也，胃热下传于肾，则关门大开，心之阳火，得以直降于肾，心火灼肾，燥不能濡。予用犀角、黄连，对治其下降之阳光，宁为倒乎？服之果效。再服六味地黄丸加犀角，而肌泽病起矣。

2. 肝木克土案（出自《醉花窗医案》）

介之城东，马如村郭某，在城货烛，人素迂谨。夏间由介赴祁，往返数四，以躁急故，患胸满不食。时我介疫气流行，自以为染疫，急服散药，而气乏声微，愈不可耐，别易一医以为肾虚，用医家肾气丸补之，服四五剂转益甚，几至昏不知人，乃转人延余治。至其家，问何病？则曰：成虚痨矣。问午热自汗，咳嗽气喘乎？曰否。然则非虚痨。提腕而诊之，则两寸尺俱平平，两关皆坚而滞，而右关微带弦象。乃告之曰：此肝木克脾土也。病由一时气不遂，兼发急躁，以致肝气壅塞脾胃，因而胸满不食，理宜平肝清燥，医者以桂附补之，脾胃愈塞，不增甚何待乎。此时宜先解桂附之药力，然后进以疏肝健脾之品，不过半月保无事矣。

病者喜急索方，乃开平胃散加山楂、麦芽以消之。病者争曰：余素无食积，兼久不进食，君用消食之药，不亦悖乎。余笑曰：君第知平胃散为消食之药，不知君脾胃中虽无食，却有桂附，我之用平胃散非消食，乃解药毒也。药毒不解，胸中终难爽快。人第知平胃散消食，而不知药亦积，非此不能开脾胃之路，此俗医拘其方，而不究其理，所以多误也。病者欣然服之。越三日又请视之，则胸中宽展，渐思食矣。乃继以逍遥散理其脾而清其肝。告曰：不五剂君必起，但服香砂六君子丸半斤，便更壮健。郭如言服之，半月后仍入城货烛矣。

3. 心肾阳虚（出自《刘渡舟医案》）

孙某，男，53岁。患者有风湿性心脏病史，近因外感风寒，病情加重。患者心动悸，胸憋喘促，咳吐泡沫状白痰，量多，昼夜不能平卧，起则头眩，四末厥冷，腹胀，小便短少，腰以下肿，按之凹陷不起，食少呕恶，大便干结。视其口唇青紫、面色黧黑，舌白滑，脉结。西医诊断为风湿性心脏病、充血性心力衰竭、心功能Ⅳ级。刘老辨为心、脾、肾三脏阳虚阴盛而水寒不化之证，治当温阳利水。方用真武汤加味。处方：附子 10g，茯苓 30g，生姜 10g，白术 10g，白芍 10g，红人参 6g，泽泻 20g。

患者服药 3 剂后复诊，小便增多，咳嗽锐减，心悸、腿肿见轻。续用真武汤与苓桂术甘汤合方，温补心、脾、肾三脏，扶阳利水。处方：附子 12g，茯苓 30g，生姜 10g，白芍 10g，白术 12g，桂枝 6g，炙甘草 10g，党参 15g，泽泻 15g，干姜 6g。

患者服上方 10 余剂，小便自利，浮肿消退，心悸、胸闷等症已除，夜能平卧，唯觉口渴，转方用春泽汤。处方：党参 15g，桂枝 15g，茯苓 30g，猪苓 20g，泽泻 20g，白术 10g。患者服药后病愈。

4. 张怀亮健脾益肺治疗肺纤维化

患者 1 年前因咳嗽、胸闷，在洛阳中心医院诊断为肺间质纤维化。现症见：咳嗽，胸闷，咳吐白色泡沫痰，畏寒，纳差不欲食，进食后则干呕，喜温饮，口干，遇冷、遇热皆流清涕，大便干，日 1 次。舌质淡红，苔薄白，脉弦细。证候：肺脾虚寒证。治法：健脾益气，止咳祛痰。处方：柴胡 10g，黄芩 12g，半夏 15g，陈皮 10g，茯苓 15g，炒白术 15g，芦根 15g，干姜 9g，猪牙皂 9g，木香 10g，杏仁 10g，黄芪 60g，炙甘草 10g。

患者服药 45 天后复诊，诉胸闷、咳嗽减轻，咳白色泡沫痰，鼻流清涕，动则汗出，双足发凉，纳仍差，食后干呕较前缓解，口干，眠可，二便调。舌质淡红，苔黄腻，脉细。中药守前方加细辛 15g，桂枝 6g。

患者服药 45 天后复诊，诉咳嗽、胸闷明显减轻，动则汗出明显减轻。现症见：活动后胸闷不适，鼻流清涕，静坐时症状轻，咳嗽明显减轻，纳眠可，二便调。舌质暗红，苔黄腻，脉沉细。中药守上方加五味子 6g，黄芪加至 120g。

5. 张怀亮滋水涵木治疗头痛、高血压

袁某，男，42 岁。患者双侧太阳穴胀痛，18 ～ 20 点头晕明显，目珠胀痛，连及眼眶，口干，身力可，心不烦，口不苦，不黏，纳眠可，饮无偏好。测血压偏高，（140 ～ 150）/110mmHg，头不晕时血压如常，就诊前每天头晕均发作，持续 1 ～ 2 小时，均在晚间。体格检查：颅脑 CT、MRI、MRA，心脏彩超，心血管造影（DSA）脑电图（检查时未发作）均无异常。诊断：头痛（肾水不足，肝火旺盛）。处方：生地黄 15g，熟地黄 15g，黄连 6g，黄芩 9g，黄柏 10g，枸杞子 30g，玄参 10g，肉桂 10g，钩藤 30g，生龙骨、生牡蛎各 30g。

患者服药 3 周后复诊，诉头晕发胀减轻，仅发作 2 次，每次持续 1～2 分钟，每逢封闭空间、环境空气差及烦躁时发作，发作后头部发胀，无疼痛，口稍有干苦黏，无偏饮，纳眠可，二便调。舌淡红，苔薄白腻，脉滑数。处方：前方加知母 30g，谷精草 30g，代赭石 30g。

患者服上方 2 个月后复诊，诉头晕发作 1 次，持续几秒钟即缓解，身有力，心情舒畅，纳眠可。舌淡红，苔白，脉滑。

上方去肉桂，加天麻 10g。

按：18 点属足少阴肾经所主之时，此时发病，多因肾水不足，虚火上冲，治疗以《医学衷中参西录》镇肝息风汤加减，行泻南补北之法，用药特点是重用怀牛膝引血下行，折其阳亢，兼滋养肝肾，为君药。代赭石重镇沉降，镇肝降逆，与牛膝相配，引气血下行；生龙骨、生牡蛎潜阳降逆，既可潜降上亢之肝阳，又可平镇上逆之气血；三者共为臣药。钩藤、龙骨、牡蛎平肝息风。肉桂之用，似令人费解，此诚张锡纯“肉桂”解：味辛属金，故善平肝木，治肝气横恣多怒，若肝有热者，可以龙胆草、芍药诸药佐之。此处以肉桂伍苦寒之三黄，泄肝热也。

镇肝息风汤应用广泛，临床主要用于治疗高血压、脑血管病、围绝经期综合征、帕金森病、小儿抽动秽语综合征，也可用于治疗慢性胃炎、顽固性失眠、肾炎、舞蹈病、面肌痉挛、哮喘等病。

第二章 大肠、小肠的表里关系与化验检测

一、肺与大肠相表里

(一)概念

中医学认为，肺与大肠在五脏六腑中彼此表里相连。人体内的肺与大肠在解剖学位置上并没有直接联系，但它们的功能互相联系。肺主呼吸，大肠负责排泄，两者看似毫不相干，实则相互依存。

肺主气，而大肠又具有排泄气的作用。一旦肺气不通，就会出现呼吸系统的疾病，如气喘、咳嗽等，而大肠的排泄功能也会受到影响，出现腹泻、便秘等问题。

肺与大肠相表里，指呼吸道疾病和大肠疾病具有明显的生理病理相关性。这种表里，从西医学角度来说，就是黏膜免疫的表里。现有研究结果表明，黏膜免疫及固有淋巴细胞的迁移归巢是肺与大肠共享生理病理的调节机制之一。

(二)生理病理

(1)先天淋巴细胞(ILCs)是一种黏膜免疫细胞，大量存在于气道和肠道等黏膜屏障中,ILCs 在血液循环中的浓度很低，

有助于维持机体稳态，和白细胞介素共同参与炎症、过敏和哮喘等发病过程中的组织修复。

（2）肺与大肠具有共同的黏膜免疫功能，这与它们的组织来源基本相同有关。肺、气管由肠的前肠发展而来，呼吸道上皮和腺体由原肠内胚层分化而成。

（3）呼吸道黏膜受到抗原刺激后，大肠相关淋巴组织（主要包括肠系膜淋巴结、Peyer 小结及肠上皮和固有层中的淋巴细胞）可以在抗原刺激下通过 T 细胞和非 T 细胞依赖机制，促进 B 细胞发生类别转换，产生 IgA，导致 IgA 肾病。

（4）从气体排泄途径看，胃肠道内的气体主要依靠肠壁血液循环吸收，由肺部排出，由肺部排出的量较由肛门排泄的量高出 20 余倍。如肺部排泄气体功能因肺炎或支气管哮喘等病变而发生障碍时，胃肠道气体的排泄也会受到影响，从而引起腹胀。

（5）从肠源性内毒素的作用看，胃肠胰胆消化道急性梗阻性、炎症性疾病往往会导致肺损伤。中医学通过通腑泄热来进行治疗。

中医学认为，如果肺失宣降，津液不能下达大肠，就会出现大便艰涩等症状。如果大肠出现实热、腑气不通，可以影响肺气下降而产生胸闷、喘憋等症状。

（6）肺与大肠都是内分泌器官，均可合成血管活性肠肽（VIP）、降钙素基因相关肽（CGRP）、P 物质（SP）等表面活性物质，调节肺、肠的功能活动。VIP 除分布在胃肠黏膜，抑制胃泌素胃酸的分泌，促进胰腺分泌碳酸氢盐和水分外，还分布在气管支气管平滑肌、肺组织、黏膜下腺，以及血管壁内。血管活性肠肽能神经纤维具有强大的抗炎作用，可以使气道平滑肌舒张，甚至通气过度，扩张血管，具有调节黏液分泌的功能，是已知的内源性支气管舒张剂之一。CGRP 由甲状腺 C 细胞分泌，在胃肠道的 CGRP 大部分存于肠内神经节细胞和支配胃肠道的神经纤维中；CGRP 可以抑制胃酸的分泌。SP 同时与 CGRP 存在于感觉神经，主要分布在气道平滑肌支气管血管神经节内及气道神经内分泌细胞，可强而持久地收缩支气管，也是强大的内源性扩血管肽。

（7）肠上皮细胞中性氨基酸转运体（B^0AT1）的表达需要细胞血管紧张素转化酶 2（ACE2）。ACE2 有助于肠道干细胞的增殖，从而协调黏膜平衡。在 ACE2 基因敲除小鼠中，由于没有 ACE2-B^0AT1 复合物，导致血清中的中性氨基酸缬氨酸、苏氨酸（Thr）、酪氨酸（Tyr）和必需氨基酸色氨酸（Trp）水平显著降低，并导致严重的肠道炎症和微生物失衡。应用 Trp 或烟酰胺（Trp 的代谢产物），可增加抗菌肽 α 防御素的表达，逆转肠道上述微生物失衡和炎症。新型冠状病毒主要侵犯 ACE2，所以新型冠状病毒感染会导致肠炎、腹泻。

（三）化验检测

对于肺、大肠的相关疾病，可以检测分泌型 IgA、细胞因子等表达水平，固有淋巴细胞、B 淋巴细胞等免疫细胞数量的变化，相关的气道、肠道黏液分泌水平；观察肺及肠道黏膜屏障免疫细胞功能改变，肺 - 肠黏膜免疫相互作用动态过程，以及肺 - 肠局部微生态的变化等；还可以参考细菌培养结果。

（四）临床应用

肺与大肠相表里的理论可应用于急性肺损伤、新型冠状病毒（COVID–19）感染（会导致咳嗽、发热、腹泻、嗅觉改变）、溃疡性结肠炎、肠梗阻等肺肠难治病、IgA 肾病的治疗，能获得可靠疗效。

（1）暑湿感冒（上呼吸道感染）后，伴呕吐、泄泻，可通过解表和中、理气化湿来治疗。方药：藿香正气散。

（2）对于湿热内蕴、三焦不利和湿温初起及暑温夹湿之湿重于热证，临床常见于肠伤寒、胃肠炎、肾盂肾炎、布氏菌病、肾小球肾炎（IgA 肾病）及关节炎等属湿重于热者。方药:《温病条辨》三仁汤。

（3）肺失宣肃，则大肠传导功能失职，大便秘结，或大便不通。用宣肺通便法，其效最捷，非承气类、麻仁类方所能及。方药：宣肺通便汤（桑白皮、杏仁、桔梗、枳壳、前胡、紫苏子、瓜蒌仁、郁李仁、芦根、甘草）。

（4）布地奈德除用于慢性阻塞性肺疾病、哮喘外，还是一种胃肠道选择性和肝脏选择性类固醇，用于治疗免疫介导的胃肠道疾病，包括嗜酸性食管炎、克罗恩病、溃疡性结肠炎和显微镜下结肠炎，现在也用于治疗 IgA 肾病。

二、心与小肠相表里

（一）概念

在中医学理论中，心的功能不仅包含了西医学血液循环的功能，还可“主神明”，即调节精神。中医学的小肠或许并不单纯用于描述解剖意义上的小肠，而是用来概括消化系统与精神状态的某种联系。有研究者认为“肠道菌群决定人的性格”，人类的社交能力也与肠道微生物的多样性有关。社交网络广泛的人拥有更丰富的肠道菌种，而压力较大或焦虑程度较高的人，肠道菌群的多样性就相对匮乏。现代人生活方式、生活环境的改变，比如生活压力过大、社交活动减少、饮食中缺乏纤维素、缺少与大自然的接触、依赖过度清洁的生活环境和抗生素等，不仅容易导致肠道菌群失调，还可能影响我们的行为和心理健康。

（二）生理病理

由于胆汁、肠液等抑制作用，并且流动性较大，机械性清除作用较强，小肠近端（十二指肠和空肠）不利于细菌的定植和存留。因此，十二指肠和空肠菌群数量比较低，为 10^3 ～ 10^4CFU/mL 肠内容物，其种类也相对较少，以需氧菌或兼性厌氧菌为主，如白念珠菌、乳杆菌和链球菌。

小肠远端（回肠）细菌数量为 10^7 ～ 10^8CFU/mL 肠内容物，其种类较小肠近端更多，以需氧菌或兼性厌氧菌为主，如类杆菌、梭菌、肠杆菌和乳杆菌。

大肠埃希菌除引起胃肠道感染外，还会引起尿道感染、关节炎、脑膜炎及败血型感染等。大肠埃希菌为机会致病菌。感染原因为机体免疫防御功能下降，吸入口咽部定植菌，或由腹部脏器如胃肠道和泌尿生殖道感染。大肠埃希菌常能分为 6 ～ 8 类，导致尿道感染的称为尿道致病性的大肠埃希菌（UPEC）。中医学单独论述这种导致尿道感染的疾病病机，将其与导致脑膜炎和败血症的疾病病机区分开，说明中医学已经对不同细菌感染导致的不同疾病有充分的认知和高度的理论总结，并且有使用不同药物治疗不同大肠埃希菌致病的实践能力。

肠道微生物还可以制造多种改变情绪的胃肠内分泌激素和神经递质。肠易激综合征（IBS）发病与慢性心理应激引起的肠-脑轴功能紊乱密切相关。尿路感染、膀胱过度活动症、肠易激综合征、溃疡性结肠炎、前列腺炎等，以尿频、尿浊、腹痛、腹泻或便秘为主要症状，多伴有心烦、焦虑、抑郁。

（三）化验检测

心与小肠相关疾病通常需要检测胆囊收缩素、神经肽Y、5-羟色胺、精氨酸加压素、催产素、γ-氨基丁酸等。实际上，人体内90%以上的5-羟色胺和50%的多巴胺是在肠道内合成的。这些代谢物可能通过迷走神经影响大脑。此外，还可参考细菌培养结果。

（四）临床应用

心与小肠相表里的理论认为，胃肠疾病可导致情绪和精神异常，也称作胃肠神经官能症；反之，情绪和精神异常可导致躯体胃肠疾病。其病有寒热虚实之分，多由客寒蕴热、气滞郁结或气虚不禁所致。临床表现多见二便失常，并可兼见心经症状。《太平圣惠方》云："小肠虚则生寒，寒则肠中痛，惊跳，乍来乍去，小便数；实则生热，热则心下急痹，口张，舌上生疮，身热来去，汗出，心烦身重，小腹胀急，小便赤涩不利。又小肠气，证见小腹引睾丸连腰脊而痛。小肠痈，证见发热恶寒，脉芤而数，肤皮错纵，腹急渐肿，按之内痛，大便重坠，小便涩滞若淋。”

1. 小肠实热

心火过旺时，“心移热于小肠”，除表现为口烂、舌疮外，还有小便短赤、灼热疼痛等小肠热证和证候；反之亦然，若小肠实热，亦可顺经上于心，出现心烦、舌尖糜烂等症状。治疗上既要清泻心火，又要清利小肠之热，相互兼顾。治法：清心火，利尿通淋。方药：小蓟饮子（生地黄、小蓟、滑石、木通、蒲黄、藕节、淡竹叶、当归、栀子、甘草）、八正散等。

2. 小肠虚寒

临床可见小腹隐痛喜按、肠鸣泄泻、小便频数不爽、舌淡苔薄白、脉细缓等，每见于西医学之慢性肠炎等疾患，多由于脾胃虚寒发展而成，主要是小肠阳气虚衰，功能减退，泌别清浊失职之故。治法：温通小肠。方药：吴茱萸汤（人参、吴茱萸、生姜、大枣）或厚朴温中汤（厚朴、陈皮、茯苓、草豆蔻、木香、干姜、甘草）。

3. 气滞郁结

本证临床以慢性肠道疾病伴情志、精神状态不佳为主要表现。治法：疏肝解郁行气。方药：百合地黄汤、百合知母汤加罂粟壳、诃子、黄芩、白芷、防风、木香等。

三、现代生理病理学研究

我们从中医学肺与大肠相表里、心与小肠相表里的关系中，可以看出肠道的重要性，在全身多种疾病中扮演的重要角色。西医学认为，肠－组织器官轴与人体的生理病理有密切的联系，揭开了肠道与疾病之间的部分秘密。

肠道菌群和宿主免疫代谢系统之间的复杂相互作用会影响其他组织器官的功能，它们之间形成轴。在这个轴内，不同的微生物通过胆汁酸、胆碱、短链脂肪酸、神经递质、小分子、有毒物、炎症因子等来调节生理代谢过程，从而对健康和疾病的发生产生重要的影响。

肠与多个组织器官存在双向交流，西医学将其描述为肠－脑轴、肠－肾轴、肠－肝轴、肠－骨骼轴、肠－皮肤轴、肠－脂肪轴、肠－心脏轴、肠－关节轴。

比如链球菌家族是引发一系列疾病的罪魁祸首，如链球菌性喉炎、猩红热、细菌性肺炎、风湿热等。链球菌除直接攻击人体外，还伪装成人类细胞，欺瞒机体的免疫系统，造成自身免疫性疾病，如风湿热病后伴心瓣膜病。此外，有一种熊猫病（PANDAS），就是感染链球菌后出现自身免疫性神经精神障碍，患者会有不受控制的触摸、抽搐、严重焦虑。

（一）肠－组织器官轴

1. 肠－脑轴

肠道菌群可以影响大脑，如影响行为、食欲调节、肠道糖异生和 5- 羟色胺代谢。肠道菌群的改变与焦虑、多发性硬化、孤独症、帕金森病、阿尔茨海默病、中风、脑损伤等多种神经系统疾病有关。

可以说我们的性格、情绪、疾病是由肠道细菌决定的，细菌决定我们的一切。我们是细菌的巨大宿主，还是“自以为是”的宿主。

许多微生物操控宿主的手段隐蔽而微妙。比如，感染弓形虫的老鼠，不但会失去对其天敌猫的天然畏惧，反而会被猫的气味所吸引、趋附。这种老鼠被称作“猫食”。

人感染弓形虫会引发精神异常或精神分裂症。一位精神病学教授发现，感染弓形虫的女性更随和、热心，更爱打扮，容易与更多的男性发生关系，也会变得不那么值得信任；而感染弓形虫的男性性格和行为却相反，他们不爱打扮、不修边幅、不合群，容易猜忌和嫉妒，不愿意遵守规则，喜欢打架斗殴。

2. 肠－肾轴

膳食蛋白质通过肠道菌群发酵，形成尿毒症毒素，导致和加剧肾病。高脂饮食会导致氧化三甲胺（TMAO）升高，与慢性肾病进展直接相关，终末期肾病患者体内的 TMAO 浓度可高出正常水平 20 倍。TMAO 升高可导致血小板活性增加、血栓形成潜能、肾小管间质纤维化和动脉粥样硬化的发展。

有研究发现，20% 的炎症性肠病（IBD）患者有轻度肾小管损伤。

大约 75% 的肾结石主要由草酸钙组成。肠道中代谢草酸盐的菌群通过降解草酸盐和增强草酸盐的排泄，降低体液中草酸盐水平，是维持肠道中草酸稳态的重要因素。在这些草酸盐代谢菌群中，最重要的就是产甲酸草酸杆菌，是专性草酸营养型细菌。

双歧杆菌、乳酸杆菌是兼性草酸营养型细菌，通过降低膳食中的草酸盐并减少其在肠道内的吸收来减少尿草酸盐的排泄，从而预防结石的形成。

若铜绿假单胞菌和大肠埃希菌等促炎性细菌水平显著升高，更容易使肾脏中的草酸钙结晶沉积，导致肾结石。

有研究发现，钙肾结石患者的粪便微生物多样性降低。

在泌尿系结石病中，抗生素会引起的泌尿道微生物群的长期变化，使乳杆菌（健康保护）转变为肠杆菌科（促结石）。

下面，笔者想从肾结石谈谈肾实证。

肾实证是客观存在的，自《内经》以来已有之。自宋代医家钱乙《小儿药证直诀》提出“肾主虚，无实也”的观点后，关于肾实证的客观存在性，进入了百家争鸣状态。明代医家万全提出小儿五脏肝常有余，脾常不足，肾常虚，心常有余，肺常不足。他们论述和强调的是小儿的脏腑和致病特点，与古人“肾实证”观点并无冲突。

典型的肾实证有肾经血瘀证（肾结石）、肾经湿热证（肾盂肾炎）、肾经火盛证（耳聋）、肾经痰浊证（腰痛）、肾脉瘀阻证（死精症）。西医学中的急性肾小球肾炎、急进性肾炎、肾病综合征、急性肾盂肾炎等病证，以及初、中期的细菌或毒素侵入肾脏后人体与致病菌间的病理反应，可以看作正邪相争的过程，此时所表现出的尿中蛋白管型、高血压、水肿、氮质血症、血清肌酐升高、尿少，甚至癃闭等都是邪之盛实，可以认为它是肾实证。

益生元是不易消化的膳食成分，如膳食纤维和耐消化淀粉。它们存在于谷物、水果、牛奶、蜂蜜和蔬菜中，可以作为膳食补充剂。益生元发酵时通过增加双歧杆菌和乳酸杆菌的浓度，降低类杆菌、梭状芽孢杆菌和肠杆菌的水平，有益地改善肠道细菌，从而减少肾脏相关疾病的发生。

膳食纤维可通过菌群发酵成短链脂肪酸，保持肠道上皮完整性和能量稳态，修复肾上皮细胞，有益于预防疾病。

3. 肠－肝轴

炎症和门静脉高压或肠道微生物组成变化导致的肠道上皮改变，增加了肠道的通透性，肠道通透性增加引起内毒素移位，导致肝脏中各种促炎基因和细胞因子的转录激活。由于肠道屏障受损，大量细菌及其代谢物如脂多糖（LPS）通过肝肠循环进入肝脏。

在激活LPS时，会发生一系列级联事件，例如，通过NF-kβ介导的机制产生促炎症细胞因子如TNF-α。这些细胞因子与肝损伤有关，会导致非酒精性脂肪性肝病（NAFLD）、非酒精性脂肪性肝炎（NASH）、酒精性肝病（ALD）、肝癌和肝性脑病（HE）、急性或慢性肝衰竭、肝硬化及其并发症。

4. 肠－骨骼轴

肠道菌群通过各种潜在机制调节骨骼生长，促进营养吸收、免疫系统成熟，释放各种代谢产物。骨骼可以保护重要器官，充当钙稳态的矿物质储库，并且是细胞因子和生长因子的“仓库”。

中医学经常说补肾壮骨，却很少说补脾壮骨。这是因为肠道对骨骼的影响是间接的。肾为先天之本，肾主骨生髓，通于脑，即便想要补肾壮骨，也只有营养物质得到充足保证之后才能够起到相应的益肾作用，故中医常道“补肾先补脾”。

补肾壮骨的机制大概有以下几种：①直接补充钙、胆固醇以转换维生素 D，通过进食骨头汤、动物内脏、鱼肝油等，有利于脂溶性维生素 D 的吸收；②增加 25-（OH）2-D_3、1,25-（OH）$_2$-D_3；③增加组织中维生素 D 受体的表达；④补肾壮骨中药能通过调节机体中下丘脑 - 垂体 - 性腺轴的功能，来调节体内性激素水平，以促进骨形成，抑制骨吸收，抑制骨细胞流失，抑制关节腔内炎性因子释放，治疗骨质疏松症和骨关节炎。

当胃肠功能下降时，消化吸收功能会受影响，食物通过肠道的时间缩短，或者胃肠病变导致肠壁上转运通路减少，相应受体数量不足，即使有足够的钙、磷及 1,25-（OH）$_2$-D_3 也不能发挥其生物学作用。从总体上看，食物中的钙、磷无法入血，血钙水平下降，导致骨骼合成不足。当血钙含量低到一定程度时，为了保持血中钙的浓度，以维持人体的正常生命活动，骨骼中的骨钙释放入血，骨吸收加速，最终导致骨质疏松。临床发现，25% ～ 70% 的炎症性肠病患者容易伴发骨质疏松，40% 的胃切除患者会发生骨质疏松。

胃肠道中长双歧杆菌和罗伊氏乳杆菌水平的增加，钙、磷和镁等矿物质吸收水平的提高，可导致骨密度增加。肠道菌群在维生素 B 和维生素 K 的合成中起着重要作用，维生素 B 和维生素 K 对骨骼健康调节和胆汁酸代谢至关重要。

短链脂肪酸等微生物产物潜在影响宿主内分泌因子，如胰高血糖素样肽 1（GLP-1）的功能，在维持骨密度方面发挥间接作用。

脾主肌肉，脾气亏虚，则水谷精气不能荣养四肢，筋骨肌肉皆无气以生，以致四肢不用、下肢困重、倦怠乏力。由此可见，后天之本脾胃对于先天之本肾的滋养作用。对于骨质疏松的治疗，应用补肾健脾的中药比单纯用补肾或者单用健脾的中药效果更好。

5. 肠 - 皮肤轴

肠道菌群的改变与皮肤免疫功能障碍有关，可引起特应性皮炎、痤疮、牛皮癣、湿疹、白塞综合征等。

6. 肠 - 脂肪轴

过度摄入脂肪会增加肥胖的风险，涉及一系列代谢改变，如胰岛素抵抗、2 型糖尿病、动脉粥样硬化、心血管疾病、高血压、非酒精性脂肪肝。脂肪增加与两个主要细菌群的相对丰度改变有关，即拟杆菌减少，厚壁菌增加。LPS 通过与低密度脂蛋白（LDL）相互作用影响脂蛋白代谢，诱导内皮细胞损伤，刺激超氧阴离子释放和低密度脂蛋白氧化。氧化低密度脂蛋白有利于巨噬细胞释放细胞因子（IL-1 和 TNF-α），刺激巨噬细胞转化为泡沫细胞。

7. 肠 - 心脏轴

有研究发现，心力衰竭（CHF）患者肠道内念珠菌和沙门菌、弯曲菌、志贺菌和小肠结肠炎耶尔森菌等病原菌过度生长。肠道菌群衍生的代谢物也会促进心力衰竭进程。心力衰竭患者的 TMAO 血浆水平也明显高于健康人群。

8. 肠 - 关节轴

肠道菌群紊乱与自身免疫性关节炎的发生及发展密切相

关。肠道菌群作为平衡肠道内固有免疫和适应性免疫系统的关键因素，可以通过肠－关节轴将肠道炎症介导至关节部位，激活局部或全身免疫反应，引起关节炎症及损伤。

（二）现代药理学研究

近年来的研究表明，肠道微生物参与了食物和营养物质的代谢，在中草药成分转化为功能代谢物的过程中发挥了核心作用。了解中医药作用的分子机制，有助于前瞻性治疗相关疾病。

（1）人参可提高双歧杆菌属、拟杆菌属、疣微菌门、阿克曼菌属等益生菌的相对丰度，抑制脱铁杆菌门、螺杆菌属等病原菌定植，参与对抗多种疾病的发生及发展。

（2）大黄复方灌肠可通过改善肠道菌群结构，巩固肠道黏膜屏障，减少内毒素等有害物质进入血液。

（3）口服小檗碱能选择性地富集产生短链脂肪酸的菌群，增加肠道中短链脂肪酸的产量，以此保护肠道屏障功能。

（4）姜黄素能够逆转由于卵巢切除所导致的肠道菌群结构及分布的紊乱。

（5）白藜芦醇可通过调节肠道菌群的组成，增加肝胆汁酸的合成，降低氧化三甲胺的水平，继而发挥防治动脉粥样硬化的功效。

（6）火麻仁油具有调节盲肠厚壁菌门与拟杆菌门比值，提高双歧杆菌及乳酸杆菌属水平的作用，可以达到调节肠道菌群的目的。

（7）益智仁、当归、制何首乌等能显著促进嗜酸乳杆菌的增殖。

（8）肉苁蓉除对乳酸杆菌和双歧杆菌有促进作用外，还对肠杆菌有抑制作用。

（9）枸杞子、丹参可以显著增加双歧杆菌和乳酸杆菌的含量。

（10）枸杞子、地黄、黄芪等能促进双歧杆菌和乳酸杆菌的增殖；党参能增强双歧杆菌的定植能力。

（11）四君子汤能扶植双歧杆菌和乳酸杆菌等正常菌群生长。

（12）连翘和黄连对痢疾杆菌有明显的抑菌效果。

（13）大黄、丁香、黄柏和姜黄对金黄色葡萄球菌有抑制作用。

四、古籍记载

消化功能出现异常主要归责于中医学的脾与大肠、小肠，各种疾病大都涉及脾，依赖于对脾的治疗。从这个角度来说，“脾为后天之本”具有重要意义。李东垣认为：“百病皆由脾胃衰而生也。”

（1）《素问·五脏生成》曰：“咳嗽上气，厥在胸中，过在手阳明、太阴。”

（2）《素问·痹论》曰：“肠痹者，数饮而出不得，中气喘争，时发飧泄。”

（3）《灵枢·四时气》曰：“腹中常鸣，气上冲胸，喘不能久立，邪在大肠。”

（4）《金匮要略心典·呕哕下利病脉证治》曰："大肠与肺合，大抵肠中积聚，则肺气不行；肺有所积，大肠亦不固，二害互为病。大肠病而气塞于肺者，痛；肺有积者，亦痛，痛必通，用紫参通九窍，利大小肠，气通则痛愈，积去则利自止。"

（5）《素问要旨论·六气本病》曰："燥金受邪，肺病生而流于大肠也。"

（6）《脾胃论·脾胃胜衰论》曰："心与小肠来乘脾胃也。脾胃脉中见浮大而弦，其病或烦躁闷乱，或四肢发热，或口苦、舌干、咽干……病人自以为渴，医者治以五苓散，谓止渴燥，而反加渴燥，乃重竭津液，以至危亡。经云：虚则补其母。当于心与小肠中以补脾胃之根蒂者……于脾胃中泻心火之亢盛，是治其本也。"

（7）《血证论·便闭》曰："肺与大肠相表里，肺遗热于大肠则便结，肺津不润则便结，肺气不降则便结。肺遗热者，人参泻肺汤治之。肺津不润者，清燥救肺汤治之。肺气不降者，清燥救肺汤合四磨汤，再重加杏仁，或少加葶苈子治之。"

（8）《诸病源候论·小便血候》曰："心主于血，与小肠合。若心家有热，结于小肠，故小便血也。"

（9）《备急千金要方·惊悸第六》曰："远志汤，治心气虚、惊悸、喜忘、不进食，补心方。"组方：远志、黄芪、干姜、桂心、铁精、人参、防风、当归、川芎、紫石英、茯苓、茯神、羌活、甘草、五味子、半夏、麦门冬、大枣。

五、医案

1. 积痰在肺，大肠不固（出自《古今医案按》）

丹溪云：叔祖年七十，禀甚壮，形甚瘦。夏末患泻利，至秋深，百方不效。病虽久而神不悴，小便涩少而不赤，两手脉俱涩而颇弦。自言膈微闷，食亦减。此必多年沉积，僻在肠胃。询其平生喜食何物，曰：我喜食鲤鱼，三年无一日缺。予曰：积痰在肺，肺为大肠之藏，宜大肠之不固也。当与澄其则流自清。以茱萸、青葱、陈皮、苜蓿根、生姜煎浓汤，和以砂糖，饮一碗许，自以指探喉中，至半时，吐痰半升许如胶。是夜减半，次早又饮，又吐痰半升而利止。又与平胃散，加白术、黄连，旬日十余帖而安。

2. 暑热熏肺，奔迫大肠（出自《辨证奇闻》）

一受暑湿毒，水谷倾囊而出，昼夜七八十次，脓血稠黏，大渴引饮，百杯不止……今胃受暑，热熏肺，肺不能受，乃移热于大肠，大肠奔迫……肺与大肠相表里，肺热大肠始热……先清肺热。用清源止痢汤：黄芩、紫参、诃子、花粉、地榆三钱，茯苓五钱，甘草一钱。二剂止。此清化源方也……则通中有塞，又有调和，所以特神。

3. 陆为民治疗炎症性肠病

患者，男，63岁。患者反复便血2年，诊断为溃疡性结肠炎，治疗上予抑制免疫炎症反应、消炎止泻、调节肠道菌群及控制血糖等治疗，并予清热化湿、凉血止血中药口服。刻诊症见：患者虽大便次数减少，但仍时有黑便，夜寐欠佳，舌红，苔薄白微黄，脉数。西医诊断：溃疡性结肠炎。中医诊断：便血（脾虚湿热证）。患者病久，火热盛阴血伤，心神不宁，治拟滋阴清热，养血安神，辅以健脾化湿，黄连阿胶汤加减。处方：黄连 6g，酒黄芩 15g，阿胶珠 10g，炒白芍 10g，甘草 6g，乌梅炭 30g，仙鹤草 30g，麸炒白术 30g，炒海螵蛸 30g（先煎），麸炒山药 30g，白及 5g，三七粉 5g（冲），太子参 15g，茯苓 25g，炒薏苡仁 30g，桔梗 6g，煨木香 10g，煨葛根 30g。患者服用上方 3 剂后夜寐较前好转，大便隔日 1 次，未解血便。继服原方 7 剂，诸症皆平。

第三章　水饮与中医

一、概念

中医学的水，广义者泛指一切体液，狭义者指津液。生理之水包括精、血、髓、汗、泪、唾、涎、尿及乳汁、月经（经水）等；病理之水指相关脏腑功能失职，即出现水液代谢失常、停留而发病。病理之水多泛溢肌表、组织间隙，以头面、四肢或全身水肿为特点。

水与饮最为相近，常并称为水饮。积水为饮，饮凝为痰，水清，饮稀。关于水饮，论其形态差异可概括为从无形到有形、从弥漫到聚集、从清稀到浓稠。

水饮为病，变化多端，中医学对其所致疾病的认知及治疗方法迥异。用药如用兵，对于不同的水饮病要采用不同的治疗方法，正如《孙子兵法·虚实篇》所云："兵无常势，水无常形，能因敌变化而取胜者，谓之神。"

二、生理病理

（一）分类

《黄帝内经》中对水饮病的病机、分类和治法有许多记述，该书根据水饮病的不同症状分为风水、石水、皮水等。《诸病源候论》中提出“十水”，即青水、赤水、黄水、白水、黑水、悬水、风水、石水、暴水、气水，并认为：“夫水之病，皆生于腑脏。”《丹溪心法》将水肿分为阴水和阳水两大类。

中医关于水饮病的论述繁多，但基本未脱离《黄帝内经》《伤寒论》《金匮要略》的核心思想。其中以《金匮要略》的论述较为经典，书中关于四饮、五脏水饮分类的记述如下。

1. 四饮

《金匮要略·痰饮咳嗽病脉证并治》云：“其人素盛今瘦，水走肠间，沥沥有声，谓之痰饮。饮后水流在胁下，咳唾引痛，谓之悬饮。饮水流行，归于四肢，当汗出而不汗出，身体疼重，谓之溢饮。咳逆倚息，短气不得卧，其形如肿，谓之支饮。”

痰饮：脾主湿，肺主津；脾为生痰之源，肺为贮痰之器；脾与胃相表里，肺与大肠相表里；脾肺不运，水湿流注胃肠，聚为痰饮。

悬饮：水停胁下，咳则牵引胸胁作痛，或兼发热，此乃悬饮，即今之所谓渗出性胸膜炎、胸腔积液之类。

溢饮：水气行于四肢，手足浮肿无力，谓之溢饮。

支饮：水饮停于胸膈、胃脘，如物支撑，以至心下坚满，咳逆不顺，谓之支饮。

2. 五脏水饮

《金匮要略·水气病脉证并治》云：“心水者，其身重而少气，不得卧，烦而躁，其人阴肿。肝水者，其腹大，不能自转侧，胁下腹痛，时时津液微生，小便续通。肺水者，其身肿，小便难，时时鸭溏。脾水者，其腹大，四肢苦重，津液不生，但苦少气，小便难。肾水者，其腹大，脐肿腰痛，不得溺，阴下湿如牛鼻上汗，其足逆冷，面反瘦。”

水在心、水在肺、水在脾、水在肝、水在肾，并非五脏本身有水，而是受水饮的影响出现的与各脏有关的外候。若水肿较甚，咳喘较急，不能平卧者，病变部位多在肺；若水肿日久，纳食不佳，四肢无力，身重，苔腻，病变部位多在脾；若水肿反复，腰膝酸软，耳鸣眼花，病变部位多在肾；若下肢水肿明显，心悸怔忡，胸闷烦躁，甚则不能平卧，病变部位多在心。

水饮病包含了现代医学各类液体潴留疾病，也包含一些非液体潴留类疾病。

（二）现代医学

现代医学检测手段可检测到的“液体积聚性”疾病，包括腹水、胸腔积液、心包积液、淋巴漏、关节腔积液、精索睾丸鞘膜积液、脑积水、肝囊肿、肾囊肿、卵巢囊肿、颅内高压、视乳头水肿、椎间盘突出水肿、糖尿病黄斑水肿等，有的可辨证为水饮内停，但有的疾病中医学不认为其属于水饮病。

不属于中医学“水饮病”范畴的疾病如下。

1. 肝囊肿，证属“癥瘕”“积聚”范畴，主要是由于肝郁气滞，湿浊积累，导致气滞血瘀导致。

2. 肾囊肿，证属“腰痛”范畴，主要是由于肾精亏虚，气血不畅，痰浊内生，脉络阻瘀导致。

3. 卵巢囊肿，证属“癥瘕”“积聚”范畴，主要是由肝郁气滞，痰湿阻滞、肾虚血瘀导致。

上述几种疾病早期、中期多属痰湿阻滞，并未形成水邪或水饮内停，因此从概念和证治上均不符合中医学对水肿、水饮的认识。但这些疾病若后期出现水饮病的相关证候，也可从水饮论治。

（三）几种控制排尿的激素

（1）抗利尿激素（ADH）：抗利尿与升压。

（2）肾素－血管紧张素－醛固酮系统（RAAS）：醛固酮通过肾远曲小管被动重吸收维持水液，使尿量减少。

（3）心钠素（ANP）：能抑制肾素、醛固酮及 ADH 的释放，抑制肾脏对水、钠的重吸收，具有显著的利尿、排钠、维持水盐平衡作用。

（四）肾脏水通道蛋白（AQP）

在肾组织中，已发现 9 种 AQP，分别在肾脏不同部位，有不同的细胞表达，以维持正常的尿液浓缩功能、组织发育和物质代谢等。目前，学术界研究最多的是 AQP1 ～ 4，它们是参与水的重吸收和尿液浓缩的主要通道。

三、现代中医学研究与进展

（一）有形与无形之水

1. 有形之水

有形之水包括液体积聚、水肿，症状表现为胸闷，腹胀，喘满，眼睑、四肢、躯体水肿，尿少，尿闭等。

（1）腹水、胸腔积液、心包积液、淋巴漏：表现为胸胀、腹胀、喘满等症，属于中医学“鼓胀”“支饮”“悬饮”“痰饮”“肝水”“脾水”“肾水”范畴。其证治可参考“胸腹水检测与中医”相关内容。

（2）精索睾丸鞘膜积液：表现为阴囊肿胀，属于中医学“水疝”范畴。辨证论治：先天不足，肾阳亏虚，肾虚水停，济生肾气丸加减；肝经湿热，水结阴器，大分清饮加减；肾虚寒湿水停，加味五苓散加减；外伤致瘀，瘀血阻络，水道不利，活血散瘀汤加减。

（3）关节腔积液：表现为膝、踝等关节水肿等症，多由风湿性关节炎、类风湿关节炎、滑膜炎、骨性关节炎、半月板损伤等疾病导致，属于中医学“历节”“痹证”“溢饮”“痰饮”范畴。辨证论治：湿热水停，四妙散白虎汤加减；气虚水停，黄芪四物汤加减；肾虚水停，济生肾气丸加减；寒湿饮停，乌头加桂枝汤加减。

如《金匮要略·中风历节病脉证并治》载：“诸肢节疼痛，身体尪羸，脚肿如脱，头眩短气，温温欲吐。”这段条文中包含饮停、水肿、上逆、眩、吐证候，有形之水和无形之水同时存在，辨证属于寒证，治以祛水、温阳降逆，以“桂枝芍药知母汤主之”。

（4）尿潴留：表现为尿少、尿频、尿闭，兼见水肿、腹胀等症，属于中医学“癃闭”“肾水”“脾水”范畴。辨证论治：膀胱湿热，八正散加减；瘀阻尿道，代抵挡汤加减；肺气闭郁，清肺饮加减；中气下陷，黄芪人参汤；肾气不足，济生肾气丸加减。

（5）心力衰竭、低蛋白血症：表现为全身水肿、下身水肿、阴囊水肿、喘胀等症，属于中医学“溢饮”“心水”范畴。《医宗金鉴·水气病》云：“心水者，其身重而少气，不得卧，烦而燥，其人阴肿。”其证治可参考“心功能检测与中医”“白蛋白检测与中医”相关内容。

（6）急慢性肾炎、肾病：表现为下肢、眼睑水肿等症，属于中医学“溢饮”“肺水”“脾水”范畴。《伤寒杂病论·水气病脉并治》云：“夫水病人，目下有卧蚕，面目鲜泽，脉伏，其人消渴。病水腹大，小便不利，其脉沉绝者，有水，可下之。”《伤寒论直解》云：“大病瘥后，从腰以下有水气者，牡蛎泽泻散主之。”《济生方》云：“治水气，通身洪肿，喘呼气急，烦躁多渴，大小便不利。”证治可参考“糖尿病检测与中医”“尿液化验检测与中医”相关内容。

（7）肾积水：表现为下肢水肿、尿少、尿闭等症，属于中医学“癃闭”“石淋”“水肿”“肺水”“肾水”范畴。辨证论治：湿热蕴结，宜清热利湿；砂石阻滞，宜利尿通淋；脾肾虚损，后期气阴两虚，宜利水渗湿，补脾益肾。证治可参考“肾功能检测与中医”“尿液化验检测与中医”相关内容。

2. 无形之水

无形之水指在症状上无水肿、尿闭等的外在表现，却符合水饮、水邪的致病特征，包括水气、水逆等，基本类似于现代医学所检测出的液体积聚性疾病和非液体积聚性疾病。无形之水导致的液体积聚性疾病有脑积水、胃潴留等。从中医学角度看，脑积水归属于“眩晕”范畴，胃潴留属于“呕吐”范畴。无形之水导致的非液体积聚性疾病则包括奔豚、结胸、下利等。

（1）眩晕：中医学认为水饮之邪，内停中焦胃脘，阻遏蒙蔽清阳，常随气机升降上逆或下趋失常，临床上可见水气上冲心胸、清窍之气上冲胸、头目眩晕等症，见于现代医学的高血压、脑积水等。临床可选用茯苓桂枝白术甘草汤、真武汤治疗。

眩晕是高血压的主要症状，在《伤寒论》中多从水论治，后世多从肝、从痰湿论治，现代医学研究发现，其治疗机制的关键是肾素－血管紧张素－醛固酮系统（RAAS）的不同靶点。

有学者认为，醛固酮/肾素值低，血管紧张素Ⅱ（AngⅡ）明显升高，辨证为肝阳上亢，宜平肝息风，予天麻钩藤饮、镇肝息风汤，通腑泄浊，通过抑制RAAS活性起作用；醛固酮/肾素值明显升高，AngⅡ升高不明显，辨证为阳气不足，宜温阳利水，予真武汤、五苓散，通过增加ANP、BNP分泌，以利尿，减少血容量；醛固酮/肾素值一般性升高，AngⅡ中度升高，辨证为痰湿阻滞，宜健脾化痰祛湿，予半夏白术天麻汤。

脑积水会引起眩晕、耳鸣、头晕头痛、偏瘫、高热、肢体抽搐、癫痫发作等。脑积水可分为先天性和后天性脑积水。先天性脑积水属于中医学“解颅”范畴，病机为气虚、肾虚等；后天性脑积水属于中医学“中风病”“痫病”等范畴，病机为水停、瘀阻、热毒等。

《伤寒论·辨太阳病脉证并治中》云:“伤寒,若吐、若下后,心下逆满,气上冲胸,起则头眩,脉沉紧,发汗则动经,身为振振摇者,茯苓桂枝白术甘草汤主之。”“太阳病发汗,汗出不解,其人仍发热,心下悸,头眩,身瞤动,振振欲擗地者,真武汤主之。”《金匮要略·痰饮咳嗽病脉证并治》云:“心下有支饮,其人苦冒眩,泽泻汤主之。”

(2)呕吐:中医学认为呕吐是水逆、水邪上逆作吐之意。水饮病导致的呕吐特点是渴欲饮水,水入即吐,吐后又渴,再饮再吐,可见于急慢性胃炎、胃及十二指肠溃疡、胃下垂、慢性消化不良、胃肠功能紊乱、幽门梗阻等导致的胃潴留和排空障碍。早期脾胃虚寒,宜小建中汤加减;气滞或湿邪阻滞,宜藿香正气散加减。疾病发展到水逆阶段,宜生姜泻心汤、吴茱萸汤、五苓散或小半夏加茯苓汤。

《伤寒论·辨太阳病脉证并治中》云:“中风发热,六七日不解而烦,有表里证,渴欲饮水,水入则吐者,名曰水逆,五苓散主之。”《金匮要略·痰饮咳嗽病脉证并治》云:“卒呕吐,心下痞,膈间有水,眩悸者,小半夏汤主之。”这些条文均论述了治水气之法。

(3)奔豚:中医学认为,水阻下焦,肾阳被遏,遂发生“脐下悸,欲作奔豚”。奔豚见于西医学的癔症和围绝经期综合征。

《伤寒论·辨厥阴病脉证并治》云:“伤寒厥而心下悸,宜先治水,当服茯苓甘草汤。”

（4）结胸：中医学认为，水饮热结，津液凝聚，失于滋润，胸腹胀满疼痛，手不可近，部位可上至胸中，下及少腹，是为结胸。

①小结胸证：是痰饮与热互结，其病位在心下（胃脘），上不及项背，下不及少腹，疼痛较轻，宜小陷胸汤。小结胸证见于西医学的冠心病心绞痛、结核性胸膜炎。

②大结胸证：从心下至少腹，硬满而痛不可近，宜大陷胸汤。大结胸证见于西医学的急慢性胃炎、胆道系统疾患。

③十枣汤证（悬饮）：水饮聚结胸胁，影响三焦气机不利，也有心下硬满堵塞感，但无按之痛或硬满而痛不可近的表现。其辨证要点在于“引胁下痛”，即呼吸、咳嗽、变换体位时牵引胁肋作痛。本证见于西医学的肠梗阻、腹膜炎。

（5）下利：中医学认为，水饮之邪浸渍胃肠可致泄泻。其特点是大便清稀如水，小便反少。下利见于西医学的病毒性肠炎、肠易激综合征、吸收不良综合征。

细菌感染性腹泻的特点一般是黄色糊状便，臭味较重，有时带有黏液脓血等。病毒感染性腹泻的特点一般是含有少量粪渣的水样便，颜色清亮，很少有臭味。细菌感染性腹泻宜清热利湿治疗，病毒感染性腹泻可参照《伤寒论》温中散寒利水法进行治疗。

《伤寒论·辨太阳病脉证并治下》云：“伤寒，汗出解之后，胃中不和，心下痞硬，干噫食臭，胁下有水气，腹中雷鸣下利者，生姜泻心汤主之。”《景岳全书·泄泻》云：“凡泄泻之病，多由水谷不分，故以利水为上策。”

（6）涎沫：中医学认为，涎沫由水饮内阻或脾胃虚弱所致，见于西医学的口腔、消化道疾病。水饮内阻者可参照《金匮要略》的相关论述进行治疗，如："脐下有悸，吐涎沫而颠眩，此水也，五苓散主之。""干呕，吐涎沫，头痛者，吴茱萸汤主之。""干呕吐逆，吐涎沫，半夏干姜散主之。""妇人吐涎沫，医反下之，心下即痞，当先治其吐涎沫，小青龙汤主之。"

脾胃虚弱而致吐涎沫者参照《张氏医通》云："盖脾为涎，脾虚不能约束津液，故涎沫自出。"治宜健脾祛痰，用六君子汤加减。

（7）咳：中医学认为，水饮病导致的咳为风寒外束，水饮内停，不化津液，饮溢脏腑，可归属于"支饮"范畴，见于西医学的慢性阻塞性肺疾病、支气管哮喘、肺炎、肺气肿、渗出性胸膜炎。治疗参照《伤寒论·辨可发汗病脉证并治》："伤寒表不解，心下有水气，干呕，发热而咳，或渴，或利，或噎，或小便不利，少腹满，或喘者，宜小青龙汤。"

（8）肢体震颤：中医学认为，水饮内阻，浸淫筋脉，气血不利，筋脉失养，则可致肢体震颤摇动，不能自主。肢体震颤见于西医学的老年性震颤、帕金森综合征，治疗可选用真武汤。

（9）头痛、腰痛、雀目、膝肿：可见于西医学中的脑损伤后脑水肿、颅内高压、视乳头水肿、椎间盘突出水肿、糖尿病黄斑水肿、膝关节术后组织水肿。这些疾病虽然没有肉眼可观的水肿，但是能从现代医学微观角度观察到有"水饮"存在，并使用甘露醇和呋塞米脱水利尿治疗。甘露醇因其高渗、增加肾小球滤过率而有脱水利尿的作用，但有发生渗透性肾病的不良反应。呋塞米主要抑制肾脏的髓袢升支髓质部和皮质对 Cl^- 和 Na^+ 的再吸收，促进 Cl^-、Na^+、K^+ 和水分的大量排出而利尿。

临床研究显示，中药利水方（五苓散加丹参、三七）能促进颅脑损伤后脑水肿患者水肿的消除，促进意识障碍的恢复，同时保持机体电解质稳定，显著减轻炎性反应。大柴胡汤合桂枝茯苓丸联合脱水剂治疗特发性高颅压性头痛，可使头痛消失。干姜苓术汤合乌头汤治疗腰椎间盘突出症疗效确切、显著。五苓散联合二陈汤治疗黄斑水肿眼部病变有明显效果。活血利水类中药组联合非药物疗法可以治疗膝关节镜术后肿胀，临床疗效显著。

（10）耳鸣、耳聋：中医学认为，耳鸣、耳聋的病机是水闭清窍，清窍不畅而致耳鸣，见于西医学的膜迷路积水，宜采用五苓散加远志、石菖蒲治疗。

若一些疾病在微观辨识等方面均符合上述疾病的病因病机、证候表现，也可以无形之水来进行治疗。

（二）水饮之表证、里证

1. 水饮表证

表证轻者以自觉沉重感为主，重者以水肿为主，口不渴。中医学认为，汗出当风，水饮内停，溢于肌肤，证属溢饮、风水。《医宗金鉴·肿胀总括》云：“上肿曰风，下肿曰水，故风水之证，面与胫足同肿也。”水饮表证见于西医学的急慢性肾炎、过敏性紫癜、上呼吸道感染等。治疗宜用麻桂五皮饮、越婢汤、荆防银翘汤。

《金匮要略·水气病脉证并治》曰："风水，脉浮身重，汗出恶风者，防己黄芪汤主之。""风水，恶风，一身悉肿，脉浮不渴，续自汗出，无大热，越婢汤主之。"《伤寒论·辨太阳病脉证并治》云："伤寒，脉浮缓，身不痛，但重，乍有轻时，无少阴证者，大青龙汤主之。"胡希恕认为，浮肿是表证，用麻黄祛水，配知母，能加强祛水之力。

2. 水饮里证

水饮里证表现为咳吐泡沫痰、浮肿等症状。《医宗金鉴·水气病脉证并治》云："少阴脉紧而沉，紧则为痛，沉则为水，小便即难。脉得诸沉者，当责有水，身体肿重。"中医学认为，水饮里证与五脏都有关系，可见于西医学的各种类型胸腹水、肾功能衰竭、充血性心力衰竭等。治疗参照五脏水饮分别辨证论治。

（三）实饮、虚饮

1. 实饮

水饮病初起都为实饮，见于西医学的胸腔积液、肝炎肝硬化腹水等。对于实饮，可用开道泄水法，即《黄帝内经》"洁净府"之法，也就是开通水道，泄下水邪，有缓泄和峻泄之分。缓泄适用于水势弥漫三焦，动于下则脐下悸，动于中则吐涎沫，动于上则颠眩，宜开下焦之渍而泄其水。肺饮（支饮）用桂苓五味甘草汤或葶苈子大枣泻肺汤；心饮用栀子豉汤、茯苓甘草汤或木防己汤；胸饮用厚朴大黄汤；胃饮用小半夏汤或小半夏加茯苓汤；肾饮用五苓散；肠道痰饮用己椒苈黄丸；悬饮用十枣汤；留饮欲去用甘遂半夏汤；外寒内饮用小青龙汤；外寒轻、内水饮重者用疏凿饮子；溢饮用小青龙汤或大青龙汤。

2. 虚饮

如久病转虚，则为虚饮，需分辨阳虚水蓄、阴虚水蓄，辨证施治。

（1）阳虚水蓄：口渴、少尿、蛙状腹、舌质淡者，证属阳虚，见于西医学的心功能不全、肾功能不全、风湿病、胸腔积液等。

（2）阴虚水蓄：形体羸瘦、腹部膨隆、舌质红者，证属阴虚，见于西医学的急性肾炎恢复期、慢性肾炎、肾病、肝硬化腹水、高血压性心脏病等，属肝肾阴虚夹有水湿者。

吴鞠通认为："饮属阴邪，非温不化。""故饮病当温者，十有八九，然当清者，亦有一二。"阳虚水蓄可治疗参照《金匮要略·痰饮咳嗽病脉证并治》："假令瘦人，脐下有悸，吐涎沫而颠眩，此水也，五苓散主之。"五苓散、苓桂术甘汤、桂枝加桂汤有化气利水的作用，现代临床常用于治疗慢性肾炎、肾病综合征、前列腺增生。阳虚水蓄，顾名思义，利水的同时要配合使用温阳药物，如麻、桂、姜、附剂。

阴虚水蓄治疗参照《伤寒论·辨阳明病脉证并治》："若脉浮发热，渴欲饮水，小便不利者，猪苓汤主之。"猪苓汤有育阴利水的作用。

（四）临床和实验研究

1. 肾脏水通道蛋白（AQP）

有研究表明，车前子提取物、茯苓可以下调实验大鼠AQP1、AQP2的表达，实现利水作用；水栀子可以下调大鼠 AQP2、AQP3，实现利尿作用；真武汤通过下调高血压大鼠 AQP2 的表达，改善水液失衡；五苓散可降低水负荷大鼠 AQP1 ～ 4 的表达，治疗水液代谢疾病。

研究表明，防己黄芪汤能通过下调实验大鼠 AQP1、AQP2、AQP3、AQP4mRNA 和蛋白过度表达，促进水钠的排放，显著增加尿量。

研究表明，低中剂量的葶苈子水提取物能极显著地降低实验大鼠 AQP1 水平；而葶苈子水煎液能显著性降低肾脏 AQP2 的水平，显著增加血清 K^+ 浓度，极显著地降低血清 Na^+ 浓度，从而实现利尿作用，但其对血清 Cl^- 浓度无影响。

2. 五苓散

五苓散可以升高 ANP，起到利尿作用。有研究表明，当五苓散中泽泻：茯苓：猪苓：白术：桂枝为 5 ∶ 3 ∶ 3 ∶ 3 ∶ 2 时，利尿作用最强。

五苓散中的猪苓，主要成分为甾体类，麦角甾 –4,6,8,22– 四烯 –3– 酮为主要利尿成分，以拮抗醛固酮方式改变钠钾离子平衡，从而起到利尿功效。茯苓能抑制尿液中肾脏骨桥蛋白（OPN）mRNA 的表达，表现出明显的利尿作用。茯苓还可以抑制尿结石的形成，具有明显的肾功能保护作用。

五苓散中重用泽泻，其含有三萜类化合物及甾醇、生物碱、苷类、黄酮、有机酸、氨基酸、多糖、挥发油等多种成分。泽泻对人、小鼠、大鼠及家兔等均有利尿作用，不但可使健康人尿量增加 63%，而且可使尿液中排钠量和尿素量均增加。

3. 肾气丸、六味地黄丸

肾气丸、六味地黄丸中都有茯苓、泽泻、牡丹皮三味利水药，利的是因肾虚所导致的水液停聚之水邪，利水而不伤阴。《金匮要略》肾气丸治脚气、虚劳、痰饮、消渴、妇人转胞等，虽病证不一，但都有水液代谢异常的症状表现，或小便不利或尿频量多的饮停水蓄表现。六味地黄丸在《小儿药证直诀》的立方本意是治小儿“肾怯失音，囟开不合”，治疗无形之水中的解颅，治疗有形之水中的肾病、癃闭、水肿。从水饮的共同病机来讲，古今临床不同疾病的共同应用亦是中医学异病同治的体现。

4. 麻黄

麻黄的有效成分以盐酸麻黄碱和盐酸伪麻黄碱为主。有研究表明，这些有效成分能降低ALD的水平，促进Na^+排泄，增加实验大鼠的尿量。

5. 五皮饮

五皮饮治一身悉肿，肢体沉重，心腹胀满，上气喘急，小便不利，以及妊娠水肿。《医方集解》云五皮饮：“治水病肿满，上气喘急，或腰以下肿（脾虚不能制水，故传化失常，肾水泛滥）。”故五皮饮主治脾虚湿盛，气滞水泛之皮水证，临床常用于治疗肾炎水肿、心源性水肿、妊娠水肿等属脾湿壅盛者。本方重在以皮治皮，利水渗湿消肿，力虽专但效单一，缺乏宣肺清热之品，故单独治疗风水难负重任，常与越婢汤合用。

6. 六一散

六一散中重用滑石。《本草再新》云滑石："清火化痰，利湿消暑，通经活血，止泻痢呕吐，消水肿火毒。"另外，滑石的主要成分是硅酸镁，能增加草酸钙的溶解度，可治草酸钙结石。

7. 芒硝、玄明粉

芒硝系含有杂质的硫酸钠，玄明粉则系纯粹的硫酸钠。内服二者后，其硫酸离子不易被肠黏膜吸收，存留肠内成为高渗溶液，使肠内水分增加，引起机械刺激，促进肠蠕动，起到泻下逐水的作用。

8. 黄芪、商陆

黄芪、商陆可用于治疗肾病水肿、低蛋白血症。

《中国药典》中记载黄芪具有补气升阳、固表止汗、利水消肿、生津养血、行滞通痹等功效。实验研究表明，黄芪中的黄酮和皂苷类成分对实验大鼠起到明显利尿作用，主要机制与增加 Na^+、Cl^- 排出量和竞争性抑制 Na^+–K^+–ATP 酶活力有关。

《名医别录》载商陆："主治胸中邪气，水肿，痿痹，腹满洪肿，疏五脏，散水气。"商陆的主要成分是皂苷、黄酮类，有显著利尿作用。实验研究表明，商陆水煎液可能通过降低血清中的可溶性白介素 2 受体（IL–2R）水平使阿奇霉素肾病大鼠的蛋白排泄量明显减少，血清白蛋白量升高。

9. 泽兰

泽兰活血祛瘀，利水消肿，入血分。《神农本草经》载："主乳妇内衄，中风余疾，大腹水肿，身面四肢浮肿，骨节中水。”泽兰能够减少糖尿病大鼠的蛋白尿，缓解糖尿病肾病大鼠肾脏足细胞损伤。中医学认为“血不利则为水”，故泽兰不仅可以治疗肾病水肿，还可以治疗心脑血管疾病导致的水肿。

10. 白术、苍术

《日华子本草》载白术：“治水气，利小便，止反胃呕逆及筋骨弱软。”实验研究表明，白术水煎液还可显著增加腹膜孔开放数目，提高分布密度，能加强对腹膜腔内物质的吸收能力，从而起到消腹水的作用。低剂量白术水煎液或单次给药无利尿作用，中高剂量则表现出一定的抗利尿作用，由此推测白术利水渗湿的作用机制并非通过直接利尿作用实现，可能是通过调控腹膜吸收，加快腹腔内液体循环，升高血容量而间接实现的。

苍术的主要成分是苍术酮，可显著抑制 Na^+–K^+–ATP 酶活力，增加 Na^+、Cl^- 的排出，而利尿作用不明显。

临床肝硬化腹水严重时，中气虚惫，脾虚湿壅，白术、苍术需用大剂量应用。白术、苍术一般用来治疗腹水，不用于心力衰竭导致的水肿。

11. 楮实子

楮实子的主要成分为皂苷、B 族维生素及油脂。楮实子滋肾清肝，明目，治虚劳、目昏、目翳、水气浮肿。《名医别录》载：“主治阴痿水肿，益气，充肌肤，明目。”《素问病机气宜保命集》载楮实子丸（楮实子、茯苓、丁香）治水气鼓胀，洁净府。楮实子久服滑肠，为防其滑，可与茯苓、薏仁、山药同施。

四、古籍记载

（1）《素问·水热穴论》曰：“肾者，胃之关也，关门不利，故聚水而从其类也，上下溢于皮肤，故为胕肿。胕肿者，聚水而生病也。”

（2）《灵枢·水胀》曰：“水始起也，目窠上微肿，如新卧起之状……足胫肿，腹乃大，其水已成矣。以手按其腹，随手而起，如裹水之状，此其候也。”

（3）《诸病源候论·水注候》曰：“注者住也……人肾虚受邪，不能通传水液故也。肾与膀胱合，俱主水，膀胱为津液之腑，肾气下通于阴，若肾气平和，则能通传水液，若虚则不能通传……则水气盛溢，致令脾胃翻弱，不能克水，故水气流散四肢，内渍五脏，令人身体虚肿，腹内鼓胀，淹滞积久，乍瘥乍甚，故谓之水注。”

（4）《诸病源候论·饮注候》曰：“注者住也，言其病连滞停住，死又注易傍人也。人饮水浆多，水气不消，停积为饮，而重因体虚受风冷，风冷搏于饮，则成结实，风饮俱乘于腑脏，使阴阳不宣，寒热来往，沉滞积月累时，故名为饮注。”

（5）《圣济总录·三焦有水气》曰：“治三焦不调，上乘于肺，时发喘咳，身体浮肿，坐卧不安，泽漆汤方。泽漆、防己、甜葶苈（纸上炒）、郁李仁（汤浸，去皮，炒）各半两，百合、陈橘皮（汤浸，去白，焙）、桑根白皮（锉）、木通（锉）、赤茯苓（去黑皮）各一两。上九味，粗捣筛，每服三钱匕，水一盏，大枣二枚擘破，同煎至七分，去滓温服，不拘时。”

五、医案

1. 解颅案（水蔽清窍）（出自《杨君医案》）

李某，男，9个月。患儿目肿、消瘦、四肢不能活动，诊断为脑积水。处方：茯苓、大腹皮各15g，猪苓、泽泻、牛膝、车前子各10g，白术5g，桂枝2g。水煎顿服。患儿服药后尿量明显增多，大便亦呈稀水状，至服完第6剂药后，囟门明显凹陷，面色渐转红润。患儿前后共服药27剂，四肢渐能活动，颈部亦有力，能抬头活动，囟门未再凸起而痊愈。

按：脑积水属中医学“解颅”范畴，有虚实之别。属实者，每由水液内蓄，上泛颅脑而发；属虚者，多由精不生髓，骨不得充，以致囟门开大。由于五苓散具有渗湿利尿的作用，既可以减少脑脊液的产生，又增加了脑脊液的吸收，从而降低了颅内压，对脑积水属实者有效。此例脑积水系脾肾功能失调，水液内蓄上泛所引起，故主以五苓散，27剂即获痊愈。

2. 肺源性心脏病、腹水案（出自《朱良春医案》）

一妪，61岁，夙患肺源性心脏病。3个月前，患者因咳喘、心悸、腹水而住院治疗月余，诸恙均已平复，近因受寒、劳累，诸恙复作，咳喘较剧，夜难平卧，心下坚满，按之如盘如杯，腹大如鼓，下肢浮肿，小便不多，面色灰滞。舌质暗紫，苔薄，脉沉细。心阳不振，大气不运，水邪停聚不化。予桂枝去芍药加麻黄附子细辛汤原方。患者连进5剂，咳喘遂平，心下坚满已软，腹水稍退，但下肢依然浮肿。继予原方加黄芪、防己、椒目。患者连进8剂，腹水退净，下肢浮肿亦消十之七八。再以温阳益气、调补心肾之剂以善其后。

3. 膝关节腔积液案（出自《临证实验录》）

肖某，男，61岁。患者右膝关节腔积液3个月，初不甚痛，仅于劳累后觉憋胀而已，后积液增多，疼痛渐剧。患者于某医院行手术治疗，术后不久，关节腔又有积液，且疼痛甚于手术之前。患者又于某院穿刺抽水2次，每次约30mL，然每抽后之翌日，液积如旧。余向于此证以技穷而谢绝，今患者因手术、穿刺无效，失望于外科，转恳于余，始诺一试。以其膝肿发热，步履维艰，腰重如带五千钱，舌苔黄腻，脉滑略数，视为湿热下注，即《金匮要略》肾着类证也，拟三妙汤加味治之。不用甘草干姜茯苓白术汤者，以彼系寒湿而此属湿热也。处方：苍术15g，黄柏10g，牛膝10g，薏苡仁30g，车前子15g，金银花15g，丹参30g，白茅根15g。

患者服药3剂后复诊，诉疼痛略减，积液同前。因其年老体弱，更需健脾益气。拟刘绍武先生之解肌汤加味：葛根30g，黄芪30g，党参30g，丹参30g，金银花30g，车前子15g，白茅根15g，丝瓜络15g，薏苡仁30g，牛膝10g。

患者服上药8剂后复诊，关节腔积水殆尽。

4. 刘渡舟治疗冒眩

朱某，男，50岁，退休在家。患者患病2年，头目冒眩，终日昏昏沉沉，如在云雾之中，且两眼懒睁，两手发颤，不能握笔写字，颇以为苦。舌肥大异常，苔呈白滑，而根部略腻，脉弦而软。诊断：冒眩证（正虚有饮，心阳被遏）。治法：渗利饮邪，兼崇脾气。方药：泽泻 24g，白术 12g。

患者服第 1 煎，未见任何反应，服第 2 煎后，覆杯未久，顿觉周身与前胸后背漐漐汗出，以手拭汗而有黏感，此时身体变爽，如释重负，头清目亮，冒眩立减。患者又服 2 剂，继续又出些小汗，其病从此而告愈。

5. 张琪治疗水肿

吕某，男，28 岁。患者患肾病综合征 2 年，几经治疗无明显好转，应用氢化可的松治疗后，出现肥胖等库欣综合征症状。刻诊见：腰以下肿甚，阴囊肿大，腹胀满，口黏而干，尿少色赤多泡沫，舌红胖大，苔白腻，脉滑。查尿蛋白（+++），管型 3 ～ 5/HP（高倍镜视野）。中医诊断：水肿（湿热下注，水停下焦）。治以牡蛎泽泻散。处方：牡蛎 20g，泽泻 20g，葶苈子 15g，商陆 15g，天花粉 15g，常山 15g，海藻 30g，白花蛇舌草 30g，车前子 15g，五加皮 15g。

患者服上药 6 剂后复诊，诉尿量增多。查尿蛋白（++），管型 0 ～ 2/HP（高倍镜视野）。上方去常山，加萹蓄、瞿麦各 20g。

患者服药 6 剂后复诊，诉尿量增多，浮肿明显好转，略有腰酸。查尿蛋白（+），管型（－）。改济生肾气丸加减。

患者服上药 20 剂后浮肿全消，查尿蛋白（－），患者痊愈。

6. 腰股沉痛案（出自《儒门事亲》）

又息帅，病腰股沉痛，行步坐马皆不便，或作脚气寒湿治之，或作虚损治之，乌、附、乳、没，活血壮筋骨之药，无不用之。至六十余日，目赤上热，大小便涩，腰股之病如故。戴人诊其两手脉，皆沉迟。沉者为在里也，在里者泄之。以舟车丸、浚川散，各一服，去积水二十余行。至早晨，服齑白粥一二顿，与之马，已能矍铄矣。

按："腰股沉痛，行步坐马皆不便"，症状似现在的腰椎间盘突出症，补肾活血之法治疗无效，以峻下见效，古脱水治疗与今甘露醇脱水治疗，竟不约而同。

7. 王维澎治疗目暗案（水蔽清窍）

陈某，男，38岁。患者昔日双眼视力均为1.2，半年来，视力骤减，左眼0.6，右眼0.1。某医院眼科诊为视乳头水肿。刻诊见：患者形体肥胖，行步不稳，头晕且重，倦怠无力，食少，便溏。舌淡苔白，脉沉弦。脉证相参，乃脾失健运，饮邪上犯之证。治宜健脾利湿，升清降浊，予方苓桂术甘汤。处方：茯苓30g，桂枝10g，白术45g，炙甘草6g。

患者药进5剂，眩晕减轻，行步亦较前有力，予上方加减继续治疗。

患者服药2月余，诸症若失，双眼视力亦恢复至0.9。

8. 刘渡舟治疗大结胸证案

李某，女，15岁。患者病起于外感，高热，体温39.5℃，头痛，肢体酸楚，五六日后，突发上腹部疼痛，午后发热更甚，经某医院诊断为急性腹膜炎，求治于中医。切脉弦紧有力，舌质红绛而苔腻，皮肤亢热，腹部板硬，疼痛拒按，大便已七日未解，小便短赤，时发谵语。此为邪热内陷，与水饮相互凝结而成结胸证，宜急下之。大黄6g，芒硝6g，甘遂末1g（另包），冬瓜仁15g，薏苡仁15g，桃仁9g，滑石9g，芦根

15g。先煎大黄等物，汤成去滓，纳入芒硝微沸，再下甘遂末和匀，温分二次服下。患者初服后约1小时，大便作泻，但不畅快；二服后不久，大便与水齐下，随之脘腹疼痛顿释，发热渐退。嘱令糜粥调养而愈。

第四章 肝相关疾病的证型与化验检测

在复杂的人体中，肝脏对人体正常生理功能的发挥起着至关重要的作用。无论是中医学还是西医学，都对肝脏的功能和病理有深入理解。只是，他们的解读方式和视角有所不同。

在中医学的视角里，肝脏的主要功能是疏泄和藏血。疏泄指的是肝脏维持全身气机的舒畅，促进脾胃的运化功能，帮助身体吸收和利用营养。藏血则是指肝脏有贮存和调节血液的功能，确保身体的各个部位得到充足的血液供应。

中医学认为，如果肝脏的功能出现问题，可能会导致许多疾病。例如，肝气郁结可能导致乳房胀痛、月经不调等问题；肝火上亢可能引发头痛、耳鸣、眼疾等；而肝肾阴虚则可能导致腰膝酸软、头晕目眩等症状。

而在西医学的视角里，肝脏的主要功能是代谢和解毒。肝脏是人体内最大的内脏器官，负责处理和转化各种物质，包括营养物质、药物和其他有害物质。当肝脏受到病毒感染、酗酒、药物滥用等因素影响时，就会产生各种疾病。

下面从中医学视角、西医学视角一起来看看肝脏的生理病理，以及肝脏相关疾病证型的化验检测、治疗方法及预防措施。

一、肝的生理病理

（一）肝主疏泄

疏泄，即疏通、宣泄、畅达之义。肝主疏泄，是指肝具有疏通、调畅全身气机的生理作用。

1. 疏泄气血

（1）疏泄不及：肝脏疏泄不及会导致肝气郁结，表现为不欲饮食，喜太息，胸胁、乳房、少腹等部位胀满疼痛不适，手足瞤动；若气滞血瘀，则可见上述部位刺痛，甚则形成癥积肿块，女性可见痛经、月经不调，甚至闭经。

从西医学角度看肝疏泄气血不及的证候，具体如下。

①不欲饮食、月经不调：肝主疏泄的生理功能与西医学下丘脑－垂体－靶器官轴密切相关，尤其是下丘脑－垂体－性腺轴、下丘脑－垂体－甲状腺轴。

肝气郁结是下丘脑－垂体－甲状腺轴受到抑制，甲状腺功能减退，T_3 或 T_4 降低，TSH 升高；也有 T_3、T_4、TSH 全部降低（中枢性甲状腺功能减退症），表现为神情淡漠、疲乏、食欲减退、月经不调甚至闭经等。催乳素（PRL）、卵泡刺激素（FSH）水平同时升高，提示甲状腺功能减退症引起的闭经。

②手足瞤动：在一些特殊条件下，如患者感到压力或焦虑，睡眠不足，戒酒或戒断某种镇静剂（如苯二氮䓬类药物）或阿片类药物，摄食咖啡因，服用某些药物，包括茶碱和沙丁胺醇（用于治疗哮喘和慢性阻塞性肺疾病）、皮质类固醇或违

禁品（如可卡因或苯丙胺），会导致肝脏受到损伤，影响神经对肌肉的准确、持续控制，手足发生轻微震颤。

（2）疏泄太过：肝气上逆或横逆，而见头胀头痛、面红目赤、胸胁胀满、烦躁易怒等症状；甚则血随气逆，导致吐血、咯血等出血；或肝风内动，肝阳化风，出现瘛疭、突然昏仆之暴厥证。《素问·生气通天论》云："阳气者，大怒则形气绝，而血菀于上，使人薄厥。"《素问·至真要大论》云："诸风掉眩，皆属于肝。"《素问·玉机真脏论》云："病筋脉相引而急，病名曰瘛疭。"《灵枢·热病》曰："热病数惊，瘛疭而狂。"

从西医学角度看肝疏泄气血太过的证候，具体如下。

①头胀头痛：由于各种原因使大脑皮质下神经中枢功能发生变化，各种神经递质浓度与活性异常，包括去甲肾上腺素、肾上腺素、多巴胺、神经肽 Y、5- 羟色胺、抗利尿激素、脑啡肽、脑钠肽和中枢肾素 - 血管紧张素系统，最终使交感神经系统活性亢进，血浆儿茶酚胺浓度升高，阻力小动脉收缩增强而导致血压升高，出现头痛。

②闭经：西医学认为，急慢性应激刺激（精神打击、环境改变等）引起内源性阿片类物质、多巴胺和促肾上腺皮质激素（ACTH）释放激素水平应激性升高，从而抑制下丘脑促性腺激素释放激素（GnRH）的分泌，导致无排卵或闭经。

③暴厥：血压的骤升骤降是发生昏厥的原因。肝损伤后可出现心动过速、呼吸急促、高血压或低血压（伴有或者不伴有败血症），导致昏厥；或重度肝损伤后，发生反应迟钝、中风、心动过缓、高血压等，导致昏厥。

④瘛疭：肝损伤或外感热病后发生脑水肿，出现运动功能障碍。

⑤咯血：与外感热病、肝损伤有关，是一种非心源性肺水肿、肺毛细血管通透性增加的表现，主要见于病毒性肺炎、急性呼吸窘迫综合征、尿毒症、吸入性肺炎等，还可见于血浆胶体渗透压降低的肝肾疾病、蛋白丢失性肠病、营养不良性低蛋白血症。

2. 调节情志

肝的疏泄功能还体现在调畅情志方面。若肝疏泄不及，情绪以抑郁为主，情志不畅，甚则沉默寡言、痴呆；若疏泄太过，情绪以兴奋为主，表现为烦躁易怒。

从西医学角度看肝调节情志的生理功能，具体如下。

调肝类方剂能降低应激状态，调节中枢多种神经递质及其合成酶、神经肽、激素、环核苷酸系统，以及Fos蛋白表达的变化，逆转慢性应激状态下的下丘脑-垂体轴和免疫功能紊乱。

（1）抑郁症患者甲状腺激素水平下降时，有可能出现抑郁症的一些临床表现。

（2）癔症患者发生呼吸困难多数是急性发作，在情绪激动、劳累、精神紧张、压力过大等诱发因素下会出现张口呼吸。由于过度通气，患者还可以出现四肢麻木、不能活动、手抖等症状。

3. 促进消化

饮食物的消化吸收，主要依靠中焦脾胃的受纳、腐熟与运化功能来完成。肝郁气滞，疏泄不及，则可见胸胁胀痛、纳呆食少、乏力、腹胀、便溏等。肝气亢盛，疏泄太过，肝木乘脾，则可见肠鸣矢气、腹痛欲泻、泻后痛减等症；肝气犯胃，胃失和降，多表现为嗳气、呃逆、恶心、呕吐、嘈杂、吞酸、厌食、胃脘胀痛等症。

肝胆相表里。肝主疏泄的生理功能还表现为调控胆汁的分泌与排泄。肝之疏泄不及，胆汁排泄障碍，则可见食欲不振、厌食油腻、腹胀、便溏等症；肝之疏泄太过，气火上逆，可致胆汁上逆或外溢，而见口苦、呕吐黄绿苦水或黄疸。

从西医学角度看肝促进消化的生理功能，具体如下。

（1）黄疸：肝炎患者在发生黄疸时，血液中的胆盐会增加，体内胆碱酯酶浓度下降，人体的神经－肌肉结合功能发生混乱。这种紊乱通常是人体感到疲劳的原因。

（2）腹泻：当胆汁淤积导致没有足量的胆汁进入肠道时，会出现松散的含有脂肪的粪便（脂肪泻）。脂肪泻的患者通常缺乏脂溶性维生素（维生素A、维生素D、维生素E、维生素K），当人体缺乏维生素E时，非常容易产生乏力的感觉，常见的临床后果包括骨质疏松和贫血（肝郁肾虚证）等。

（3）消渴：肝实质损害后会发生糖尿病，称为肝源性糖尿病，以糖耐量降低、胰岛素抵抗和高胰岛素血症为特征；胰岛素水平升高反映肝脏降解减少而非分泌增加。患者餐后血糖升高明显，空腹血糖反而可能降低，“三多一少”症状不典型。多数患者先有乏力、食欲减退、厌油、腹胀、恶心、呕吐等肝病症状，然后出现消瘦、多饮、多尿等糖尿病症状。肝源性糖尿病并不少见，80% 以上的慢性肝病患者都会有糖耐量异常的情况，其中 30% 的肝病患者会合并有糖尿病。

4. 通利水道

肝失疏泄，则会导致肺、脾、肾气化不利，三焦水道不畅，水液输布障碍，而酿湿生痰或水湿停聚、泛溢，表现为梅核气、瘿瘤、瘰疬、水肿、鼓胀、癃闭等。这就是理气以治水的理论依据。《类经》云："上焦不治，则水犯高源；中焦不治，则水留中脘；下焦不治，则水乱二便。三焦气治，则脉络通而水道利。"

从西医学角度看肝通利水道的生理功能，具体如下。

（1）腹水、水肿：发生肝功能损害、进展性肝衰竭时，肝脏对醛固酮、抗利尿激素灭活减少，血清中醛固酮、抗利尿激素浓度增加，导致循环系统异常，出现腹水、水肿、低血压，从而引起肾功能障碍。

（2）黄疸、呼吸困难、水肿：以肝肺综合征为例。肝肺综合征的主要表现有蜘蛛痣、黄疸、劳力性呼吸困难、静息时呼吸困难等，部分患者还可以出现斜卧呼吸、直立性低氧血症等。肝肺综合征的患者肝功能下降，体内胆红素升高，可能会出现黄疸。肝肺综合征是肺内血管扩张引起的氧合异常，故患者会出现呼吸困难、低氧血症、杵状指（趾）、发绀。此外，部分患者还可能会出现胸腔积液、腹水及下肢水肿等症状。

（3）癃闭（少尿、无尿）：肝肾综合征患者通常循环衰竭，肾灌注减少，伴有或不伴有明显的急性肾小管坏死功能性肾衰竭。由于内脏动脉极度舒张，导致中央动脉容积减少和随后的肾血管收缩，之后神经或体液因素引起肾皮质血流量的减少，造成肾小球滤过率下降。

5. 调理生殖

肝疏泄不及，气血不能充养宗筋，男女均可见性欲低下，男子还可见阳痿、早泄等，女子可见月经失调甚或闭经等；肝疏泄太过，男子可有阳强易起、性欲亢奋或精窍开启太过而遗精、滑精，女子则可见月经先期，或血崩、梦交等症。

从西医角度看肝调理生殖的功能，具体如下。

慢性肝病对生殖功能的影响是十分常见的，女性患者会出现月经失调和生育能力受损。男性肝硬化患者，特别是嗜酒者，常同时有性腺功能减退（包括睾丸萎缩、勃起功能障碍、精子生成减少）和男性女性化（男性乳房女性化、女性体形），下丘脑－垂体轴的促性腺激素储备常减弱，血液中睾酮低，主要是由于合成减少及外周雌激素的转化增加所致。患者常见雌激素水平升高而不是雌二醇水平升高。与其他原因引起的肝硬化相比，这些变化在酒精性肝病更多见，提示酒精是病因，而不是肝病。

肝病导致性腺轴功能减退、男性睾酮水平低下时，会引起睾酮缺乏症，患者出现性欲低下、精力减退、注意力不集中和抑郁等症状。

肝病还可导致雌激素灭活减少，血清中雌激素分泌过多，出现生殖系统相关症状。同时，因雌激素而使小动脉扩张的患者可出现肝掌和蜘蛛痣。

（二）肝主藏血

肝主藏血是指肝具有贮藏一定数量血液的作用。《素问·五脏生成》云："肝藏血，心行之，人动则血运于诸经，人静则血归于肝脏。何者？肝主血海故也。"肝主藏血的生理效应主要表现在以下3个方面。

1. 养肝制阳

肝贮藏一定数量的血液，一方面可滋养肝脏本身，保持肝体柔和；另一方面，血属阴，可制约肝的阳气，使之勿升动太过。肝阴不足，不能制约肝的阳气升动，则易导致肝用太过，出现肝阳上亢、肝火上炎，甚则肝风内动等病理变化。《临证指南医案》云："肝为风木之脏，因有相火内寄，体阴用阳，其性刚，主动主升，全赖肾水以涵之，血液以濡之……则刚劲之质得为柔和之体，遂其条达畅舒之性。"

从西医学看养肝制阳，具体如下。

肾素是由肾脏的近球细胞分泌合成，血管紧张素是由在肝脏合成的血管紧张素原水解转化而来。肾素－血管紧张素系统既存在于循环系统中，又存在于血管壁、心脏、中枢、肾脏和肾上腺等组织内。肾素－血管紧张素系统具有多种双重调节效应和体系内外的自稳态调节功能，既可促进组织重建，又有抗病理性重建作用。它不但在高血压、肾脏疾病、心肌肥厚等疾病中发挥重要作用，而且几乎在所有心脑血管疾病中都具有重要的病理作用。过度激活的肾素－血管紧张素－醛固酮系统是高血压形成的原因之一。这种系统失去平衡，即出现肝阴不足、阴虚阳亢的症状。

2. 调节血量

肝的疏泄功能还表现为对人体各部分血量的分配有调节作用。《素问 · 五脏生成》云："肝受血而能视，足受血而能步，掌受血而能握，指受血而能摄。"肝能调节冲任二脉之血量，控制女子月经来潮。输送血液至肾并化为肾精。若肝藏血不足，不能满足人体生理活动的需要，则会表现出一系列血虚的病理变化。例如，血不养目，则两目昏花、干涩，甚至夜盲；血不养筋，则筋脉拘急、屈伸不利、肢体麻木、手足震颤、抽搐；血不能充盈冲任，则女子月经量少，甚则闭经等。

筋惕肉瞤，指体表筋肉不自主地惕然瘛动，每因过汗伤阳，津血耗损、筋肉失养所致。《伤寒明理论》云："发汗过多，津液枯少，阳气太虚，筋肉失养，故惕惕然而跳，瞤瞤然而动也。"过汗阳虚者，用真武汤；因于血虚者，以四物汤加减。

从西医学角度看肝调节血量的功能，具体如下。

肝调节血量的作用也包括对电解质、神经内分泌因子的调节。

（1）目盲：肝细胞生长因子（HGF）能促进视网膜神经节细胞的存活和损伤后轴突的再生。肝脏受损后，HGF 灭活增多，同时维生素 A 转运障碍，出现两目昏花、干涩，甚至夜盲。

（2）筋惕肉瞤：肝功能衰竭或热病后，会发生电解质紊乱，引起相应的神经系统症状表现。

在人体的血液中，主要存在钾、钠、氯、钙、镁等离子，这些离子可以维持电解质的平衡。电解质紊乱中最常见的即低钾血症。当出现低钾血症时，会出现食欲缺乏、恶心、呕吐、腹胀、口渴、胸闷、心慌、四肢无力、麻木等症状。当出现低钠血症时，会出现四肢无力、恶心、呕吐、肌肉酸痛、头痛、味觉改变，甚至是个性改变等情况。当出现低钙血症时，会出现眩晕、肌肉无力、肌肉酸痛、痉挛抽搐等情况。当出现高钾血症时，会表现为严重的心动过缓、四肢无力、呼吸麻痹等情况。当出现高钠血症时，会出现口干、口渴、乏力、烦躁不安，甚至出现躁狂、昏厥、昏迷等情况。

3. 防止出血

气能摄血，依赖于气量的充沛和运行的正常。肝防止出血功能的发挥依赖于藏血与疏泄间的相互协调。只有肝主疏泄、调畅气机功能正常，气血才能运行畅顺。

从西医学角度看肝防止出血的功能，具体如下。

（1）出血：肝脏损伤时，会导致凝血因子生成减少、血小板数量减少及功能异常、抗凝物质增多、抗纤维蛋白溶解增加、血管损伤，都可造成出血。肝硬化、进展性门静脉高压会导致白细胞计数减少、血小板减少，常伴随脾肿大，继发胃肠道出血。

（2）贫血：常见于肝病患者。原因包括失血、叶酸缺乏、溶血、酒精对骨髓的抑制和慢性肝病的直接作用。

二、肝疾病的相关证型

（一）肝郁气滞证

1. 相关疾病

肝郁气滞证常见于慢性肝炎、慢性胃炎、肋间神经痛、神经官能症、癔症、焦虑症、围绝经期综合征、癫痫、抑郁症、乳腺增生、乳腺结节、甲状腺结节等疾病。

2. 化验检测

肝郁气滞证者需要进行下丘脑－垂体－靶腺轴相关检测，检测甲状腺功能、肝生化、性激素水平。甲状腺功能检查结果异常不仅说明甲状腺出现异常，还能反映肝脏对甲状腺激素的代谢及血浆结合蛋白发生改变。

肝郁气滞证者通常会有下丘脑－垂体－肾上腺功能减退，血浆促肾上腺皮质激素释放激素（CRH）、促肾上腺激素（ACTH）、血清皮质醇、促甲状腺激素（TSH）、T_3、T_4水平降低，雌激素水平升高。

3. 治疗

柴胡疏肝散：常用于治疗慢性肝炎、慢性胃炎、肋间神经痛、神经官能症、癔症等。

半夏厚朴汤：常用于治疗癔症、胃神经官能症、慢性咽炎、慢性支气管炎、食道痉挛等。

（二）肝郁化火证

1. 相关疾病

肝郁化火证属于实证，常见于神经官能症、焦虑、胆囊炎

（息肉）、肝炎、消化性溃疡、炎症性肠病、肿瘤等。炎症是肝郁化火证的外在表现，涉及消化系统相关病变及精神疾病。

2. 化验检测

肝郁化火证者除检测甲状腺功能、肝生化、性激素外，还应检测炎性因子指标（IL-1β、IL-6、IL-8）、TNF、前列腺素 E_2、精氨酸加压素、去甲肾上腺素、肾上腺素。

3. 治疗

（1）泻青丸：当归、龙脑、川芎、生栀子仁、川大黄、羌活、防风。蜜丸，煎竹叶汤同砂糖化下。现代临床常用该药治疗血管性头痛、癫痫、小儿发热、角膜炎、中耳炎、结膜炎等。《删补名医方论》云："肝木主春，乃阳升发动之始，万物生化之源，不可伤也。"本方重用苦寒之品，以清泻肝火为主，又佐升散之品，以散郁火，寓升于降，是升降同用之法，可使泻肝而不伤肝气，升散而不助火势，相得而益彰，故为泻肝之善法。

（2）丹栀逍遥散：现代临床常用丹栀逍遥丸治疗慢性肝炎、肝硬化、围绝经期综合征、经前期紧张症、盆腔炎等。

（3）左金丸：姜黄连、吴茱萸。左金丸适合心肝火旺者，现代临床常用于治疗急慢性胃炎、胃及十二指肠溃疡之胃脘痛，以及急慢性肝炎、胆囊炎、胆结石症等。《血证论》云："病左胁痛及呕酸苦者，肝火也。以金平木，清火生金，其理至妙。"

（4）咯血方：青黛、瓜蒌仁、山栀、诃子、海蛤粉。咯血方适用于肝火犯肺者。肝火犯肺证常见于急慢性支气管炎、慢性阻塞性肺疾病、肺炎、支气管扩张、肺结核等。除咯血方外，肝火犯肺证还可用黛蛤散（或龙胆泻肝汤）合清金化痰汤（或泻白散）。

（三）肝阳上亢证

1. 相关疾病

肝阳上亢证属于上实下虚证，常见于高血压、心脏病、中风、眩晕等病证。

2. 化验检测

肝阳上亢证者应测血压，并做肾素－血管紧张素－醛固酮系统的相关激素检测。

3. 治疗

（1）镇肝息风汤：用于肝肾阴虚之肝阳上亢。

（2）天麻钩藤饮：用于肝阳上亢化风。

（四）肝肾阴虚证

1. 相关疾病

肝肾阴虚证常见于贫血、神经官能症、耳源性眩晕、月经不调、围绝经期综合征、高血压、慢性肝炎、眼科疾病等。

2. 化验检测

肝肾阴虚证属虚火，常用的化验项目包括阴虚证相关化验、炎性指标。

阴虚证者，通常会有下丘脑－垂体－性腺轴（HPG）功能紊乱。环磷酸腺苷（cAMP）升高，环磷酸腺苷/环磷酸鸟苷（cGMP）值升高，是阴虚证的特征之一。阴虚证患者机体通常处于持续亢奋状态，血浆促肾上腺皮质激素释放激素（CRH）、促肾上腺激素（ACTH）、17-羟皮质类固醇（17-OHCS）均升高。机体处于亢奋状态与下丘脑-垂体-甲状腺轴也有关，故患者促甲状腺激素释放素（TRH）分泌量显著增加，T_3、T_4含量升高，TSH水平降低。

患者还需检测炎性指标，如IL-1β、IL-6、IL-8、TNF-α等。

若为阴虚动风、血虚生风，还应检测凝血功能、电解质。

3. 治疗

（1）杞菊地黄丸：适用于肝肾阴虚证者。若头痛、眩晕甚者，加龟甲、黄精；若目干畏光、两目昏花、夜盲者，加明目地黄丸。

（2）一贯煎：适用于肝阴虚化热证者。若胁肋隐痛不止者，加延胡索、郁金；若阴虚潮热、颧赤盗汗者，加地骨皮、白薇、青蒿；若阴亏甚者，加玉竹、天花粉、石斛。

（3）补肝汤加味：适用于肝阴虚兼肝血不足证者。组方：当归、生地黄、川芎、白芍、木瓜、麦冬、酸枣仁、首乌、甘草。若月经量少，甚则闭经者，用熟地黄易生地黄，加阿胶（烊化）、龟甲、鸡血藤；若见崩漏，加山药、阿胶（烊化）、墨旱莲；若心烦失眠者，加五味子、莲子心。

（4）加减复脉汤加龟甲、鳖甲、牡蛎或大定风珠：适用于阴虚动风证者。

（五）肝胆湿热证

1. 相关疾病

肝胆湿热证常见于急性胆囊炎、胆结石、梗阻性黄疸、急性肠炎、胰腺炎、急性睾丸附睾炎、阴囊湿疹等。

2. 化验检测

肝胆湿热证者应化验肝功能、胆红素、脾功能、白蛋白、炎性因子指标等。

3. 治疗

肝胆湿热证者常用龙胆泻肝汤、茵陈蒿汤、大柴胡汤等。

（六）肝旺脾虚证

1. 相关疾病

肝旺脾虚证常见于慢性肝炎、肝硬化、胆石症、胃及十二指肠溃疡、慢性胃炎、胃肠神经官能症、糖尿病、高脂血症、经前期紧张综合征、乳腺小叶增生等。

2. 化验检测

肝旺脾虚证者应化验肝功能、脾功能、白蛋白、血脂、血糖、胃肠激素、炎性因子等指标，并进行糖耐量检测。

3. 治疗

肝旺脾虚证者常用逍遥散、痛泻要方、越鞠丸、扶阳归化汤等。若为肝源性糖尿病，兼顾保肝及降糖。气虚证（胰岛素分泌不足）者，疏肝健脾；阴虚证（胰岛素抵抗）者，清肝胃郁热。

（七）肝郁肾虚证

1. 相关疾病

肝郁肾虚证常见于性腺功能减退综合征、继发性高催乳素血症、前列腺炎、阳痿、早泄、不孕不育、乳腺增生、早发性卵巢功能不全、月经不调、贫血、脱发、骨质疏松、阿尔茨海默病等。

2. 化验检测

肝郁肾虚证者应化验下丘脑－垂体－靶器官系统相关激素，如促性腺激素释放激素、促性腺激素、T_3、T_4、睾酮（T）、雌二醇（E_2）。本证型主要表现在促性腺激素升高，靶器官激素水平减低。

3. 治疗

肝肾阴虚证者常用滋水清肝饮、逍遥散合右归丸、柴胡疏肝散合二仙汤加减。

三、治未病

一般情况下，某些单项的化验并不能提示某些疾病的存在，我们若想要从化验结果中寻求信息，不仅要在西医学中继续寻找化验项目出现异常的原因，还要积极遵循中医学辨证施治的方法，早期介入，达到治未病的目的。下面笔者以氨基转移酶、碱性磷酸酶的异常为例，对肝脏疾病的治未病做简要叙述。

（一）转氨酶异常

没有症状的单独的丙氨酸转氨酶（ALT）、天冬氨酸转氨酶（AST）轻微升高（＜正常值的2倍）可能仅需要复查，1/3的病例可自行缓解。在患者抽血化验检测前，医生要确认其是否在空腹状态下，因为摄入食物后会导致转氨酶轻度升高。如果其他化验检测也出现异常，并且是严重异常，或在随后的复查中持续出现异常，则需要进一步评估。

有脂肪肝或代谢综合征的患者，需要筛查乙型或丙型肝炎；> 40 岁的患者需筛查遗传性血色素沉着病；< 30 岁的患者需筛查肝豆状核变性（Wilson 病）；大多数患者特别是年轻或中年女性，应筛查自身免疫性疾病；有国外工作经历，有疟疾和血吸虫病病史的患者应进行相应的检查。

大多数患者，尤其是那些在没有吸烟史的情况下患有早发性阻塞性肺疾病的患者，应该筛查 α–1 抗胰蛋白酶缺乏症；< 30 岁的患者需筛查乳糜泻；医生应检查患者服用的所有处方药、草药、补充剂、能量饮料和近期抗生素的使用情况，以排除药物性肝损伤；医生应询问患者的饮酒史；多普勒腹部超声可以评估脂肪肝、肝硬化、胆道疾病的情况，以及探查门静脉和肝静脉血栓的情况。如果所有的检查都不能发现病因，那么需进行肝活检。

（二）碱性磷酸酶（ALP）异常

若没有症状的患者出现单独的碱性磷酸酶水平升高，则需要警惕。如果检测 5'– 核苷酸酶或者谷氨酰胺转肽酶同时升高，确认病因来源于肝，通常需要进一步行超声波、核磁、胰胆管造影术，以明确是否存在胆汁淤积性肝炎、肝癌；进行乙状结肠镜检查、结肠镜检查或结肠钡灌肠 X 光检查，以排除结肠癌来源的肝脏转移性肿瘤；女性患者应检查抗线粒体抗体，排除原发性胆汁性胆管炎。原因不明的 ALP 持续升高或怀疑肝内胆汁淤积，需要考虑行肝活检。

四、古籍记载

关于肝相关疾病的古籍记载在上、中两篇中多有提及，此处不再赘述。

五、医案

1. 肝阳眩晕（中风之渐）案（出自《续名医类案》）

孙文垣治吴勉斋，体肥腴，嗜炮炙，任性纵欲，年六七十，极躁急。一日，跌伤齿，恬不为意。后连跌两次（将中而频眩晕也）。次日晚，左手足忽不能动，口眼㖞斜。诊之，左洪大，右缓大，其色苍黑，神昏鼾呼，呼长而吸短，呼至口，气勃勃出不能回，终日偃卧如醉人。问曰：此非半身不遂乎？曰：症甚恶，不特此也。半身不遂者，中风已过之疾，其势仍缓，亦有十余年无恙者。今才病势便若此，乃中风之渐，方来且不可测，与六君子加全蝎、僵蚕、天麻。两日无进退，间作吐，前药再加竹茹。两日神始苏，欲言而舌不能掉，前药加石菖蒲、远志、红花，始能进粥数口，夜与正舌散同前药饮之。又三日，能坐，粥亦颇加，言尚謇涩，以笔书我左手痛甚，大小便艰少，又用四君子加陈皮、竹茹、当归、白芍、红花、钩藤、天麻。服三日，神思大好，饮食日加。服弥月，手痛减，语言亦渐清。唯大便十日一行，此血少之故，补养久，自当瘥。

2. 肝肾阴虚之遗精案（出自《三十年临证医案集》）

徐某，17岁。患者营养不良，遗精。其左脉弦细，右关细软而尺稍盛，舌瘪而嫩，边多红点，是阴血不足而兼有相火之象。处方：生地黄9g，茯苓9g，炙远志9g，丹参9g，炙甘草3g，炒白术9g，炒白芍9g，当归4.5g，炒黄柏1.5g。患者服药14剂，遗精渐止，予一贯煎法以善其后。偶或相火见旺，加入知、柏各5g，即平，最后诸恙皆安，唯脉弦细不退。于方中加入石斛9g，炙龟甲15g，以养血柔肝。患者服10余剂，脉渐柔和。

3. 肝风内动案（出自《邵兰荪医案》）

某，肝风内震，心惕，头晕，肢战，脉弦右虚，癸来夹杂腰疼。姑宜柔肝息风，仍镇摄心神。桑寄生（三钱）、西琥珀（八分）、龙齿（三钱）、甘菊（二钱）、炒驴胶（钱半）、茯神（三钱）、炒远志（八分）、杜仲（二钱）、小胡麻（三钱）、钩藤（三钱）、豆皮（三钱）、（引）灯心（七支）。五帖。

介按：肾难生液，是以心惕而癸来腰疼，肝不养筋，内风浮动，是以头晕肢战。今以柔肝息风以缓晕，镇摄心神兼补肾，洵属对症疗法。

4. 阴虚动风案（出自《王氏医案绎注》）

叶殿和秋患感旬日后汗出昏瞀，医皆束手。孟英勘之曰：此真阴素亏，过服升散，与伤寒误发少阴汗同例。下竭则上厥……元参片一两，大熟地八钱，炒知母一钱，川雅连五分，生甘草三钱，整白芍四钱，云苓片三钱，北小麦四钱，血龟板一两，血鳖甲二两，牡蛎四两（三味皆杵），先阿胶二钱，炖和服。

按：汗为阴液，下竭则上厥，风火沸腾，当专治下竭。玄参、熟地黄滋阴以止汗；知母、黄连微泻其伤阴之热；生甘草、白芍暂缓其如火燎原之势；阴伤者阳亦伤。阳伤则阴润之药不能孤立以自行，故以茯苓奠其中枢；北地土性甘寒，北小麦夜吐花，麦皮最能凉人肌肤；龟甲、鳖甲、牡蛎名三甲，最能潜纳虚阳，阳潜则汗止，汗止则阴渐复，何昏瞀之有？

跋

化验检测与中医：现代科技与古老智慧的完美结合。

中医学作为中国传统文化的重要组成部分，以其独特的理论体系和丰富的临床经验，一直在疾病防治和健康管理领域发挥着重要作用。与此同时，中医学的诊断方法和疗效的科学性一直是人们关注的焦点。

我们如今可以利用化验检测技术对中医学诊断方法进行改进和优化，通过引入现代生物技术，从基因组学到代谢组学，从免疫学到神经学，对患者进行精细检测，从而使中医望、闻、问、切的四诊方法科学量化，提高诊断的准确性和治疗效果。

同时，我们还可以利用先进的化验检测技术，对中医学进行科学验证和现代化发展。我们可以运用现代科技手段，对中草药的有效成分进行分析和提取，对中药方剂的疗效进行科学评估，为中医临床提供更加客观、科学的依据。

化验检测与中医服务涵盖了从中医诊断治疗、草药研究、方剂开发到临床诊断等多个领域。我们致力于挖掘中医宝藏，为您的健康保驾护航。

如今，“化验治未病”的技术正逐渐崭露头角。这项诊疗技术将疾病的预防和治疗提升到一个全新的高度。人们通过定期进行健康检查和生物标志物检测，能够及早发现潜在的健康风险，甚至在出现症状之前就进行针对性治疗，让人们能够在疾病发生之前就进行有效的干预和管理。

化验治未病不仅是一种技术，更是一种生活态度。化验检测与中医的发展就是将现代科技与古老的中医学智慧相结合，为人们提供独一无二的健康解决方案。

我们相信，化验检测与中医的发展将为人类的健康事业带来更多可能。让我们携手共进，共创美好未来。

成海生

2024 年 7 月